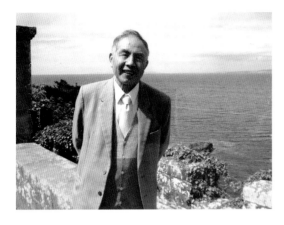

庄老生活照

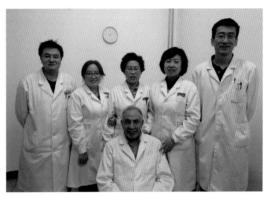

庄老学术传承团队

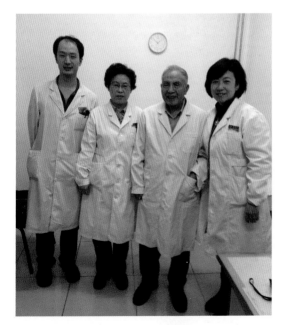

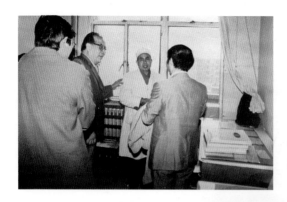

庄老与广安门医院院长
刘猷枋教授接待日本学者

中国中西医结合学会皮肤性
病组创始人留影

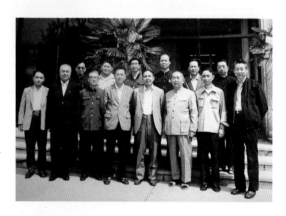

庄老书写的病历

庄国康

当代中医皮肤科临床家丛书

主编◎刘瓦利

主审◎庄国康

中国医药科技出版社

内 容 提 要

庄国康教授是我国著名中西医结合皮肤病学专家，本书从庄老的成才足迹、学术思想、临床验案、医文医话、传承创新等几个方面，系统总结了庄老的学术特色和临床经验，供同道学习参考。全书内容丰富，具有很高的学术水平和实用价值，对中医理论研究者与临床工作者均有较大的参考价值。

图书在版编目（CIP）数据

当代中医皮肤科临床家丛书. 庄国康/刘瓦利主编. —北京：中国医药科技出版社，2014.10

ISBN 978 – 7 – 5067 – 6989 – 1

Ⅰ.①当… Ⅱ.①刘… Ⅲ.①皮肤病 – 中医治疗法 Ⅳ.①R275

中国版本图书馆 CIP 数据核字（2014）第 198091 号

美术编辑 陈君杞
版式设计 郭小平
出版 中国医药科技出版社
地址 北京市海淀区文慧园北路甲 22 号
邮编 100082
电话 发行：010 – 62227427 邮购：010 – 62236938
网址 www.cmstp.com
规格 710 × 1020mm ¹⁄₁₆
印张 14½
字数 225 千字
版次 2014 年 10 月第 1 版
印次 2014 年 10 月第 1 次印刷
印刷 三河市百盛印装有限公司
经销 全国各地新华书店
书号 ISBN 978 – 7 – 5067 – 6989 – 1
定价 29.00 元

本书编委会

主　编　刘瓦利

副主编　王　宁　颜志芳　张晓红

编　委　（按姓氏笔画排序）

　　　　王　宁　王俊慧　刘瓦利

　　　　张　棉　张晓红　颜志芳

主　审　庄国康

序 言
XU YAN

皮肤病是临床上的常见病、多发病，中医治疗皮肤病特点、特色突出，疗效明显，几千年来为广大人民群众的身体健康做出了巨大的贡献。中医皮肤科名老中医长期从事临床实践，积累了丰富的临床经验，形成了独特的学术思想体系。

多年来，国家有关部门非常重视名老中医的传承与创新工作，1990 年人事部、卫生部、国家中医药管理局共同颁发了《关于采取紧急措施做好名老中医药专家学术经验传承工作的决定》，科技部"十五、十一五、十二五"先后立项研究名老中医学术经验的整理与创新，国家中医药管理局成立名老中医传承工作室。为中医皮肤科名老中医传承与创新工作的开展起到了极大的促进作用，从而取得了斐然的成绩。

为了进一步加大中医皮肤科名老中医临床经验与学术思想的整理，中华中医药学会皮肤科分会，在中国医药科技出版社的支持下，组织全国最著名的中医皮肤科专家的传承人，编写了《当代中医皮肤科临床家丛书》第一辑，共十三册，包括禤国维、边天羽、管汾、欧阳恒、马绍尧、秦万章、庄国康、徐宜厚、王玉玺、艾儒棣、王莒生、喻文球等名老专家分册。每分册从医家小传、学术思想、方药心得、特色疗法、临床验案撷英、医话与文选、传承、年谱等方面进行了详细的介绍，为中医皮肤科名老中医临床经验与学术思想的系统整理和学术流派研究做了一次初步的尝试。

在本丛书的编写过程中得到了上述各位名老中医及传承人的大力支持，得到了分会段逸群、杨德昌、陈达灿、刘巧、范瑞强、李元文、刀庆春、卢桂玲、陈晴燕、李斌、刘红霞、王玮臻、周冬梅、周小勇等教授的关心和帮助，得到了中国医药科技出版社的鼎力相助，在此一并表示衷心的感谢。

由于时间匆忙，疏漏、错误肯定不少，恳请各位同仁批评指正。

杨志波
2014 年 8 月于长沙

编写说明

中医药文化是中国人对整个人类的贡献，光辉灿烂的中国文明孕育了一代又一代的名医志士，他们品德高尚、医术精深，怀丹心以济世救人，为学界的楷模，深受广大患者的爱戴。中国中医科学院广安门医院皮肤科主任医师庄国康教授就是其中的一位。

庄国康教授为全国名老中医之一，著名皮肤病学专家，在近60年的从医生涯中，他勇于探索，勤于思考，学验俱丰，著作宏赡。他坚持中西医结合之路，利用中医学的哲学思想和西医学的科学精神，在皮肤病的防治领域独辟蹊径、屡有建树。他率先运用扫描电子显微镜技术于中医皮科科研及临床，所主持和参与的多项课题获得了国家及省部级奖项。他还与同仁共同创建了中国中西医结合学会皮肤性病学专业委员会，为皮肤学界中西医结合之学术发展做出了重要的贡献。20世纪80年代末，庄国康教授受邀前往英国从事中医临床及科研工作，以显著的疗效吸引了患者、学术界及媒体的关注，扩大了中医药在欧洲乃至国际上的影响力，为中医走向欧美做出了卓越的贡献。

为了继承和发展名老中医的学术精华，使同道及后辈更好地了解庄国康教授的学术思想与临床经验，我们编写了本书，力求比较全面、客观地反映出庄国康教授的从医生涯及学术造诣。本书共分为七章，分别介绍了庄国康的从医之路、学术思想、临床方药心得、诊余漫话、学术传承等内容。如他在长期的医疗实践中，古为今用、博采众长，总结出对皮肤病行之有效的治疗思路；倡导的中医皮肤病审疹论治特色；提倡的应用重镇搜风活血润燥法则治疗结节性痒疹以及瘙痒性皮肤病；对慢性顽固性湿疹有阴虚证候时运用的滋阴除湿法等诊疗特色等。当然，由于编者的自身的学术水平有限，还不能非常全面地体现庄国康教授广博的治疗疾病的高超技艺，仅选择了一些比较有代表性的内容。

书中诊余漫话及学术传承章节中特别收录了庄国康教授近60年来发表的学术

论文及科普文章原文，以图展现庄老学术思想之原貌。

在本书的整理编写过程中得到了朱毅、王煜明、高炳爱、肖树彪、张琼等许多同道及学者的大力支持，他们为我们的编写提供了大量宝贵的资料，在此表示衷心的感谢。由于我们时间比较仓促，各章节内容难免会出现不完全统一之处，亦恐有疏漏及不足之处，恳请同道及广大读者不吝指正。

编　者

2014 年 6 月

目录

第四章　验案撷英　/ 86

第五章　诊余漫话　/ 110

第六章　传承与创新 ／ 141

第一章　医家小传

庄国康，主任医师、研究员、教授，博士生导师，著名中西医结合皮肤病学专家。1956 年毕业于北京大学医学院（后改为北京医学院、北京医科大学，现为北京大学医学部）皮肤性病学专业，同年分配至新成立的中医研究院广安门医院（现中国中医科学院广安门医院）工作至今。曾长期担任广安门医院皮肤科主任职务，行医 58 年来，一直坚持皮肤科一线，曾先后带教赵威甫、刘瓦利、漆军等多名研究生，培养了大量的皮肤专科人才。1989～2006 年先后十余年间，庄国康教授前往英国继续进行中医皮肤学的研究与临床工作，并致力于中医药在国外的推广。庄国康教授历任中国中西医结合研究会皮肤科学组副组长、中国中西医结合学会皮肤性病专业委员会第一至五届副主任委员、顾问，卫生部药品审评委员会第二、三、四届委员、中医研究院专家委员会及学位委员会委员、北京市中西医结合研究会皮肤性病学会副主任、伦敦中医药中心医学顾问，享受国务院特殊津贴。国家中医药管理局全国第五批名老中医传承导师。

一、立志成为良医

1. 从医经历

庄国康教授出生于 1932 年 11 月，是福建福清人。3 岁时随外祖父母及父亲去南洋（印度尼西亚）。少年时，听从知书达礼的外祖母的教诲，回到祖国接受更好的教育。青年时，聪慧过人的他，于 1951 年以优异的成绩考上了北京大学医学院（1952 年应国家政策调整，独立建院并更名为北京医学院，现为北京大学医学部）。在北京医学院求学的 5 年间，庄国康教授克服了南方人到北方时生活上的诸多不便，努力适应环境，刻苦钻研，勤奋学习。在无数个繁星闪烁的夜晚和晨曦微露的黎明，泛舟于医学的海洋。1955～1956 年间，年轻的庄国康教授第一次实践了临床，在北大医院临床实习，跟随我国老一代皮肤科专家陈继忠教授等见识到了许多病例，对皮肤病学产生了极大的兴趣，激发了学习皮肤病学的热情。1956 年 24 岁的他以优异的成绩从北京医学院皮肤性病专业毕业，带着填补

1

我国皮肤性病临床治疗空白的豪情来到新成立的广安门医院工作。当时中医皮肤科还没有独立分科，尚隶属于中医外科，而作为一个西医学专业毕业的学生，庄国康教授与许多同龄人一起，来到了中医疮疡外科，围聚在全国各地抽调到京的许多中医外科大家、名家周围，迈出了五十余年中西医结合临床的第一步。

2. 参加西学中班，系统学习中医

初到中医研究院广安门医院的几年，庄国康教授亲眼见证了阎效然、段馥亭等名老中医运用中药治疗外科病证的种种神效，眼见许多当时西医难以医治的疾病在中医中药的作用下迅速痊愈，于是他发了深入学习中医的念头，并开始利用业余休息时间自学中医，上班时间向段馥亭等中医老大夫虚心请教，学有小成。为了借鉴中医学的哲学思想指导自己临床实践，1959～1961年，庄国康教授响应毛主席"中国医药学是一个伟大的宝库，应当努力发掘，加以提高"的号召，参加了卫生部主办的第二届西医学习中医班，系统学习了2年中医理论。他非常珍惜这难得的学习时间，博大精深的中医学使他大开眼界。他就像块海绵，如饥似渴地吮吸着中医学的知识。学业结束时，他获得了当时并不易得到的荣誉——卫生部部长李德全亲自颁发的毕业一等奖。之后的十数年中，又先后师从著名中医皮肤科专家阎效然、朱仁康，中医外科专家段馥亭等老一辈中医学者，颇得真传。通读《外科证治全生集》、《医宗金鉴》、《疡科心得集》等诸多中医外科学著作，在之后的数十年中，始终坚持在皮肤科临床一线，以中医中药为主治疗各种皮肤病，积累了丰富的经验。

3. 亲临一线临床，从事临床与科研工作

在1963年，中医研究院进行调整，外科研究所迁至广安门医院，中医皮肤科创始人之一的朱仁康老先生亦因此调至广安门医院，庄国康教授有幸跟随朱老一起工作、学习，并拜朱老为师学习朱老治疗皮肤病的经验。在70年代初，广安门医院成立了中医皮肤科，朱老先生任皮肤科主任，庄国康教授作为朱老的学生、助手，担任科室副主任职务，"文革"开始后，朱老受到了一定的冲击，庄国康教授开始实际主持科室工作。并于1975年担任皮肤科主任职务。在庄国康教授的领导及科室全体同仁的努力下，广安门医院皮肤科继续蓬勃发展，成为全国知名的中医皮肤科室。

同时，庄国康教授也兼任中医研究院外科研究所成员，跟随多位外科学专家进行中医外科学研究工作。当时学科分工尚不及目前详细，外科学涵盖了如今疮疡外科、血管外科、乳腺外科、肛肠外科及肿瘤科诸多学科，随着党中央发展发扬祖国传统医学的科学决策，中医研究院外科研究所作为全国最高级的中医外科学研究机构，每年都会承担大量的科研课题。由于庄国康教授毕业于西医院校，熟悉西医学的研究理论、方法和多种先进技术、先进仪器的使用操作方法，同时还深入临床一线工作，是进行中医药现代科学研究迫切需要的人才，因此承担了大量的科研工作。庄国康教授领导、参加的科研小组多次取得了优秀的成果，获得多项卫生部、中医研究院奖励。

二、西为中用，有机结合

庄国康教授利用中医的哲学思想和西医的科学精神，在皮肤病的防治领域独辟蹊径、屡有建树。早在 1980 年，他提出应用青蒿制剂治疗盘状红斑狼疮。动物实验证实了青蒿的衍生物——青蒿琥珀酯具有免疫调节作用。青蒿制剂在治疗盘状红斑狼疮的实践中发挥了很好的作用，而且由于青蒿制剂具有减低光敏感作用，临床上还被运用于多型性日光疹的治疗。1983 年，他的论文《青蒿制剂治疗盘状红斑狼疮临床及超微结构的研究》获中医研究院科研二等奖及北京市优秀论文奖，他的目标是要在系统性红斑狼疮（SLE）的治疗上有所发现。

为了寻找临床诊断皮肤病的客观标准，他还率先使用扫描电镜研究人体表皮的超微结构，这一研究方法曾一度处于全国领先地位。1987 年庄教授与其研究生发表于《临床皮肤科杂志》的"中药青蒿治疗盘状红斑狼疮的扫描电镜观察"论文。文章报告应用扫描电镜观察青蒿治疗盘形红斑狼疮（DLE）前后的超微结构，认为青蒿治疗 DLE 后的超微结构变化可作为判断临床效果的指标。此可能与青蒿具有抗炎作用、免疫抑制作用有关。

庄国康教授参与"'克银方'治疗银屑病临床及扫描电镜的研究"，并将研究结果以论文的形式发表于中医杂志。庄国康教授先后在《中华皮肤科杂志·中医杂志》、《临床皮肤科杂志·国外医学皮肤科分册》等医学期刊上发表了 7 篇有关扫描电镜的论文，并收集了上千张研究皮肤病的电镜照片。如今，扫描电镜作为皮肤科的一种研究方法，已经被运用于临床与科研当中，并多次获奖。

庄国康教授先后发表了五十余篇学术论文并编写《疮疡外用本草》、《中药中毒与解救》、《中医皮肤科临床便览》、《中西医结合皮肤科临床实践》、《中医外科学》、《朱仁康临床经验集》、《皮肤病研究》、《中西医结合临床医学》、《建国40 周年中医成就》等多部著作。

庄国康教授运用现代药理学研究中药，发现并证实了一批、具有抗真菌、抗病毒以及抗过敏效果的中草药，结合前人经验，自拟了抗病毒方、抗真菌方、抗敏方等方剂，临床用于治疗病毒感染类疾病，如各种疣、单纯疱疹、带状疱疹、病毒疹、尖锐湿疣、体癣、股癣、足癣、花斑癣、过敏性皮炎等，取得了很好的临床疗效。

庄国康教授临床中发现，许多中医古方、经验方，尤其是外用药，在临床中往往有奇效，甚至有西医西药无法取代的效果，然而这些处方却因为制备困难、剂型落后，原料难寻，或应用西医学观点认识不足等原因逐渐失传，庄教授不由大为痛心，因此临床整理并记录了许多方药及其制备方法等内容。20 世纪 80 年代，感于西医强调部分中药药膏含有铅、汞、砷等有毒物质，质疑其安全性、有效性，庄国康教授带领研究生刘瓦利进行了含铅药膏对血铅水平影响的研究，证实了其安全性、有效性。为传统医学宝贵经验的延续贡献了自己的一分力量。

三、迈出国门，为中医走向国际做贡献

1984 年初，鉴于优秀的研究成果，高超的临床水平，庄国康教授应邀前往日本顺天堂大学皮肤病研究室，作为访问学者进行学术交流。中医药流入日本后，对日本影响最大、最重要的著作即是东汉医圣张仲景的《伤寒杂病论》，因此，中医学在日本被称为汉方医学，在明治维新前一直是日本的主流医学，在西医学飞速发展，取代传统医学的今天，汉方医学在日本仍然有着举足轻重的地位。在日一年期间，庄国康教授参加了多次学术交流活动，向日本汉方医学学者、西医学学者介绍了应用中药治疗皮肤病的经验，造成了不小的轰动。

1989 年 12 月，国家中医药管理局派出了以庄国康为首的医疗三人小组，前往伦敦进行皮肤病的临床研究。之后一直到 2006 年 12 月，庄国康教授先后十余年在英国首都伦敦及苏格兰第一大城、第一大商港、全英第三大城市格拉斯哥市进行皮肤病的临床治疗及研究，为中医走向国际做出了贡献。

20 世纪 90 年代初期在英国尚没有中药药材公司，所用之中草药，均由我国的三位医生亲手从国内集结人力物力，委托有出口权的中国公司组织药源直接由海运出口。中草药是天然的动植物、矿物药，在世界各国回归自然地思潮下，很受人民群众的欢迎。他们视之为另类保健品，所以称为"草药茶"。初期主要是看皮肤病，以异位性皮炎银屑病为主，每天接待患者在 40～60 人次。

由于中医药诊疗业务在英国逐步扩大。1990 年庄国康教授接受了英国 BBC 电视第四台"东方节目"的专题访问。当记者提问"中医和西医哪一种医学更优越

时?"庄国康教授回答说，中医和西医各有优点，可以取长补短，中医更重视人体的整体情况，注重人与自然的关系，调节人体的阴阳平衡，而西医重视病原、病因学的治疗。因而西医对一些急性病、感染性疾病、免疫系统疾病等的治疗，效果较快，疗效也很好，而中医对一些功能性疾病、慢性疾病的调理，往往能取得事半功倍的效果，所以有些疾病西医看来治疗非常困难，而在中医可能做到药到病除。中西医取长补短，相互结合，有利于医学的长期发展。当记者问到中医能治哪些皮肤病时，庄国康教授回答中医治疗皮肤病的范围比较广。大凡各种类型的湿疹、银屑病、神经功能性皮肤病，如神经性皮炎、皮肤瘙痒症、痒疹等，以及各种免疫性疾病如红斑狼疮，异位性皮炎、大疱性皮肤病等均有较好的疗效。电视节目播出后，中医更受到广大英国群众的重视。同时英国 BBC 广播电台，也对庄国康教授等人的诊疗活动进行了广泛的报道。广播电台的记者采访他们治疗过的患者，让患者亲口讲述中医治疗前后的感受，多数患者认为经中医药治疗后，对皮肤病症状的控制和改善都有很大帮助，经初步统计，一年来共诊治白种人、印巴人、黑人及亚洲人 1018 人，共计 9600 余人次，其中异位性湿疹约占 60%，其有效率为 92%，临床治愈率为 42%，银屑病有效率为 84%。临床消退率为 39%。由于异位性皮炎及银屑病在西方发达国家发病率很高，且西药难以治愈，但部分患者经中药治疗后得到临床治愈，所以在英国及欧洲引起极大的关注。

英国 BBC 电视报道了庄国康教授在中医治疗皮肤顽疾方面所取得的成就。这次为时 30 分钟的人物专访，配合英国患者的现身说法，在西方世界引起强烈反响。特别是英国的《星期日邮报（The Mail on Sunday）》，于 1990 年 6 月 20 日以《Brave Vicky 换上新皮肤》为题，报道一位英国四岁女孩名叫 Brave Vicky，罹患一种叫作异位性皮炎（现又称作特应性皮炎）的疾病，从出生后不久即开始发病，全身皮肤瘙痕结痂，肋部、腘窝、颈部、脸部尤为严重，瘙痒无度，严重影响睡眠及生长发育，而且对多种食物过敏，不敢吃奶制品及各种果仁食物，曾多处求医，外用过各种激素软膏，但病情未能控制。母亲神经特别紧张，发愁这样下去会影响女儿的身心健康，所以每日早晨起床后头一件事就是去看看女儿皮肤昨夜搔抓成什么样子。这种患儿入睡后，由于不自觉的搔痒，使劲地搔抓往往皮肤糜烂，抓痕累累。经过我们诊疗服用"凉血清热消风止痒"中药，约 9 周后，病情得以控制，皮疹消退，瘙痒明显减轻。紧张的妈妈早起检视女儿昨夜皮肤情况，果然皮肤完好无损。这才搁下一颗心。这个案例曾被世界传媒广泛报道，英国卫报（Guardian）以题为《中国人给女孩以新皮肤》，美国《Enquirer》杂志标题为《来自中国奇迹般的皮肤疗法》，法国《欧洲时报》以"中国古代药物在伦敦显威"为题发布新闻报道。在国内，香港《天天日报》以"皮肤怪病，屡医无效，中国古方药到病除"，《东方日报》题为"全身湿疹屡医无效，中国古方，治愈病童。"1991年5月4日，国内的《参考消息》亦转载题为《中国中药显神威，治愈顽疾惊英伦》。这时英国对中医中药的正面报道尚见于许多报章杂志，例如著名杂志"Here is Health"曾以题为"来自中国的爱"，对中国医疗队的医疗活动给予许多正面评价。

一代又一代中国人的不懈努力，使古老的中医文化在异国他乡大放光彩。也许英国人并不知道这位中国医生姓什名谁，但是伦敦从10年前只有三家中医诊所，发展到今天3000多家的盛况，这不正是对庄国康教授海外散播中医文化种子的最好褒奖吗！

中医中药学是中华民族对整个人类的贡献，光辉灿烂的中国文明孕育了一代又一代的仁人志士，历史上许多名医，他们医德高尚、仁爱救人，淡泊名利。庄国康教授就是其中的一位。他现年逾80，仍工作在皮肤科临床一线，为广大皮肤科患者解除病痛之苦。从事皮肤科事业近60年，无怨无悔。带教博士、硕士研究生及进修、学习医生无数。学识广博，严谨可敬，思维敏捷，精神矍铄，他身上充满着许多值得我们年轻一代皮肤科医生永远学习的魅力。

第二章　学术思想

一、审疹论治，辨病为先

　　庄教授虽为西医院校毕业，但经过西学中班的系统学习以及几十年的中医临床实践，中医学功底非常深厚。他常说，皮肤病是人体最易接触到、最直观的疾病之一，也是世界各地文字记录中最早记录的一类疾病。根据现有的史料，从甲骨文中，就有"疕"、"疥"等皮科疾病的命名，从《山海经》、《五十二病方》、《黄帝内经》、《神农本草经》、《难经》，到《伤寒杂病论》、《肘后备急方》、《千金要方》，从《诸病源候论》到《医宗金鉴》、《外科正宗》等，大量关于皮肤病症状、病因病机、治疗的记载汗牛充栋，令人惊叹，据统计清末以前中医古籍中收录的皮肤病名已达 1000 种以上，而限于我国古代科技水平，这些疾病的命名往往是根据病因、疾病形态特征、发展规律等命名的。而随着科学技术的发展，尤其是显微镜技术的普及应用，西医皮肤病学基于病因学、病理学对皮肤病进行了系统的归纳整理，目前已被学术界承认的疾病多达 2000 余种，其病名多根据其病因、病理变化或发现者名字命名。中医和西医从不同的角度观察同一事物，往往会得出不同的结论——这就导致了在疾病的命名分类上，中西医之间必然有矛盾存在。虽然诸如风疹、麻疹、麻风、疥疮、丹毒、鸡眼等少数疾病在二者中都指代同一种疾病，但绝大多数疾病都存在名称上的不同。比如中医将肌肤顽厚，触之韧实，状如牛皮者称为牛皮癣，又名曰摄领疮，相当于西医的神经性皮炎类疾病，而西医称银屑病，老百姓俗称"牛皮癣"之皮肤肥厚，搔之白屑纷飞的皮肤病，在中医里称之为"白疕"、"松皮癣"、"干癣"；又如西医所谓"传染性软疣"，症见绿豆大小半球形丘疹，伴有蜡样光泽，其上有小凹，挑破顶端，可排出白色粉渣样物质即"软疣小体"，而中医则因其形态类似于老鼠的乳头而命名为"鼠乳"；中医将缠腰而发的皮肤起红斑、水疱攒集，伴有疼痛的皮肤病称为"蛇串疮"、"缠腰火丹"，相当于西医的"带状疱疹"；再如中医按发病部位及形态不同，有"湿毒疮"、"瘑疮"、"旋耳疮"、"阴疮"、"绣球风"、"浸淫疮"等多种病名，实际上是不同部位、不同形态的湿疹。

数千年来，随年代变迁、书籍失轶、地域、语言的差异，在中医临床过程中，尤其是在现代临床过程中，许多文献上相同的病名实际上指的并不是同一种疾病，若其病因病机相同，采用其中所载方药治疗尚能奏效，若二者千差万别，则必然不会取得疗效。

无论中医还是西医，皮肤科学都源自外科学，是医学水平发展到一定程度的必然转归。之所以独立于内科、独立于其他外科系统疾病，皮肤病的特点就在于其可见性与特异性，即皮肤病病变在于肌表，可用肉眼直接观察，且每种皮肤病都有其独特的表现和特点，如《诸病源候论·浸淫疮候》："浸淫疮，是心家有风热，发于肌肤。初生甚小，先痒后痛而成疮，汁出，侵溃肌肉；浸淫渐阔，乃遍体。"所描述为泛发型湿疹的特异性表现；《外科大成》"白疕，肤如疹疥，色白而痒，搔起白皮，俗呼蛇虱"，即现所称的银屑病。经云"有诸内必形于外"，皮肤病明显的外在表现反映了机体内部的正邪变化，庄国康教授师承阎效然、朱仁康、段馥亭等名家，在近70年时间里，经过临床中不断地摸索，总结出了一套有别于内科"望闻问切"四诊合参的诊断模式，即以皮损的不同表现、特点为主，以舌苔脉象为辅，即审疹论治、辨病为先来进行辨证论治。庄教授强调，审疹论治是中医皮肤病学的特色思想。要深刻领会并将之贯彻于临床。庄国康教授在临床上常教导我们，如见皮损红赤肿痛，多属火热毒邪；渗液水疱明显，则为水湿泛泛；若皮疹时隐时现，或骤然泛发周身，则为挟有风邪；皮损固定、肥厚，色紫暗，为血瘀之征象等等。此外，临证中还应仔细辨别患者标本虚实，注意"审疹论治、以疹为主"，"舍舌从证、舍脉从证"，如银屑病红皮症患者，即使有舌淡、苔薄白、脉细软弱等虚象，辨证组方用药时仍应抓住其皮损红赤的主要矛盾，予以大剂量清热凉血之品，切不可因其舌脉为阳虚体征而重用温热回阳之品。

中医治病的奥妙和魅力，在于辨证施治，在中医理论的指导下，同一种病因病机引起的不同症状，可以应用同样的方法，乃至同样的药物进行治疗；反之，由于不同的病因病机导致的相同的疾病和症状，就需要不同的方法和药物进行治疗。比如荨麻疹遇热发病者有之，遇寒发病者亦有之，中医将前者辨为热证，通过清热法用寒凉药进行治疗，后者辨为寒证，通过散寒法以温热药物治疗，若将二者药物用错，使寒者更寒，热者愈热，症状势必会加重。故在中医临床，想要取得有效的治疗，必须进行辨证分析。

因此，庄教授在临床中强调必须将辨病和辨证有机地结合起来，才能取得满意的疗效，想要得到西医学同仁的认可，必须要进行正确的辨病诊断，诊断依据充分，诊断明确，疗效确切，自然会得到公认。这也是发展中医中药，引领中医中药迈出国门的必由之路，庄国康教授很好地做到了这一点，故顺利地迈出了国门，为中医药的推广做出了卓越的贡献。

二、中西医结合，优势互补

（一）辨病与辨证相结合

庄教授经常教导我们，中医重视整体观，强调调动机体抗病能力，对患者体质症状，饮食起居，环境影响等综合分析，得出"证"的概念。如皮肤病的风热证、湿热证等。以"证"为核心采用相应的理、法、方、药。

西医较重视局部器官功能的变化，它应用各种科学仪器，观察疾病的病原、病理、病理生理等各种变化。中医重"辨证"，西医重"辨病"。取长补短，有机结合，可能取得更好疗效。通常皮肤科辨病与辨证有下列几种形式。

1. 以西医辨病诊断为主，再结合中医辨证

把一种皮肤病分为若干型，每型有一个主方加以施治。例如西医诊断为过敏性紫癜，根据中医辨证可分为血热妄行型、脾不统血型和气不摄血型，分别投以活血化瘀药物配伍化斑汤、归脾汤和补中益气汤化裁予以诊治。

2. 以中医"证"为主，结合西医辨病

如根据患者有暗紫斑疹，肌肤甲错，梅核硬结……舌质暗紫，瘀斑，脉细涩数等诊断为"瘀血证"。而根据西医辨病可分别诊断为紫癜，疣赘，下肢结节性疾病等，异病同治，均用活血化瘀方剂如通窍活血汤、治疣汤、通络方等取效。

3. "舍证从病"与"舍病从证"

临床上遇到证和病有些矛盾或无所适从时，就要"舍证从病"或"舍病从证"，例如有些系统性红斑狼疮的肾型患者，查尿蛋白（＋＋＋）～（＋＋＋＋），如果患者无明显自觉症状，这时就应当根据大多数系统性红斑狼疮的肾型患者的临床治疗经验，舍证从病予以施治。有些皮肤病西医长期诊断不明确，但是根据中医辨证，又可以立法处方，这时就应舍病从证来治疗。

4. 辨病必须辨证，辨证必须辨病

西医常喜用中药单方治皮肤病，或者见什么皮肤病就用什么方，不重视

"证"的变化。如湿疹患者，急性期皮损呈红斑，水肿，渗出，瘙痒，脉弦滑，舌质红，苔黄腻。中医辨证属湿热证，法宜清利湿热，方用龙胆泻肝汤化裁。如患者皮损已呈浸润肥厚的慢性期，此时若继续用清利湿热的方剂，效果就差。结合辨证，患者长期滋水淋漓，伤及阴液，脉沉细，舌质胖淡，苔净，则宜用滋阴除湿法，方能提高疗效。因此西医必须结合中医辨证。反之中医辨证亦必结合西医辨病，如中医辨证属于痰核结聚的皮肤病，而西医辨病可能诊断为多发性脂肪瘤、皮肤猪囊虫病、聚合性痤疮等。如不结合具体病情，适当配合手术、驱虫，给予内分泌制剂，就可能影响疗效的提高。

（二）中西医结合，取长补短

1. 初级结合

就是指一个患者在同一段时间内既用中药，又用西药，疗效有可能是中西药的协同作用，尚缺少有说服力的对比资料。

2. 有机结合

这种结合，可以吸取中西医在防治手段上的长处，补其短处，充分发挥机体和药物的效能，减少不良反应。如活动期 SLE 患者，可先使用类固醇激素冲击量来控制病情，待各种症状控制后，根据病情逐步递减激素用量，这时患者可能有五心烦热，困乏无力，低热，胃纳欠馨等症状，可以配合中医滋阴清热方剂，进而投以滋补肝肾方药，有助于进一步消除症状，减少激素用量，使中西医结合取得更好的疗效。

又如灰黄霉素是治疗头癣较为理想的药物，但在全国实行普查普治，灰黄霉素的用量就很可观。如何减少灰黄霉素的用药量，发挥其最大的药效，就成为防治头癣的研究课题。据研究，中药茵陈中含有多种利胆成分，其中对羟基苯乙酮是利胆作用较为主要的成分；实验证明胆汁酸能使不溶水的药物在消化液中的崩解度增加 6~7 倍；胆盐能增加灰黄霉素的溶解度，所以服灰黄霉素的同时加服茵陈或其提取物可以提高灰黄霉素的药效，大大减少其用量，在学术上和经济上均有意义。

3. 借鉴中西医已有的临床经验进行中西医结合

西医用抗疟药来治疗盘状红斑狼疮，而中药青蒿具有抗疟功效，我们就借鉴于此，应用中医抗疟药青蒿来治疗盘状红斑狼疮，临床初步证明效果是满意的。

当代中医皮肤科临床家丛书

庄国康

此外应用抗癌中药治疗银屑病，应用抗病毒中药板蓝根治疗病毒性皮肤病等，亦属此类。

4. 西药中用，中药西用

中药通过剂型改革、改变给药途径，提高药效。如牛膝（土大黄）注射液治疗银屑病，苦参注射液治疗皮肤瘙痒症、丹参注射液治疗硬皮病等。同样如应用西药维生素 B_{12} 和维生素 B_1 进行穴位封闭以治疗带状疱疹等，也是中西医结合的一种形式。

（三）在中西医基础理论研究上的结合

1. 中西医结合对皮肤病施治法则理论的研究

皮肤病治则理论很多，渊源于《内经》。近年来对中医活血化瘀治则的研究已经比较深化。硬皮病，中医称它为"皮痹"，认为是由于风、寒、湿三气阻塞经络引起的气滞血瘀所致，运用活血化瘀，祛风胜湿法治疗。通过电镜，微循环等研究，发现活血化瘀药物有改善微循环，调整结缔组织代谢，阻滞成纤维细胞形成的疗效。因此推理活血化瘀药物用于治疗瘢痕疙瘩、疣赘等增生性皮肤病，亦可取得疗效。

2. 中西医结合对中医皮肤病辨证理论的研究

皮肤病皮疹直观可见，以局部皮疹形态为主结合其全身症状进行辨证，应当是皮肤病辨证施治的基础。例如以研究"湿"为例，湿在中医辨证的脏腑定位为"脾"，认为脾失健运，才生内湿，这些皮肤病的表现以渗出为主（"浸淫湿烂"、"滋水淋漓"）。如果结合现代组织病理学的研究，它与表皮组织细胞内或细胞间水肿、水疱形成、基底细胞液化以及真皮中组织水肿，可能有共同病理基础，就可逐步阐明皮肤病中"湿"的真实含义。

3. 从分子生物学水平来探讨中西医结合的理论

要使皮肤学科现代化，中西医结合工作从分子生物学水平来进行研究是很重要的。例如银屑病是一种表皮细胞过度增殖和分化异常的疾病。银屑病病因学的分子生物学基础很可能是"肾上腺素—腺苷环化酶—环磷腺苷（cAMP）"序列中一个或多个生化过程被干扰的结果。有些学者发现银屑病皮损的表皮细胞中 cAMP 水平低下，而且通过提高内源性和外源性 cAMP 水平，可以取得较好的疗效。有应用 cAMP 的衍生物双丁酰 cAMP（DBcAMP）来治疗银屑病也取得一定疗效。亦有应用中医养血活血、活血清热或活血平肝等法则来治疗银屑病或应用活血化瘀药物如赤芍、丹参、桃仁之类来进行治疗都取得不同程度的疗效。因而从分子生物学水平可以认为活血化瘀药物与提高表皮细胞中 cAMP 水平可能有着共同的物质基础。应从局部到整体，从宏观到微观，从个体到分子深入的研究，以求在中西医结合工作上有所突破。

三、中医皮肤科外用药制备和创新

（一）弘扬古代有效方剂，注重剂型改革

庄教授强调，外治疗法在皮肤科占有很重要的地位。中医外法法是利用自然界中各种动物、植物、矿物药，在几千年的临床实践中创造形成的独特疗法。但是由于受时代的限制，在药物组成、方剂有效成分的提取、剂型制备、作用机制等方面都还存在着许多不足之处。例如目前西医有些较好的剂型如霜剂、喷雾剂等应如何与外用中药结合起来，创造我国外用药新剂型和新疗法，而且要求做到高效，不良反应小，清洁雅观等同，尚需研究。

从 20 世纪 80 年代开始，庄教授就带领学生进行了一系列中药外用药的临床研究，曾经指导研究生刘瓦利（现广安门医院皮肤科主任、博士生导师、重点学科带头人）进行了中药外用药的临床及实验研究，其研究的内容为外用含铅方剂治疗湿疹皮炎的安全性、有效性研究。铅类中药主要包括樟丹、铅粉、密陀僧，在中医疡科应用范围很广。中医文献记载和临床报道，取其辛寒燥涩之性，治疗湿痒肥厚性皮损，具有清热解毒疗疮之功，能够消除浸润，润肤止痒，效果较为满意。然而，铅制剂经消化道和呼吸道过量吸收，能产生毒性反应，能否经皮肤吸收，报道很少。为了继承和发展中医疡科外治方药的经验，研究将上述几种中药进行剂型改革，制成的改良中药乳膏治疗慢性湿疹及神经性皮炎，并进行了大样本的临床观察，同时检测了患者的血铅及尿铅浓度，在取得临床疗效的基础上，通过动物实验，证实了本类药物的安全性、有效性，且无明显不良反应。

对于浸润肥厚、苔藓样变皮损，传统中药多用猪油、凡士林等作为基质，具有润泽皮肤，软化角质层作用。但凡士林不易被皮肤吸收，且因油腻脏衣而不为患者所接受。改为选择乳剂剂型，除了具有上述软膏功效外，还有以下特点：不论是溶于水或溶于油的药物皆可溶于乳剂内能够加速药物释放；外观好，清洁，易于清除，患者愿意接受；亲水性霜剂本身亦具有冷却、保护、消炎作用。

（二）应用现代科学方法改进和提高中医古老的独特疗法

中医皮肤科沿传着一些独特疗法，需以现代科学方法加以改进和提高。早在20世纪70年代庄教授带领科内人员，运用民间验方（荆芥、防风、皂角、地骨皮、红花、大风子）用醋浸泡后，泡手或足。当时调查了一般市售米醋，其中醋酸含量最高为6%，所以就改用6%醋精代替市售米醋。之后又经过实验室抑制霉菌实验，初步观察到除荆芥、防风外，其他各成分之醋浸液及6%醋酸均有不同程度抑制霉菌作用。这样就为我们进一步改进原方提供了依据，同时对原有剂型也进行了初步改革。为了进一步改进剂型，在药剂科的配合下开发研究了改良醋泡方（即现在院内制剂醋泡方），并对使用"改良醋泡方治疗手足癣"进行了临床观察总结。于1979年以此为课题，开展了系统的临床研究工作。通过对治疗观察病例进行5年追踪，证明该方近期与远期疗效均佳。治疗结果显示：红色手癣菌感染为主的脱屑型手癣，2个月内达到治愈标准的病例占72.31%，总有效率92.31%。经北京、天津地区6个市区级医院验证，共观察312例患者、385只手，2个月治愈率68.31%，总有效率95.84%，结果优于对照组。治疗后经过4～5年的追踪结果显示，保持痊愈者达82.09%。临床观察中，除仅有少数患者浸泡部皮肤变细软外，绝大多数均无不良反应。实验研究采用扫描电镜方法，对方中的单味中药及复方中药做了药物抑制真菌试验。结果表明，该方所含的中药，特别是中药复方，对于常见致病真菌具有抑制作用。"改良醋泡方治疗手足癣的临床与实验研究"1986年被评为中国中医研究院科技成果二等奖，醋泡方一直沿用至今，具有很好的疗效。

（三）对中医外治法中许多独特理论的研究

中医外治法中有不少经临床实践证明的独特理论，需要我们运用现代科学方法予以阐明，例如"祛瘀生新"、"煨脓长肉"、"化腐生肌"、"以毒攻毒"、"托里排脓"。

庄教授在早年临床过程中，曾遇到过一例难治性脓疡患者，患者臀部疖肿破溃后，一直流脓不止，创口长期不愈合，痛苦非常。接诊后庄教授在段馥亭老师的带领下先用清热解毒，托里排脓类中药内服，同时每日进行创口清洗，疗效有限。后段老提出应用滚痰丹药线进行外用治疗，应用后果然流脓逐渐减少，脓腔缩小，几日后清创时突然发现随脓液流出一块早已污秽不堪的棉团，细问患者，疖肿破溃后曾在卫生所进行清创消毒，之后病证逐渐加重，此棉团即为第一次清创时所遗落，患者脓腔较深，因此棉团难以被发现、清出，遂化脓生腐，导致炎症加重。区区一条中药药线能让这样的棉团自行流出，庄教授不禁赞叹中药之神效，在随后的数十年间，庄教授一直坚持进行对这些中医皮科传统外用药方的搜集、整理和研究工作，并跟随老中医、老药师，亲自动手配置出其中大多数的药物。

庄教授主编及参编的多部著作，《中医外科证治经验》、《朱仁康临床经验集》、《疮疡外用本草》及《中医外科学》中，均收录了大量的中医外科外用丸散膏丹，详细记录了其药物组成、配置及使用方法，凝聚了庄国康教授大量的心血。在临床中，庄教授除了应用中药外洗、湿敷剂外，也常常让患者自制一些简单的药物进行治疗，如蛋黄油膏、红花活血酒、补骨脂酒等，治疗溃疡、硬皮病、白癜风等疾病，增强了疗效。

当代中医皮肤科临床家丛书　庄国康

第三章　临床心得

第一节　专病专治

一、银屑病

银屑病，中医称之为"白疕"、"松皮癣"、"干癣"等。是一种常见的以红斑鳞屑为临床特征的易复发的慢性炎症性皮肤病。病势缠绵，经久不愈。好发于青壮年，男性多于女性，大部分患者秋冬季加重，夏季减轻。本病病因复杂，多与遗传、感染（病毒、细菌）、代谢障碍、内分泌失调、神经精神因素、免疫异常等有关。银屑病根据临床表现分为寻常型，约占95.43%；关节病型，约占1%；红皮病型，约占1%；脓疱型，约占0.77%。

庄国康教授行医五十多年来在银屑病临床用药方面，做了广泛、深入的探讨，积累了可贵的临床经验。

（一）辨证应遵循审疹论治

庄国康教授认为皮肤病的特点就在于其可见性与特异性，即皮肤病病变在于肌表，可用肉眼直接观察，且每种皮肤病都有其独特的表现和特点。如《外科大成》"白疕，肤如疹疥，色白而痒，搔起白皮，俗呼蛇虱"，即所称的银屑病。"有诸内必形于外"，皮损明显的外在表现反映了机体内部的正邪变化。他倡导，即以皮损的不同表现、特点为主，以舌苔脉象为辅，来进行辨病辨证、分型论治。庄国康教授师承朱仁康等名家，深刻地领会了审疹论治的思想并将之贯彻于临床。

（二）治疗亦遵循治则配伍，复方用药

庄国康教授认为，许多患者患银屑病后治疗不当，或不重视调摄，就诊时其病情已复杂多变，难以一证而蔽之。根据"辨证论治"的思想，针对患者病证病

15

情，确定主要的治疗法则，再考虑病情的兼证合用其他一两个治则治法进行治疗，在中医方剂立法上进行治疗法则的配伍应用，才能取得较高的疗效。庄国康教授认为，许多临床上简单的、常见的皮肤病久治无效，或初起见效，日久则甚，都是因为没有注意到患者病情的变化，未对治法、用药进行调整的缘故。

（三）"血热"与"玄府郁闭"贯穿银屑病发病始终

庄国康教授认为血分有热是银屑病的主要原因，加之外感六淫，或过食辛辣炙煿、鱼虾酒酪，或心绪烦扰、七情内伤，以及其他因素侵扰，均能使玄府郁闭、血热内蕴，郁久化毒，以致血热毒邪外壅肌肤而发病。在银屑病的病机演变过程中，"血热"与"玄府郁闭"贯穿发病的始终。在银屑病的初期即急性期（进行期），病机关键为热毒内蕴，瘀热互结，病性以邪实为主；在银屑病的中、后期，病机关键则为玄府郁闭，热毒未清，阴血已伤，病性为虚实夹杂，玄府郁闭为实，气血津液不能濡养肌肤、肌肤失养为虚。

（四）不同病期的辨证论治

1. 急性期

毒热内蕴，热瘀互结证。本病初期，即银屑病急性期（进行期）以血热毒盛为主，患者常因感冒、咽炎、扁桃体炎等加重或诱发病情。此型银屑病用清热解毒法是常法治疗。庄国康教授在清热解毒的基础上兼加凉血活血和活血祛瘀的药物，则效如桴鼓。治疗重在清热解毒和凉血活血法的配伍。如方用：土茯苓、水牛角粉、白花蛇舌草、草河车、生地、丹皮、赤芍、丹参、泽兰、鸡血藤、凌霄花等。活血化瘀药性味多辛、苦、温。味辛则能散、能行，味苦则通泄，且均入血分，故能行血活血，使血脉通畅，瘀滞消散。即《素问·阴阳应象大论》所谓"血实者宜决之"之法。现代药理研究表明，活血化瘀药具有改善血液循环，特别是微循环，以促进病理变化恢复的作用；具有抗凝血的功能，以防止血栓及动脉硬化斑块的形成；能改善机体的代谢功能，促使组织修复，创伤，骨折的愈合；能改善毛细血管的通透性，减轻炎症反应，促进炎症病灶的消退和吸收；能改善结缔组织的代谢，促进增生病变的转化吸收，使萎缩的结缔组织康复；能调整机体免疫，有抗菌消炎作用。

2. 消退期

这一时期的银屑病皮损已经变薄，鳞屑明显减少，自觉症状不痒或微痒，皮

当代中医皮肤科临床家丛书

庄国康

损未见有新起。此时阴虚血燥，肌肤失养，治则为养阴润燥，活血。药用生地、熟地、土茯苓、白花蛇舌草、黄精、天冬、麦冬、玉竹、石斛、北沙参、南沙参、丹参等。补阴药可以提高人体免疫功能。如北沙参多糖对免疫功能有抑制作用，可用于体内免疫功能异常亢进的疾病；南沙参可提高细胞免疫和非特异性免疫，且可抑制体液免疫，具有调节免疫平衡的功能；天冬、麦冬能增强网状内皮系统吞噬能力，提高外周白细胞、提高免疫功能；玉竹、石斛可提高巨噬细胞的吞噬百分数和吞噬指数，促进干扰素合成；用氢化可的松抑制小鼠的免疫功能之后，石斛多糖能恢复小鼠免疫功能；黄精有提高机体免疫功能和促进 DNA、RNA 及蛋白质的合成，促进淋巴细胞转化作用。

3. 静止期

寻常型银屑病斑块状期，病程缠绵反复，皮损顽固不退，这一期银屑病的治疗是皮肤科医生非常棘手的问题。庄国康教授分别提出了玄府开窍，凉血活血和调和阴阳，寒热既济的方法治疗。临床收到了很好的效果。

（1）玄府开窍，凉血活血。庄教授认为，在寻常型银屑病的斑块期，病机关键则为玄府郁闭，病性为虚实夹杂，玄府郁闭为实，气血津液不能濡养肌肤、肌肤失养为虚。后期玄府郁闭为主。血中热毒已轻而玄府郁闭已重，病性仍以实为主。治法在清热凉血活血的同时，加玄府开窍法。即加重辛味之剂，取辛之宣通玄府。正如刘完素云"所谓结者，怫郁而气液不能宣通也"；"盖辛热之药能开发郁结，使气液宣通，流湿润燥，气和而已"。方用麻杏石甘汤、桂枝汤、麻黄附子细辛汤等。药用（炙）麻黄、石膏等，如麻黄与石膏配伍，均取其辛散，辛温、辛凉并用，开通玄府、发散热毒并用。如桂枝汤既可开通玄府，又可调和营卫，调补气血；麻黄附子细辛汤既可开通玄府，又可温通经脉，祛瘀等。

（2）调和阴阳，寒热既济。《素问·异法方宜论》提倡医生要懂"得病之情，知治之大体"的道理，学"圣人杂合以治"，就是根据五方患者及其所患疾病的不同，综合五方各种治疗手段或方法予以治疗。使病证和治疗"各得其所宜"，达到各类病证"治各不同，皆愈"的目的。

调和阴阳，寒热既济这一治则包含两层意思：一方面指疾病的过程，一般来说病起于骤然者为实，缠绵难愈者为虚。银屑病后期，病性属虚实夹杂。毒热未尽，玄府郁闭而阴血已伤。单用清热解毒，玄府开窍则有苦寒化燥，辛温耗血之弊，反而更伤及阴血；而如仅滋阴养血润燥，又恐邪敛使毒热难解，故应滋阴养血润燥与清热解毒、玄府开窍并用，治则治法有机配伍，寒热既济，调和阴阳。

另一方面是指，单用玄府开窍，凉血活血治疗一段时间后已见效果，即皮损由原来的肥厚、浸润明显的暗红色大斑块，变小变薄，甚至大部分皮损消失，仅残留少数皮疹。再服之皮损变化不大，甚至又有新起皮损。这时候就要及时调整治则治法，换成凉血解毒，养阴润燥的治法。反之亦然。

庄国康教授认为要依据病情病证的变化，及时调整治则治法。以阴阳理论指导治疗。治病要这样才能像圣人一样，做到杂合以治。治病要辨别病之轻重，分别采用解表、攻下之法；辨别气虚和阴亏，选择益气或养阴的治法。"阴病治阳，阳病治阴"的治则，在临床上应灵活的运用。虚证，因其衰而彰之；实证，因其轻而扬之；其实者散而泻之；因其重而减之。调和阴阳。

(五) 病案举例

薄某某，男，31岁，2014年2月24日初诊。

患者全身皮疹9年，于躯干四肢起大斑块皮疹，痒。曾经消退2年又复发，入冬加重，头皮较少。入夏好转但不消退。舌质淡红苔薄白，脉弦细。

治则：玄府开窍，凉血活血。

方药：炙麻黄6g，杏仁10g，生石膏30g，桂枝10g，白芍10g，生姜6片，土茯苓30g，羚羊角^{冲服}0.6g，白鲜皮10g，玄参10g，生地30g，丹皮10g，生槐花10g，紫草10g，白茅根10g，丹参10g，桂枝10g，三棱10g，莪术10g，白花蛇舌草15g，大青叶15g。水煎服14剂。

外用卡泊三醇软膏加湿毒软膏。

二诊（3月11日）：明显改善，皮疹已大部趋消，见色素沉着。舌质淡红，苔白净。脉弦细。治则同前。原方加龙葵10g继续服用14剂。外用同前。

三诊（3月25日）：继续进步，皮疹大部呈色素沉着。下肢部分皮疹边缘浸润。

治疗仍宗前方，加熟地15g、全当归15g，水煎服14剂。目前该病例仍在随访中

【按语】该例患者银屑病病史已9年，也符合一般银屑病的发病规律，冬重夏轻。曾经多方治疗，但入夏亦不能完全消退。来就诊时，皮损表现以四肢伸侧及背部为主，为暗红色浸润肥厚的斑块。舌质淡红苔薄白，脉细弦。庄国康教授认为患者病史已久，久病邪毒入络，瘀血阻于肌肤血脉。这个时期的多数患者，之前都用过许多清热凉血解毒的药物，再继续采用单一的凉血解毒治疗方法，很

难见效。这时庄国康教授往往采用玄府开窍、凉血活血的方法，临床上会见到立竿见影的效果。"血热"与"玄府郁闭"贯穿发病的始终。银屑病的治疗应以开通玄府为主，正如《黄帝内经》"疏其壅塞，令上下无碍，血气通调，则寒热自和，阴阳调达"之意。辨证用药的关键在于开通玄府，玄开府通则血热邪毒壅滞自散，肌肤斑疹自消；玄开府通则气血津液自畅，正扶而邪去，肌肤润泽恢复，斑疹自消。方用麻杏石甘汤等，药用（炙）麻黄、石膏等，如麻黄与石膏配伍，均取其辛散，加重辛味之剂，取辛之宣通玄府，辛温、辛凉并用，开通玄府、发散热毒并用。

二、湿疹

湿疹皮炎类皮肤病是皮肤科临床常见病、多发病，是一种皮疹形态多样，具有明显渗出性、对称性并伴有剧烈瘙痒的皮肤炎症反应；当症状趋于慢性时，则以局限性的肥厚和浸润为主要皮疹特征。湿疹类皮肤病属于变态反应性皮肤病，受多种因素影响，症状易反复，急性期症状和慢性期症状可交替出现，对患者日常生活质量影响极大。

最初皮肤病学是以形态学为标准来定义和区分疾病的，因此凡其症状具有上述特点的一大类疾病均被归入湿疹范畴。而目前则以病理变化及病因等为主进行界定，因此，许多疾病因具有明确的病因或特定的表现而被从湿疹中区分为独立的疾病，如接触性皮炎、特应性皮炎等，或其病因和发病机制不同而已不被认为是湿疹，如湿疹样药疹、湿疹型多形性日光疹等。

传统中医理论中虽无湿疹的病名，但根据其临床表现归入"湿疮"、"浸淫疮"等范畴，又因湿疹可发于体表任意部位，根据其部位不同又有"眉恋疮"、"旋耳疮"、"羊胡疮"、"乳头风"、"脐湿疮"、"病疮"（手部湿疹）、"湿毒疮"（足踝部湿疹）等命名，此外，"奶癣"、"四弯风"等描述类似于婴儿湿疹、特应性皮炎，"漆疮"、"马桶风"、"膏药风"等相当于接触性皮炎，也可归入湿疹类皮肤病范畴。湿疹类皮肤病病名繁多，治法上主要以祛风、利湿、清热、解毒等法为主进行治疗。现代中医皮肤科仍是以形态表现为标准确定治疗原则与方法，因此凡具有湿疹样表现的皮肤病均可按湿疹的治法进行治疗。

（一）病因病机

历代医家大都认为本病主要由湿、热邪气引起，湿、热邪气既可为感受六淫而来，又可因脾、肝、心等脏腑功能失调而内生。而湿、热外感多兼有风邪，湿热内蕴，脏腑失调又可生内风，故本病还多兼有风邪，风、湿、热是本类疾病的主要病因。如《诸病源候论》中云："夫内热外虚，为风湿所乘，则生疮。所以然者，肺主气，候于皮毛，脾主肌肉。气虚则肤腠开，为风湿所乘；内热则脾气温，脾气温则肌肉生热也。湿热相搏，故头面身体皆生疮。其疮初如疱，须臾生汁，热甚者则变为脓，随瘥随发。"对本病的病因病机分析较为深入，有较高的参考价值。《医宗金鉴·外科心法要诀》则将浸淫疮的病因概括为"由心火脾湿受风而成"，强调了风、湿、热三邪的重要性。

庄国康教授结合多年临床经验认为，本病风湿热三种邪气之中，以湿邪最为重要，热邪次之，二者皆贯穿病程始终，而风邪在急性期、泛发型及瘙痒较重患者中表现较为突出，而在慢性患者中作用不甚明显，故湿热邪气是湿疹类皮肤病最主要的矛盾。"邪之所凑，其气必虚"，湿热邪气均易伤及阴分，且本病病程较久，渗出倾向明显，反复渗液，更易造成阴液的不足，本病患者尤其是病程较长者大都存在阴液不足的"正虚"表现。此外结合西医观点，本病为过敏性疾病，过敏原等外界因素对本病影响极大，从中医角度分析，这些过敏原均属外邪，因其引起的过敏反应还存在一定的全身症状，可归入"湿浊"、"秽浊"邪气的范畴，故特别提出在急性期，湿浊困脾也是十分常见的病因之一。

（二）辨证分型及要点

庄国康教授根据邪正盛衰与疾病不同时期特点，将湿疹类皮肤病辨证分为以下四大基本证型：脾虚湿盛证、肝胆湿热证、湿热伤阴证、湿浊困脾证。下面介绍上述证型的辨证要点。

1. 脾虚湿盛证

症见皮疹以丘疱疹、水疱为主，渗出明显，伴有头身困重，食少倦怠，舌苔厚腻，脉濡滑。诸症皆为水湿内盛之征象，而热象不甚明显，故辨证属脾虚湿盛证。经云"诸湿肿满皆属于脾"，水湿内盛主要责之于脾，脾虚不能运化水液，化生湿邪，或因久处低洼潮湿之地，外感湿邪，脾喜燥而恶湿，湿邪客脾，可致脾虚，脾虚一则无力祛邪外出，二则运化不利，重生水湿；湿邪日久生热，蕴结于肌肤，则见丘疹、疱疹，渗出；湿性弥漫，若疏于治疗，湿邪泛泛，则见皮疹浸淫四散，遍布周身；湿邪阻碍气机，气行不畅，往来冲突而作痒，故见瘙痒明显。痒甚则心神不安，反复搔抓，不得安卧，进一步加重了脾虚湿盛的症状。脾主四肢，若脾虚日久，则湿邪凝聚于四末，皮损见于手足、肘窝腘窝等处。

2. 肝胆湿热证

症见皮疹以红斑、丘疹为主，皮疹色红，局部皮肤温度增高，瘙痒灼热，伴有烦躁易怒，口干口苦，喜冷饮，诸症遇热加重，舌红苔少，脉数。诸症为湿热邪气客于肝、胆二经之表现，热象重于湿象，故辨证属肝胆湿热证。本证患者之火热邪气，或因情志不畅而化生，或因饮酒过度而蕴结，皆应责之于肝，故热重于湿证之根本在于肝胆湿热。热邪蕴于肝胆，复又与湿邪相引，湿热互结，如油入面，胶着难分，蕴于肌肤，发为湿疮。热邪作祟，故见皮疹颜色鲜红灼热，湿邪阻于肝胆，肝失条达，故患者多伴有烦躁易怒或情志抑郁，口干口苦等症状。有诸内必显诸外，故皮疹多由肝胆二经循行之处发作，如体侧、双耳、双乳、会阴等处。

3. 湿热伤阴证

症见急性期及亚急性期皮疹渗出较多，皮损结痂、脱屑明显，或湿疹慢性期皮疹肥厚干裂者，伴有口渴，舌体裂纹，舌苔少或花剥，脉细者，乃邪盛伤正，阴液受损，属湿热伤阴之证。湿邪凝聚于肌肤，滋水渗液，伤阴耗血，且湿邪阻于脉络，肌腠不得精微濡养；湿邪作痒，患者多搔抓不休，皮肤破溃，则阴津耗伤加倍，湿病缠绵难愈，反复发作，日久则成阴虚之证；火热阳邪，灼伤津液，亦可呈阴伤之证，症见肌肤肥厚，脱屑明显。然则湿邪留恋不去，则仍可见丘疹斑片，浸渍渗水。湿热者属邪盛，阴伤者属正虚，是湿疹类皮肤病病程中常见证候。

4. 湿浊困脾证

湿疹属急性期，伴有明显食欲不振，神疲乏力，头晕头重，甚者周身酸胀、发热者，属外感湿浊邪气，客于脾土，湿性重浊黏腻，或合于秽邪，更易留滞困于脾脏，湿浊困脾，则见运化不利，食欲不振，食入少则水谷不充，后天失养，兼之脾主升，清阳不升，清窍失养，故除湿疹症状外，还可见周身乏力，精神不振，视物不清，食少腹胀反酸，口中黏腻，大便黏腻不爽等症状，甚者可见关节重滞，行动不利。

（三）治则治法

庄国康教授认为，湿疹类皮肤病较少危及生命，故在临床中针对湿疹类疾病的病因病机以正治法治疗，对于上述辨证分型，分别采用健脾除湿、清热利湿、滋阴除湿、芳香化湿等治法进行治疗，同时根据患者瘙痒、瘀血、心神浮越等情况佐以止痒、活血、安神等治法进行治疗。

1. 脾虚湿盛证

本在脾虚，标在湿盛，若单去湿邪则脾气不足，运化无权，旧邪未去，新邪又生，若单益脾气，则湿邪不去而收效甚微，当健脾、利湿双管齐下，方能建功。又因湿邪本易化热，肌肤痒甚则烦躁不安，情志不畅，亦郁而化火，故还应佐以清热之品，方用除湿胃苓汤加减，具体用药如：陈皮、厚朴、苍白术、蜜甘草、猪茯苓、泽泻。

2. 肝胆湿热证

除湿热下注外，一则肝胆疏泄条达不利，易气机不畅，二则肝木克脾土，本证多兼有脾虚之象，《金匮要略》开篇便云，"见肝之病，知肝传脾，当先实脾"，故治肝胆湿热之证，除运用清热利湿法外，还应适当佐以疏肝、理气、健脾之法。方用龙胆泻肝汤加减，具体用药如：龙胆草、栀子、黄芩、柴胡、通草、车前子、泽泻、生地、甘草等，若肝郁明显则加木香、香附、郁金等疏肝理气，湿邪明显佐以茯苓皮、冬瓜皮等助脾化湿。

3. 湿热伤阴证

病属虚实夹杂，既有阴液不足，又有湿邪凝聚，若仍一味用利湿燥湿之法，则恐重伤其阴，病证难愈，当治以扶正祛邪，既补阴液之不足，又祛湿邪之留恋，故治以滋阴除湿法，方用自拟滋阴除湿汤加减，视其湿邪之症候选用清热利湿、芳香化湿或健脾除湿方剂合而治之。滋阴除湿汤用药如：生地、玄参、天门冬、麦门冬、玉竹、石斛、北沙参、知母、黄精。湿邪留恋日久，则脉络不通，气行不畅，故可少佐以补气之品，如炙黄芪、太子参等，更彰扶正之功。

4. 湿浊困脾证

多因先天脾胃本虚，又处于低洼湿地，感受湿秽之邪，同气相受，使脾为湿困，水谷不运，周身乏力，神疲懒言，口中黏腻，重者可见周身关节困乏，内湿之象重于外湿，故用芳香醒脾，利水渗湿之法。方用自拟芳香化湿汤加减，具体用药如：藿香、佩兰、泽兰、香薷、厚朴、陈皮、砂仁、苍术等。然则本类药物芳香走窜，多含各种挥发油，不宜久煎，用量亦不宜大。

当代中医皮肤科临床家丛书

庄国康

（四）典型病例

庄国康教授常强调，临证中患者病程日久，情况较为复杂，且皮肤作为卫外之第一屏障，受各种外界及治疗因素刺激，证型容易发生变化，因此需根据病证之标本、主次、缓急情况，综合两到三种治法和处方，进行相配伍治疗，才能针对病因病机，取得较好效果。如庄教授论治湿疹虽大致分为湿重于热和热重于湿两大证型，但也有少数患者属湿热并重之证，此时需合用健脾除湿和清利肝胆湿热之法，方用除湿胃苓汤合龙胆泻肝汤化裁治疗，又如慢性湿疹患者瘙痒剧烈，长期影响睡眠及情绪时，常以滋阴除湿合并重潜活血法治疗，方用重镇活血汤合滋阴除湿汤化裁。

1. 陈某，女，15 岁，2013 年 1 月 22 日初诊

患者主因双侧乳头、乳晕丘疹、红斑及瘙痒、渗出反复发作 3 月余就诊。

【现病史】患者 3 月余前游泳后双侧乳头、乳晕丘疹、红斑及瘙痒、渗出，外院诊断为湿疹，予外用药物治疗，具体用药不详，曾有好转，后每逢经期前后加重，再用药膏疗效不佳。现双侧乳头及乳晕部可见红斑、丘疹，偶有小疱，乳头局部皮损肥厚、龟裂，伴有渗出及黄痂，瘙痒较重，性情较急躁，纳眠尚可，二便尚调，月经尚可，行经期乳房及胁肋部胀痛。舌脉诊：舌尖红，根部苔黄，脉象缓。

【西医诊断】乳房湿疹。

【中医诊断】乳头风（湿热伤阴证）。

【治法】滋阴除湿法。

【处方】自拟方：玄参 10g，生地黄 10g，知母 15g，天冬 10，麦冬 10g，石斛 10g，龙胆草 15g，炒栀子 10g，黄芩 10g，柴胡 10g，通草 10g，泽泻 10g，车前子 10g，冬瓜皮 10g，茯苓皮 10g，白鲜皮 15g，生龙骨 30g，苦参 6g。14 剂，水煎服。

二诊（2 月 19 日）：上方服用 2 周，症状好转，近几日月经临近，局部皮肤色红，瘙痒，轻度渗出，右侧乳晕部可见少量皮疹，情绪不佳，眠差，余情况尚可。舌脉诊：舌尖红，根部苔黄，脉沉细。处方（自拟方）如下。

玄参 10g，生地黄 10g，知母 10g，石斛 10g，冬瓜皮 10g，大腹皮 10g，茯苓皮 10g，泽泻 10g，车前子 10g，生龙骨 30g，苦参 6g，浮萍 10g，首乌藤 10g。14 剂，水煎服。

三诊（4 月 4 日）：上方连服 4 周，症状好转，双侧乳房无渗出，瘙痒较轻，乳头部轻度角化，局部有深褐色色素沉着。纳眠差，月经量少，轻度痛经，余情况尚可。舌脉诊：舌红，苔洁，脉滑。辨证：湿热伤阴，兼有脾虚证。治法：健脾益气，滋阴除湿。处方（自拟方）如下。

蜜黄芪10g，玄参10g，生地黄10g，天冬10，麦冬10g，玉竹10g，石斛10g，猪苓10g，茯苓10g，泽泻10g，炒白术10g，陈皮10g，厚朴6g，苍术10g，蜜甘草10g，苦参6g，浮萍10g，王不留行10g。28剂，水煎服。

上方服用1月后症状基本痊愈，随访2个月未见复发。

2. 刘某，男，10岁，2009年4月30日初诊

主因双小腿皮疹1年余，加重伴渗出2周就诊。

【现病史】患者1年余前吃羊肉后出现双小腿丘疱疹伴瘙痒，当地医院诊断为湿疹，口服开瑞坦（氯雷他定）糖浆及外用药膏（具体不详）治疗后症状有减轻，停药后症状时有反复。2周前外出旅游后原有皮疹面积扩大，出现丘疱疹，伴明显渗出及瘙痒，现双小腿可见浸润性斑片，鹅蛋大小，肥厚及苔藓化明显，散在丘疱疹，伴有糜烂、渗出、结痂，皮损色红，瘙痒较重，影响日常生活及睡眠。精神不振，纳眠差，二便尚可。舌红苔白厚，脉沉细。

【西医诊断】儿童湿疹。

【中医诊断】湿疮（湿浊困脾证）。

【治法】健脾益气，芳香化湿。

【处方】自拟方：炙黄芪6g，太子参6g，炒白术10g，茯苓10g，炙甘草10g，陈皮6g，法半夏6g，厚朴6g，焦山楂6g，焦麦芽6g，焦神曲6g，猪苓6g，泽泻6g，藿香6g，佩兰6g，香薷6g，茵陈6g，生薏苡仁10g，生龙骨15g。7剂，水煎服。

外用药物：加味五石膏（广安门医院院内制剂）。

二诊（5月13日）：上方服用14剂。疱疹基本消退，原有浸润性皮疹变薄，皮损颜色转淡，无明显渗出。瘙痒减轻，不影响生活及睡眠。眠略差，纳尚可，二便调。舌红苔薄白，脉弦细数。辨证：脾虚湿盛，兼有阴伤。治法：健脾益气，滋阴除湿。处方（自拟方）如下。

炙黄芪10g，太子参15g，生地30g，玄参10g，天冬10g，麦冬10g，玉竹10g，石斛10g，苍术9g，厚朴6g，生薏苡仁15g，茵陈10g，猪苓10g，茯苓10g，泽泻10g。14剂，水煎服。

上方服用28剂，皮疹基本消退，皮疹留有色素沉着，无明显瘙痒。

3. 陈某，女，18岁，2008年3月6日初诊

主因双手背、躯干皮疹伴瘙痒间断发作3年余就诊。

【现病史】患者3年余前无明显诱因致躯干散在丘疹、斑片，因学习紧张疏于治疗，皮疹局限于胸背部及双手背，口服抗组胺药及外用激素类药膏后症状可缓解，每逢学习紧张后皮疹复发。现双手背及胸、背部散在丘疹及轻度浸润性斑片，皮疹色红，伴抓痕及轻度渗出结痂。自觉皮疹瘙痒剧烈，影响学习及睡眠，纳尚可，二便尚调。舌红苔薄白，脉弦细。

【西医诊断】湿疹。

【中医诊断】湿疮病（湿热伤阴证）。

【治法】滋阴除湿法。

【处方】自拟方：炙黄芪15g，黄精10g，太子参10g，炒白术10g，茯苓10g，炙甘草10g，陈皮10g，厚朴10g，生地30g，玄参10g，天冬10g，玉竹10g，石斛10g，冬瓜皮15g，生龙骨30g，麦冬10g。14剂，水煎服。

二诊（6月12日）：上方服用6周后症状基本消失，手背部遗有色素沉着，自行停药。1周前因考试复习症状略有反复，现手背部有散在小丘疹，无明显渗出，皮疹色偏红，瘙痒时轻时重，尚不影响睡眠，纳差，自觉口淡无味，余情况尚可。舌尖红苔薄白，脉弦细。辨证：脾虚湿困，兼有阴虚。治法：健脾醒脾，滋阴除湿。处方如下。

陈皮10g，厚朴10g，苍术10g，炙甘草10g，猪苓10g，茯苓10g，泽泻10g，炒白术10g，藿香10g，佩兰10g，香薷10g，浮萍10g，生地20g，玄参10g，玉竹10g，南沙参10g，北沙参10g，生龙骨15g。14剂，水煎服。

三诊（2009年6月4日）：上方服用3周后症状基本痊愈停药。2个月前与人争吵后自觉颜面瘙痒，搔抓刺激后双颊部出现皮疹，自行外用药膏（具体不详）治疗。现双颊部轻度浸润性斑片，色暗红，可见色素沉着，情绪波动后瘙痒较重，尚不影响睡眠。自觉情志抑郁，纳眠差，偶有便秘，与情况尚可。舌红苔薄黄，脉弦细。辨证：肝胆湿热。治法：清利湿热，疏肝健脾。处方如下。

龙胆草10g，炒栀子10g，黄芩10g，柴胡10g，通草10g，泽泻10g，车前子10g，生地30g，炙黄芪10g，黄精10g，太子参15g，炒白术10g，茯苓10g，炙甘草10g，陈皮10g，厚朴10g，苍术10g，生薏苡仁15g。14剂，水煎服。

服药3周后诸症痊愈，随访1年未见复发。

4. 冯某，男，53 岁，2009 年 8 月 28 日初诊

主因四肢及会阴部皮疹斑片伴渗出瘙痒半年，加重 1 个月就诊。

【现病史】患者半年前无明显诱因四肢出现散在丘疹斑片伴渗出、瘙痒，口服中西成药及外用激素类药物（具体不详）治疗，效果不明显，后肛周及阴囊部亦出现皮疹，四肢斑片逐渐增厚。1 个月前患者连续应酬饮酒后皮疹加重，双小腿皮疹出现糜烂渗出。现患者四肢散在丘疹、浸润性斑片，苔藓化明显，皮疹色红，伴糜烂及渗出。肛周可见较密集红色丘疹，阴囊皮肤肥厚、潮红、自觉潮湿。皮疹瘙痒剧烈，影响睡眠。纳谷不香，情绪急躁，大便尚调，小便黄。舌红苔白略厚，脉弦。

【西医诊断】湿疹。

【中医诊断】湿疮（湿热并重）。

【治法】健脾益气，清热利湿。

【处方】黄芪 10g，炒白术 10g，茯苓 15g，炙甘草 10g，陈皮 10g，苍术 10g，焦山楂 10g，焦麦芽 10g，焦神曲 10g，龙胆草 10g，炒栀子 10g，黄芩 10g，柴胡 10g，通草 6g，泽泻 10g，车前子 10g，生地 30g，冬瓜皮 15g。7 剂，水煎服。

二诊（9 月 11 日）：上方服用 2 周后四肢丘疹基本消退，无糜烂渗出，浸润性斑片明显变薄，颜色转淡。会阴部皮疹颜色转暗红，伴轻度脱屑，瘙痒明显减轻，纳眠尚可，二便调。舌暗红，苔薄白，脉弦细。辨证：湿热伤阴。治法：滋阴除湿。处方如下。

黄芪 10g，太子参 10g，黄精 10g，生地 20g，玄参 10g，天冬 10g，麦冬 10g，玉竹 10g，石斛 10g，龙胆草 10g，炒栀子 10g，黄芩 10g，柴胡 10g，通草 6g，泽泻 10g，车前子 10g。14 剂，水煎服。

服药 28 剂，症状基本痊愈，随访 2 个月未见复发。

5. 周某，女，21 岁

主因腰部及双下肢丘疱疹、斑片伴瘙痒 1 年余就诊。

【现病史】患者 1 年前无明显诱因至腰部出现丘疱疹伴瘙痒、渗出，外院诊为湿疹，予激素药物外用，症状时有反复，皮疹逐渐泛发双下肢。现腰部及双下肢泛发簇集性丘疱疹、斑片伴抓痕，较限局，多呈圆形，硬币至核桃大小，色暗红，瘙痒较重，影响睡眠。家属诉患者急躁易怒。纳少，二便调。舌尖点刺，舌红，苔薄，脉弦细。

【西医诊断】钱币状湿疹。

【中医诊断】湿疮（脾虚湿盛）。

【治法】健脾除湿，疏肝理气。

【处方】太子参10g，炙黄芪10g，炒白术15g，茯苓10g，炙甘草10g，陈皮10g，苍术10g，枳壳10g，焦山楂10g，焦麦芽10g，焦神曲10g，龙胆草10g，炒栀子10g，黄芩10g，柴胡10g，通草10g，泽泻10g，车前子10g，生地20g，生龙骨30g。14剂，水煎服。

二诊（2010年1月11日）：上方间断服用1个月余，症状好转。元旦期间与人争执，自觉症状反复，瘙痒时重。现双下肢散在斑片、丘疱疹较前减少，颜色转暗，自觉瘙痒时轻时重，影响睡眠，余情况尚可。舌红苔白，脉弦细。辨证：脾虚湿盛。治法：健脾除湿，重潜搜风。处方如下。

煅磁石30g，煅赭石30g，生龙骨30g，生牡蛎30g，珍珠母30g，陈皮12g，厚朴10g，苍术10g，炙甘草10g，猪苓10g，茯苓10g，泽泻10g，冬瓜皮15g。14剂，水煎服。

三诊（2月8日）：上方服用28剂，皮疹基本消退，遗有色素沉着，自觉情绪波动后仍有轻度瘙痒，余情况尚可。辨证：湿热伤阴。治法：滋阴除湿。处方如下。

炙黄芪15g，党参15g，生地30g，玄参10g，天冬10g，麦冬10g，玉竹10g，石斛10g，冬瓜皮15g，茯苓皮10g，陈皮10g，厚朴10g，苍术10g，车前子10g，生龙骨30g。7剂，水煎服。

服药7剂后自觉瘙痒明显减轻，随访2个月未见复发。

附：特应性皮炎

特应性皮炎，又称特应性湿疹、异位性皮炎、遗传过敏性湿疹，是一种具有家族性过敏倾向、高水平嗜酸性粒细胞及血清IgE、易对异体蛋白质过敏等"特应性"特点的特殊类型的湿疹类皮肤病。本病患者的家族性过敏倾向除表现为湿疹、皮炎、荨麻疹等皮肤过敏疾病状外，还包括过敏性鼻炎（花粉症）、过敏性哮喘等呼吸系统过敏性疾病。本病的典型皮疹为限局性的干燥性的红斑丘疹和浸润性斑片，颜色暗红，上覆灰白色细小鳞屑，通常局限在肘窝、腘窝、前额、眶周、颈部、手背、足背等处，也可泛发全身，但以屈侧为重，当急性发作或受到刺激时可伴有渗出及结痂。本病在婴幼儿期即表现为婴儿湿疹，儿童期皮疹与寻常湿疹类似但易局限在上述特征性部位，不同时期均伴有剧烈瘙痒。因患者易对多种异体蛋白质过敏，本病病程较长，易反复发作或突然加重，但可有数年甚至十余年的缓解期，一般进入中年期后症状会逐步缓解。

庄国康教授在国内外治疗了大量的特应性皮炎患者，积累了丰富的临床经验，在学术界及患者中享有较高的声誉。庄国康教授认为，相较于一般湿疹，特应性皮炎患者主要有以下两方面的特点：一为患者先天禀赋不足，脾肾两虚，故发病较早，体质极敏感，轻微刺激即可加重症状，病程迁延难愈；二为患者皮疹局部甚至全身皮肤均呈干燥状态，或伴有鱼鳞病，中医辨证属阴血不足。据此庄国康教授临证中特别强调补肾法与滋阴法的运用，常用滋阴除湿法并配伍填补肾精类药物进行治疗。

典型病例如下。

（1）金某，男，21岁，2009年8月25日初诊。

主因颜面、躯干皮疹伴剧烈瘙痒反复发作16年就诊。

【现病史】患者5岁时出现湿疹症状，经多方治疗后症状时有反复，自高考前症状及出现加重，迁延至今。自诉对羊肉、海鲜及多种花粉过敏。现前额、眶周及口周可见浸润性斑片，色暗红，躯干及肘窝散在丘疹、浸润性斑片，可见抓痕及渗出、结痂，颜色偏红，自觉周身皮肤干燥，瘙痒剧烈，严重影响生活及睡眠。口苦，纳尚可，大便略干，小便调。舌红苔白，脉沉细。

【西医诊断】特应性皮炎。

【中医诊断】四弯风（湿热伤阴证）。

【治法】滋阴除湿。

【处方】生地20g，玄参10g，天冬10g，麦冬10g，玉竹10g，石斛10g，知母10g，炙黄芪10g，太子参15g，龙胆草10g，炒栀子10g，黄芩10g，柴胡10g，通草10g，泽泻10g，车前子10g，生龙骨30g。14剂，水煎服。

二诊（9月25日）：上方服用4周，现皮疹无明显渗出结痂，浸润变薄，瘙痒明显减轻，睡眠明显好转。近2周纳少，余尚可。舌红苔白，脉弦。辨证：湿热伤阴，治法：滋阴除湿，健脾益气。处方如下。

太子参10g，龙胆草10g，炒栀子10g，黄芩10g，柴胡10g，通草6g，泽泻10g，车前子10g，生石决明20g，黄精10g，炒白术10g，茯苓10g，炙甘草10g，陈皮10g，焦三仙各10g。14剂，水煎服。

三诊（10月6日）：节日期间饮食不当，一周来颜面皮疹颜色转红，瘙痒严重影响生活睡眠，余情况尚可。舌淡苔白，脉缓。辨证：湿热伤阴，心神不宁。治法：滋阴除湿，重潜搜风。处方如下。

生地20g，玄参10g，天冬10g，麦冬10g，玉竹10g，石斛10g，龙胆草10g，炒栀子10g，黄芩10g，柴胡10g，泽泻10g，车前子10g，生龙骨30g，生牡蛎30g，珍珠母30g，黄精10g，石决明30g，通草10g。14剂，水煎服。

四诊（10月26日）：上方服用3周，现颜面皮疹减轻，偶有轻度瘙痒，不影响生活。周身皮疹浸润变薄，遗有褐色色素沉着。辨证：湿热伤阴。治法：滋阴除湿。处方如下。

生地20g，玄参10g，天冬10g，麦冬10g，玉竹10g，石斛10g，龙胆草10g，炒栀子10g，黄芩10g，柴胡10g，泽泻10g，车前子10g，生龙骨30g，黄精10g，石决明30g，丹参15g，鸡血藤10g，当归10g。14剂，水煎服。

服药28剂，诸症基本痊愈，皮疹处遗有色素沉着，随访半年，未见复发。

（2）关某，女，25岁，2009年4月10日初诊。

主因四肢皮疹伴瘙痒脱屑5年余就诊。

【现病史】5年前患者无明显诱因至双上肢丘疱疹、斑片伴瘙痒、渗出，外院按湿疹治疗效果不佳，5年来症状时有反复，皮疹逐渐局限于双侧肘窝、腘窝。患者曾有婴儿湿疹湿疹病史，其父有湿疹病史，其母有哮喘病史。现双侧肘窝、腘窝浸润性斑片，色偏红，伴脱屑、渗出，瘙痒较重，轻度影响睡眠。周身乏力，纳少，眠略差，大便可，小便多，月经量少，痛经。舌红苔薄，脉弦细弱。

【西医诊断】特应性皮炎。

【中医诊断】四弯风（湿热伤阴，脾肾不足）。

【治法】健脾益肾，滋阴除湿。

【处方】生地30g，玄参10g，麦冬10g，玉竹10g，石斛10g，知母10g，冬瓜皮15g，大腹皮10g，茯苓皮10g，陈皮10g，白鲜皮10g，当归15g，首乌10g，熟地10g，女贞子10g，枸杞子10g。

二诊（4月22日）：上方服用12剂，四肢浸润性斑片变薄，颜色转淡，脱屑较前明显。自觉颜面瘙痒，未见明显皮疹。余症状大致同前。近两日经期将至，自觉乏力，小腹隐痛。舌红苔薄，脉弦细。辨证：湿热伤阴，血虚血瘀。治法：滋阴除湿，养血活血。处方如下。

生地30g，玄参10g，麦冬10g，玉竹10g，石斛10g，知母10g，滑石粉10g，淡竹叶10g，通草10g，山药10g，厚朴10g，陈皮10g，茯苓10g，猪苓10g，益母草10g，当归15g，丹参15g，王不留行10g，泽兰10g，茜草10g。

间断服药2月余，皮疹基本消退，仍有经少痛经等症状，予养血调经药物治疗3月余，期间皮疹未见复发。

三、神经性皮炎

神经性皮炎，又称慢性单纯性苔藓，是一种以阵发性瘙痒及皮肤苔藓样变为特征的慢性炎症性皮肤病，病因尚不明确，多认为与大脑皮层兴奋与抑制功能失调相关。由于本病瘙痒严重，且常在夜间加重，反复发作，严重影响患者的生活质量。

中医虽无神经性皮炎的病名，但据其临床症状，可归入"牛皮癣"、"摄领疮"、"顽癣"、"干癣"等范畴。如《诸病源候论》记载："摄领疮如癣之类，生于颈上痒痛，衣领拂着即剧"；《外科正宗》："牛皮癣如牛项之皮，顽硬且坚，抓之如朽木。"

（一）病因病机

历代医家多认为该病由于风、湿、热、虫等外邪阻滞肌肤所致，如《诸病源候论》记载："风湿邪气，客于腠理，复值寒湿，与气血相搏所生"；《医学心悟》曰："顽癣乃湿热凝聚，虫行皮中，有顽浓坚硬者，俗称牛皮癣"；《医宗金鉴·外科心法要诀》："此证总有风热湿邪，侵袭皮肤，郁久风盛，则化为虫，是以瘙痒之无休也。"

庄国康教授同样认为外邪在本发病中的起重要作用，其中尤以风邪为著。但内因在本病发生中的作用同样不可忽视。他认为在该病在发病的不同时期，病机特点各有不同，可以概括为风盛、络阻、神浮、阴伤四方面，此四者之间往往相互影响，互为因果。

1. 风盛

风为阳邪，为百病之长，它可兼挟寒、湿、热等邪气，侵袭人体肌表，经络阻滞，荣卫不行，则变生疮癣，如马益卿在《痈疽论》中所云："五脏不和，则九窍不通，六气不和，则留结为痈，皆经络涩滞，气血不流，风毒乘之使然也"，风盛则痒，风邪外袭，可引起瘙痒剧烈，鳞屑纷起。

当代中医皮肤科临床家丛书

庄国康

2. 络阻

浮络是指浮现于体表的络脉，即"诸脉之浮而常见者"（《灵枢·经脉》）；浮络显露于皮肤的微细脉络，称为血络，它们均是构成络脉系统的重要内容，起沟通表里和渗灌气血的作用。外邪侵袭肌表，与气血相搏结，病情久羁，必然伤及络脉，如《临证指南医案》所言："百日久恙，血络必伤"。脉络阻滞，必致肌肤失养，疾病产生。此外，在病情发展过程中，由于痒感剧烈，搔抓无度，亦可直接损伤脉络，加重病情。患者常常夜间瘙痒显著，皮损逐渐顽硬，苔藓化明显，颜色紫暗。

3. 神浮

"诸痛痒疮皆属于心"，临床中发现，该病患者多有神经衰弱，夜眠不安之况，庄国康教授认为此与心主血脉，心主藏神的功能均密切相关。若血络瘀阻，气血运行不畅，或瘀血不去，新血未生，均可致心神失养，神气浮越，夜不能寐，进一步加重病情。此外，若患者平日思虑过多，暗耗心血，亦可导致心神不潜，同时会影响心主血脉的功能，引起血行瘀阻，加重皮损。

4. 阴伤

病程日久，瘀血多会化热伤阴；心神不潜，亦会暗耗心血，使患者出现阴伤之症；而阴血不足，则生风生燥，致肌肤失养。反之，阴血不足，同样会加重血行瘀阻，如《景岳全书》所说："凡人之气血犹如源泉也，盛则流畅，少则壅滞，故气血不虚不滞，虚则无有不滞者"，且阴血内亏，则心神无所濡养。故综上所述，风盛，络阻，神浮，阴伤为神经性皮炎发病的病机所在，四者之间相互关联，相互影响。

（二）辨证要点

庄国康教授认为，该病辨证应该采用辨病与辨证结合，皮损辨证与整体辨证结合的方法。首先要根据患者临床皮损表现进行辨病，不同的皮肤疾病，病机多不相同，故辨病至为关键。在此基础上，依据患者的临床症状给予辨证治疗。这里主要一下介绍，神经性皮炎的皮损辨证。

皮损辨证主要从皮损色泽、形态、部位等以下几方面进行：如皮损色红，多为热邪所致；皮损色紫暗，多为瘀阻脉络；皮损色淡或灰褐色，多为阴血不足；若皮损肥厚，多为气血瘀滞日久；皮损浅薄，病情较轻，多以外邪侵袭为主；若鳞屑纷起，多为风邪偏盛。《素问·皮部论》说："皮有分部，脉有经纪"，"凡十二经脉者，皮之部也"，依据皮损发生的部位不同，亦可与相应脏腑相联系，进行辨证。此外辨证遵循整体观念，要考虑患者的年龄、发病季节、地处区域，以及全身状况、饮食睡眠、大小便变化、舌脉等情况，进行综合分析。

（三）治疗原则

基于以上认识，庄国康教授认为在本病的治疗过程中，应结合患者病情进行辨证治疗，邪则驱之，瘀则通之，虚则补之，浮则安之。常用治疗方法如下。

1. 祛风止痒法

风邪，是该病发生的重要致病因素，可引起剧烈瘙痒；特别是疾病初期，皮损尚不明显，患者往往以瘙痒为首发症状。因此，祛风止痒是该病的重要治法之一，庄国康教授常用药物为荆芥、防风、羌活等。荆芥，其性微温，具有解表散风，消疮透疹之功。如《本草纲目》所记载：其功长于祛风邪……风病、血病、疮病为要药；防风，为风中之润药，治风之通药，但药性缓和，无伤阴津；羌活，具有解表寒，祛风湿之功，与防风合用，可进一步增强其祛风之效。

2. 重潜安神，活血通络法

藏神与通行血脉功能皆为心所主，二者之间互相影响。神经性皮炎患者，发病过程中，多伴有失眠、多梦等心神不安之证。因此，在治疗中，多采用灵磁石、煅龙骨、煅牡蛎、珍珠母之品以潜敛浮越之心神；重镇之品，亦具平潜肝阳，敛风止痒之功，能有效缓解患者瘙痒症状，减少患者在皮损处的搔抓刺激，促使疾病康复。

此外，血脉阻塞，营血运行不畅，也可导致心神失养，所以在治疗过程中应加入活血化瘀之品，血脉得通，则心神得养，夜寐安宁。因此在治疗中，活血通络应贯穿始终，常用药物为丹参、当归、赤芍、首乌藤、钩藤、络石藤、丝瓜络等，若患者病程日久，瘀滞较重，则酌加三棱、莪术等破血通滞之品。

3. 滋阴养血法

在疾病治疗过程中，若一味破血通血，往往病犹未去，而其人已先受其伤。因此，在化瘀通络的同时，需用甘润之品，填补真阴，如此则通而不竭；但若一味滋补，又恐有腻滞之嫌，需用辛散之物，疏通脉络，如此则补而不滞。庄国康教授常用生地、熟地、首乌等滋阴养血；活血通络药物如前。

当代中医皮肤科临床家丛书

庄国康

(四) 典型病例

1. 刘某，男，77 岁，2007 年 12 月 13 日初诊

患者周身瘙痒 2 年。查体可见躯干及四肢多处暗红色丘疹及斑块，斑块表面粗糙，苔藓化明显，并伴有抓痕结痂。瘙痒剧烈，眠差，食欲尚可，二便正常，舌质暗苔薄黄，脉弦。

【诊断】神经性皮炎（心神不宁，血络瘀阻证）。

【治法】重镇安神，活血通络法。

【处方】灵磁石 20g，代赭石 20g，生龙骨 20g，生牡蛎 20g，珍珠母 20g，乌梢蛇 10g，秦艽 10g，漏芦 10g，丹参 15g，三棱 10g，莪术 19g，夏枯草 19g，鸡血藤 15g，首乌藤 15g，浮小麦 30g。14 剂，水煎服。

外用复方五倍子膏（广安门医院院内制剂）。

复诊（12 月 27 日）：瘙痒明显减轻，睡眠改善，部分皮损平复，转为褐色。仍尊前法，给予口服汤药治疗，处方如下。

生龙骨 30g，生牡蛎 30g，珍珠母 30g，丹参 15g，当归尾 10g，川芎 6g，鸡血藤 15g，钩藤 10g，络石藤 10g，全瓜蒌 15g，浙贝母 10g，夏枯草 15g，浮小麦 30g。14 剂，水煎服。外用同前。

三诊（2008 年 1 月 3 日）：皮损明显好转，睡眠可，故基本尊原方略作调整，给予口服。

2. 潘某，女，33 岁，2008 年 3 月 13 日初诊

患者项部皮疹 6 个月。查体可见项部皮肤粗糙，钱币大小粉红色斑片，呈苔藓化，并可见散在绿豆大小扁平丘疹及抓痕。瘙痒明显，夜间尤著，眠差，食欲尚可，二便调，舌淡红苔薄白，脉沉缓。

【诊断】神经性皮炎（血虚风燥，瘀血阻滞证）。

【治法】养血活血，祛风止痒法。

【处方】防风 10g，荆芥 10g，白芷 10g，牛蒡子 10g，生地 20g，熟地 20g，当归 15g，首乌 15g，白蒺藜 10g，首乌藤 15g，茯苓 10g，僵蚕 6g，白附子 6g。14 剂，水煎服。

复诊（3 月 27 日）：皮损趋于平复，痒感基本消失。

四、连续性肢端皮炎

连续性肢端皮炎又称匐行性皮炎、固定性肢端皮炎，是一种以指（趾）末端的慢性、局限性、无菌性脓疱为特征的少见的皮肤病，病因不明，其发生常与指（趾）外伤或感染有关。本病初发于一个指（趾）末端的末节背侧皮肤，表现为化脓性甲沟炎，后出现指（趾）末端的群集小脓疱，常伴有甲损害，缓慢发展逐渐向近端蔓延，其他指（趾）相继受累，甚至泛发全身，也可能整个病程停留初发部位。长期损害可引起受累指（趾）骨质的破坏，目前一些学者把其列为局限性脓疱型银屑病的一种。两者在组织病理上难以区分，但临床依据病史、好发部位及发展范围不难鉴别。

连续性肢端皮炎属中医"镟指疔"范畴。《疡医大全》曾记载："此证指顶如泡，贯脓以后破烂流水。"历代医家多认为湿热火毒蕴结、浸淫肌肤是本病发生的主要原因。如《外科启玄》曰："脾主四肢，脾有湿热，则手足腐烂成疳是也。如长夏六月间，湿热盛而诸物腐焉。宜服清脾胃，利湿热之剂。"

（一）病因病机

对本病病因病机的认识，庄国康教授认为，本病以群集性小脓疱为主要表现，多由湿邪所致，湿郁化热或者患者素体阳热，外伤感染郁而化热或外感热邪，复受湿邪侵扰，多从火化 聚而成毒，导致热毒深入血分，是本病发生的关键。湿热合邪还可阻滞脉络，导致气血瘀滞，或暗耗阴液。

（二）辨证要点

1. 湿热化毒，气滞血瘀证

湿热合邪，如油入面，胶着不解；火毒侵入血分，浸淫肢末则手足指、趾脓疱不断。病程日久可阻滞脉道，使气机不畅、血行瘀滞，病情缠绵难愈。如《外科秘录》所说："疮生于手足，最不易治。"患者多表现为四肢末端红斑脓疱，斑色鲜红，脓疱密集甚至融合，脓液质地稠厚，常伴有口苦、咽痛、小便黄赤、大便秘结、舌红苔黄、脉弦滑等。

2. 湿热稽留，日久伤阴证

若湿热稽留，病程日久，皮损流滋渗出较多，势必伤及营阴；另一方面，湿热之邪阻于脉道，熏蒸灼炼血液，可导致血液黏稠，营阴受损。因此如患者病程日久，可表现为阴液已伤，湿热尤盛。四肢末端淡红色斑，脓疱较稀疏，疱液清稀，部分皮损皲裂疼痛，常伴有口干、舌红少苔、脉弦细等。

（三）治疗原则

庄国康教授在连续性肢端皮炎的治疗过程中，常用的治疗方法为清热解毒，行气活血及滋养阴液，清热除湿法。

1. 清热解毒，活血化瘀法

清热解毒的原则应贯穿治疗始终，但在具体辨证的过程中，又应分清湿热孰轻孰重。热重于湿，则重用清热解毒之品，如生地、草河车、金银花、贯众、三颗针、大青叶、蛇莓、白英、丹参、白花蛇舌草。此外只有脉道通利，气机正常，脏腑得养，祛邪才能顺畅，诸症才可得解。因此在治疗本病的过程中，也应重视活血化瘀药物的使用，常用药物为三棱、莪术、川芎、鸡血藤、当归尾、降香等。

2. 滋阴养血，解毒利湿法

若患者病程日久，伤及阴液，此时应在清热利湿的基础上，酌用滋养阴液的药物，缓解患者在疾病过程中流滋渗出引起的阴液亏虚的状况。同时，通过使用滋阴药物，起到增水行舟的作用。庄教授常用的滋阴药物有：生地、玄参、麦冬、玉竹、石斛、南沙参、北沙参、知母等。

庄国康教授强调，在治疗本病的过程中，应密切结合患者病情，在辨证的基础上灵活采用治疗原则，不可拘泥执方。

（四）典型病例

1. 患者，女，47 岁，2007 年 3 月 12 日初诊

患者外伤后右手无名指、拇指红斑脓疱，反复发作 1 年。患者心烦、口苦、咽痛、小便黄赤、大便秘结，舌红苔黄，脉弦滑。

【专科检查】右手无名指、拇指鲜红色斑，触痛明显。可见脓疱，脓疱密集，破溃处脓液质厚色黄，指甲变形。

【诊断】连续性肢端皮炎（湿热化毒、气滞血瘀证）。

【治则】清热利湿，活血通络法。

【处方】萆薢 20g，土茯苓 10g，鱼腥草 10g，黄连 9g，黄柏 9g，黄芩 9g，泽泻 9g，车前子 10g，栀子 10g，三棱 9g，莪术 9g，川芎 10g，鸡血藤 15g，当归尾

15g，降香 10g。14 剂，水煎服。

外用四黄膏（中国中医科学院广安门医院院内制剂）。

二诊：皮损好转，脓液减少，红斑时有疼痛。舌质红苔薄白、脉弦。原方加蛇莓、白英、丹参、白花蛇舌草。28 剂，水煎服。外用四黄膏。

三诊：患者皮损明显好转，皮色正常，偶有疼痛，纳可，眠安，二便调。守方 14 剂以巩固。

2. 患者，女，55 岁，2009 年 8 月 9 日初诊

患者手足部红斑脓疱 1 年余。皮损处轻度瘙痒，触痛不明显，偶有失眠，食欲可，二便正常，舌质暗苔净，脉弦细。

【专科检查】患者右手小指端淡红斑，其上起丘疹脓疱，部分皮损破溃，疱液较为清晰，同时足左趾部皮肤亦可见红斑脓疱。

【诊断】连续性肢端皮炎（湿热稽留，日久伤阴证）。

【治则】滋养阴血，解毒利湿法。

【处方】土茯苓 20g，白鲜皮 10g，金银花 10g，生地 20g，玄参 10g，麦冬 10g，玉竹 10g，石斛 10g，知母 10g，丹参 10g，降香 10g，当归尾 15g，川芎 10g，三颗针 10g，鱼腥草 10g。28 剂，水煎服。

外用加味五石膏及复方苯甲酸软膏（中国中医科学院广安门医院院内制剂）。

二诊：皮损明显好转，皮损淡红，指端及足趾部皮肤溃破处愈合，脓疱稀发，舌质红，苔薄，脉弦细。将土茯苓改为萆薢，去三颗针、鱼腥草，加白花蛇舌草、草河车，继服 14 剂。继续外用加味五石膏。

三诊：皮损大部已消，局部未见红斑溃烂，舌质暗苔净，脉弦细，继服前方 14 剂。

四诊：皮损基本消失，患者无其他不适，舌质红苔黄稍腻，脉沉细，上方加蒲公英、紫花地丁、黄连、黄柏、黄芩，14 剂，以巩固疗效。

五、荨麻疹

荨麻疹是以皮肤突发瘙痒，并出现风团伴红晕，随起随消为特点的一种常见速发型变态反应性皮肤病。荨麻疹常现有瘙痒症状，随后出现风团，色鲜红或苍白，也可呈正常肤色，风团持续时间可从数分钟到数小时，少数也可长至数天方消退，消退后不留痕迹。风团的形态、大小不一，可融合成片，或因中央消退而成环形或弧形，常成批出现或消退。

（一）病因病机及辨证论治

中医称之为"风疹块"、"风瘾疹"、"风痞瘤"等，多从"风"论治，如《金匮要略·水气病脉证并治》中记载"风气相搏，风强则为瘾疹"，《医宗金鉴·外科心法要诀·痞瘤》中记载"此证俗名鬼饭疙瘩。由汗出当风，或露卧乘凉，风邪多中表虚之人。初起皮肤作痒，次发扁疙瘩，形如豆瓣、堆累成片"。庄国康教授认为内外风邪作祟是本病的主要病因，多因素体虚弱，卫表不固，外感风邪，或因各种原因导致血虚、血瘀、内热而引起虚风内动所致。祛除风邪是治疗本病的基本方法。外风多见于荨麻疹急性期，多属实证，宜采用祛风法进行治疗，内风多见于荨麻疹慢性期，属虚证或虚实夹杂证，宜采用熄风法，配伍补益法进行治疗，临床中以《局方》消风散为基本方进行治疗。《局方》消风散由荆芥、防风、羌活、陈皮、厚朴、甘草等药组成，功能祛风活血，理气化湿，视患者症状配伍其他方药可用治各型荨麻疹。本方用治风热蕴表型荨麻疹最为相宜，可用原方或酌加止痒药物以缓解症状；风寒束表证，可以本方合用麻黄连翘赤小豆汤化裁进行治疗；营卫不和证可以本方合用桂枝汤加减进行治疗。血热生风证多合用朱仁康先生皮炎汤化裁治疗。根据"治风先治血，血行风自灭"的指导原则，庄国康教授在临床中常配伍行气活血方药治疗本病，无论是急性荨麻疹还是慢性荨麻疹都可获得满意疗效，庄国康教授认为这与常用行气活血药物具有一定的免疫调节作用有关。西医治疗本病以抗组胺、抗过敏药物为主，此类药物能有效缓解症状，因此当患者症状较重或已接受西药治疗时，亦可小剂量配合抗组胺药物进行治疗以增强患者依从性。

（二）典型病例

1. 杨某，男，26 岁，2010 年 8 月 5 日初诊

主因周身散在风团伴瘙痒 2 月余就诊。

【现病史】患者 2 月余前无明显诱因至周身瘙痒、风团，色红，遇热症状加重，每日服用西替利嗪 10mg 症状有所控制，但仍每日发作。现周身散在风团伴瘙痒，起后连成大片，色偏红，自诉约 5 小时后消退，每日发作数次，影响睡眠，自觉周身乏力，纳食尚可，二便调。舌红苔薄白，脉弦数。

【西医诊断】慢性荨麻疹。

【中医诊断】风疹块（血热证）。

【治法】疏风清热，行气活血。

【处方】羌活 10g，荆芥 10g，防风 10g，白芷 10g，牛蒡子 10g，黄芩 10g，生石膏 30g，陈皮 10g，甘草 10g，红花 10g，当归尾 10g，鸡血藤 15g，川芎 10g，丹参 15g。14 剂，水煎服。

每晚加服西替利嗪片 10mg。

4 周后复诊症状明显好转，洗澡后偶有风团发作，风团持续时间缩短为数十分钟，瘙痒不重，不影响睡眠。舌淡红苔薄白，脉弦细。上方去红花、当归尾、川芎、鸡血藤、丹参，加生黄芪 15g，炒白术 10g，14 剂，水煎服，并嘱逐渐停服西替利嗪片。

2 周后患者已停服西药，症状基本痊愈，继服上方 2 周，随访 2 月症状未见复发。

2. 刘某，女，37 岁，2010 年 5 月 17 日初诊

主因躯干四肢风团伴瘙痒反复发作 5 日就诊。

【现病史】患者幼时有荨麻疹病史，5 日前外出受风后四肢、躯干出现瘙痒，搔抓或遇寒后出现白色风团，数目较多，风团持续半小时左右消退，口服氯雷他定片无明显效果。现四肢及躯干散在风团，色白，皮肤划痕征（＋），纳眠尚可，二便调。轻度痛经，经期及经量尚可。舌暗苔白，脉弦紧。

【西医诊断】荨麻疹。

【中医诊断】风瘾疹（风寒束表证）。

【治法】散寒活血消风法。

【处方】羌活 10g，荆芥 10g，防风 10g，白芷 10g，麻黄 9g，连翘 10g，赤小豆 15g，生石膏 15g，丹参 15g，降香 10g，当归尾 10g，川芎 10g，桃仁 10g，红花 10g，生甘草 10g。14 剂，水煎服。

2 周后复诊，诉风团数目较前变少减小，瘙痒减轻，仍每日发作，自觉服药后胃部轻度疼痛不适。舌暗苔薄白，脉弦。上方去石膏、桃仁、降香，加生姜 3 片、大枣 5 枚、生黄芪 15g，14 剂，水煎服。

3 周后复诊，症状明显改善，皮疹偶有发作，近两日将来月经，有轻度腹痛，余症状尚可。上方去麻黄、连翘、赤小豆，加牛蒡子 10g、白术 10g、益母草 10g、王不留行 10g。

服药 2 周后皮疹减轻但四五日发作一次，上方去王不留行，间断服用 2 月余，诸症好转停药，随访 2 月未见复发。

六、痤疮

痤疮与中医文献记载的"肺风粉刺"、"面疱"、"酒刺"相类似，是一种毛囊、皮脂腺的慢性炎症性皮肤病。临床上以颜面及胸背部出现毛囊一致的丘疹，可挤出淡黄色脂栓，伴皮肤油腻为特点，本病好发于青春期男女。痤疮的发生主要与遗传、性腺内分泌失调、皮脂分泌过多、毛囊管口角化异常及局部痤疮棒状杆菌的大量繁殖有关。

本病中医最早记载见于内经，如《素问·生气通天论》中曰："汗出当风，寒薄为皶，郁乃痤。"清《医宗金鉴·外科心法要诀·肺风粉刺》中对其病因、症状表现及治则方药的论述更为详细，文中曰："此证由肺经血热而成。每发于面鼻，起碎疙瘩，形如粟屑，色赤肿痛，破除白粉汁。日久皆成白屑，形如黍米白屑。宜服枇杷清肺饮，外用颠倒散，缓缓自收功也。"

中医多数认为本病多因饮食不节、过食肥甘厚味，辛辣发物，致肺胃湿热偏盛，络阻血瘀而成。

（一）辨证分型

庄国康教授根据中医对本病的认识，结合自己几十年的皮肤病临床经验，将本病辨证分为以下几型。

1. 肺经火热型

本型患者皮肤损害可见面部毛囊性红丘疹，多分布于前额，鼻翼两侧及下颌部位或鼻头处，甚者可见小脓疱，亦可见米粒大小淡黄色白头或黑头粉刺，自觉痒痛，伴口干，或咽痛，大便偏干，舌质红，苔薄黄，脉弦滑或弦数。病因病机多由于起居不慎，外感风热或风寒之邪，入里化热，肺经火热上炎，循经壅于颜面脉络，致面鼻部血热蕴结，气血瘀滞而发肺风粉刺。治则：清热泄肺，凉血解毒。方药多用枇杷清肺饮（人参、枇杷、桑白皮、黄连、黄柏、甘草）、银翘散（金银花、淡竹叶、连翘、荆芥穗、牛蒡子、淡豆豉、薄荷、桔梗、甘草）或五味消毒饮（金银花、野菊花、蒲公英、天葵子、紫花地丁）加减。

2. 肠胃湿热型

本型患者多见皮肤颜面（额、双颊、下颌）、胸背油腻光亮，上述部位较多红色丘疹、粉刺、脓疱，皮损红肿疼痛，伴食重口臭、便秘、尿黄，舌质红，苔黄腻，脉滑数。病因病机为饮食不节，过食辛辣、肥甘、醇酒，致脾胃火炽，积湿生热，湿热之邪熏蒸面部口周则起皮疹。治则：清热除湿，解毒排脓。方药多用三黄汤（黄芩、黄连、黄柏、炒栀子）、四妙丸（黄柏、苍术、牛膝、薏苡仁）和三仁汤（杏仁、生薏苡仁、白蔻仁、通草、滑石、竹叶、厚朴、半夏）加减。

3. 痰瘀阻滞型

本型多见于肥胖之人。病程日久不愈，反复发作，罹久不愈。形体虚浮肿胀，皮肤油腻污垢，面部油脂较多光亮，面色黄暗，四肢皱折部位潮湿，污秽。面部可见囊肿结节或白头粉刺，颜色暗红或暗黄。四肢可见顽固结节痒疹，颜色污褐，或结节坚硬，呈暗黄色。喜甜食油腻，喜辛辣，舌体胖大，舌质淡红或暗红，舌苔白腻或湿滑。病因病机为痰气壅滞，时聚时散故反复发作，罹久不愈。因痰浊阻塞，充斥肢体，气机壅滞，脾不运化，故而形体臃肿肥胖。痰热瘀结，凝滞肌肤则发为囊肿结节。治则：祛瘀通络，化痰散结。方药用二陈汤（陈皮、半夏、茯苓、甘草、生姜、乌梅）、三子养亲汤（苏子、白芥子、莱菔子）、仙方活命饮（金银花、防风、白芷、当归尾、陈皮、甘草、浙贝母、天花粉、乳香、没药、赤芍、穿三甲、皂角刺）等加减。

（二）典型病例

活血祛瘀，化痰通络法治囊肿型痤疮。

王某，男，26 岁，2013 年 1 月 16 日初诊。

面颊部及背部皮肤油腻，皮脂较多。可见红色丘疹及毛囊一致小脓疱，亦可见多个囊肿性损害，少数结节损害。曾手术治疗后又复发。舌质红苔腻，脉弦细。

【诊断】囊肿型痤疮（痰瘀互结证）。

【治则】化痰软坚，活血通络。

【处方】胆南星 6g，陈皮 10g，法半夏 10g，茯苓 10g，甘草 10g，蛤粉 10g，莱菔子 10g，海藻 10g，白芥子 6g，丹参 15g，夏枯草 10g，三棱 10g，莪术 10g，枇杷叶 10g，生侧柏叶 10g，大青叶 10g，荷叶 10g，益母草 10g，泽兰 10g，炒枳实 10g。水煎服 20 剂。

二诊：明显改善。脸部囊肿均平伏，无新疹发生。背部亦未见新损害。舌质红，苔腻，脉细弦。脉弦细。治则：化痰软坚，活血通络清肺胃。上方去海藻，加昆布 10g，继服 20 剂。

三诊（4 月 8 日）：皮损基本平伏，无新损害。舌质淡苔白，脉弦细。治则：化痰软坚，祛瘀清热。处方如下。

胆南星 6g，陈皮 10g，法半夏 10g，茯苓 10g，甘草 10g，白芥子 6g，莱菔子 10g，夏枯草 10g，三棱 10g，莪术 10g，海浮石 10g，土贝母 6g，桑叶 10g，荷叶 10g，枇杷叶 10g，生侧柏叶 10g，益母草 10g，泽兰 10g，炒枳实 10g。水煎服 20 剂。

【按语】囊肿型痤疮多见于男性患者。这类患者体型偏胖，颜面部皮肤油腻，毛孔粗大。皮疹多表现为毛囊一致性丘疹或结节、囊肿。患者一般之前都采用清热解毒法治疗过，效果不佳。而对于这样的患者，庄老认为辨证应从痰湿瘀结来看。患者脾气不足，水湿运化失常，停滞体内，是痰湿的表现，因为皮肤油腻、囊肿、结节，加之病程长久，痰邪湿邪羁留不退，滞而成瘀。痰瘀互结，上蒸于头面胸背。所以治疗应采取健脾化痰，祛瘀软坚治法。若有湿热则清利湿热，若肺胃蕴热则清肺胃热。该患者初诊时方药选用胆南星、陈皮、法半夏、茯苓、甘草、蛤粉、莱菔子、海藻、白芥子等化痰软坚之品，加丹参、夏枯草、三棱、莪术等活血祛瘀通络的药物，兼以枇杷叶、生侧柏叶、大青叶、荷叶清肺泻热。二诊以后明显收效，皮损好转，宗前方继服。三诊已无新疹出现，原皮疹基本平复。继续治疗 1 个月后皮损基本痊愈。

七、脂溢性皮炎

脂溢性皮炎是发生在皮脂腺丰富部位的一种慢性丘疹鳞屑性炎症性皮肤病，好发于头面、躯干等皮脂腺丰富区。其病因尚不明确，皮脂溢出、微生物感染、神经递质异常、物理气候因素、营养缺乏以及药物等的作用都被认为与该病的发生密切相关。此病多为慢性病程，部分患者可有较为严重的瘙痒，影响患者生活质量。

中医据此病发病部位不同，其疾病名称也略有不同，如发于头部称为"白屑风"，发于眉毛之间称为"眉风癣"，发于面部称为"面游风"，发于胸颈部称为"纽扣风"。对于本病病机认识，历代医家多认为本病由平素阴虚血燥，外感风热之邪而起，如《外科正宗》所描述"白屑风多生于头、面、项发中，初起微痒，久则渐生白屑，叠叠飞起，脱之又生，此皆起于热体当风，风热所化。"

(一) 病因病机

庄国康教授认为"热邪"在本病发生中起了关键作用，除了外感风热之邪，如今随着生活水平的提高，人们常食辛辣厚味之物，以致阳明胃经湿热，上以熏蒸头面，发为头面红斑，亦是本病发生的重要原因。此外，阴虚亦可导致虚火上炎，皮肤脉络扩张，面红瘙痒。

（二）治疗原则

在本病治疗中，如何清热是治疗的关键。

1. 清热凉血法

庄国康教授认为肌肤浮络众多，热入浮络即可发为红斑。因此，在治疗红斑类疾病时，应采用清热凉血之法，如此则络脉热去，红斑自退。庄教授常以朱仁康老先生的皮炎汤或赵炳南老先生的凉血五花汤加减以清热凉血消斑。

2. 清热利湿法

湿邪与热结，如油入面，交结难解。若阳明湿热上蒸，在清热的同时庄教授常以导赤散加减以清心利小便，使湿从小便而解。

3. 滋阴清热法

脂溢性皮炎患者多鳞屑迭出，皮损干燥，据皮损辨证多存阴虚之症；且病程日久，热邪伤阴。因此，庄国康教授在治疗此类疾病时，常加麦冬、玄参、玉竹、生地等滋阴清热之品。

（三）典型病例

李某某，女，46岁，2013年4月25日初诊。

【现病史】颜面，颈部红斑，瘙痒4月。查体：双颊部红斑，上可见细碎鳞屑，颈部红斑，轻度浸润。患者诉未用过激素类药物治疗过，月经不调。舌质胖，淡红，苔净，脉弦细。

【西医诊断】脂溢性皮炎。

【中医诊断】面游风（湿热伤阴证）。

【治法】养阴益气，清利湿热。

【处方】黄精10g，太子参10g，生地30g，玄参10g，天冬10g，麦冬10g，玉竹10g，石斛10g，通草10g，滑石10g，生甘草10g，淡竹叶10g，生石膏30g，冬瓜皮10g。

另：黄柏60g，菊花15g。4剂水煎，湿敷。

二诊（5月7日）：患者皮损明显改善，脸部红斑已趋消，舌质淡胖，苔薄

当代中医皮肤科临床家丛书

庄国康

白，脉沉细。治以养阴益气，清热利湿。处方如下。

生地30g，通草10g，滑石10g，生甘草10g，淡竹叶10g，生石膏30g，黄精10g，炙黄芪10g，玄参10g，天冬10g，麦冬10g，玉竹10g，石斛10g，枇杷叶10g，荷叶10g，生侧柏叶10g，大青叶15g。14剂，水煎服。

湿敷同上。

三诊（5月21日）：患者脸部红斑基本消退，未见瘙痒，舌质淡，齿痕，苔薄，脉沉细。治法：养阴益气，清利湿热。处方如下。

生地30g，玄参10g，天冬10g，麦冬10g，玉竹10g，石斛10g，炙黄芪10g，黄精10g，太子参10g，通草10g，生甘草10g，淡竹叶10g，生石膏30g，滑石10g，大青叶15g，生侧柏叶15g，枇杷叶10g。14剂，水煎服。

湿敷同上。

随访已愈。

八、斑秃

斑秃是一种临床上比较常见的脱发性疾病，表现为突发的局灶性头发脱落，脱发区皮肤正常，无炎症及脱屑等表现，且大多情况下无其他自觉症状，脱发区边界清楚，一般呈较规则的圆形或椭圆形，也可呈不规则形。脱发区可为一个也可为数个。

（一）病因病机

斑秃的发病原因不明，目前认为斑秃是多因素相关的自身免疫性疾病，遗传、环境等因素都与发病有一定的关系。目前还发现不少患者在发病前有精神创伤或精神刺激史。

斑秃可分为活动期、静止期和恢复期，活动期脱发区边缘的头发松动，可以轻易地拔出，故脱发范围不断扩大、增多。活动期后脱发面积不再扩大，新发也不再生长或仅长出细软色淡的毳毛，一般3~4个月后即有静止期进入恢复期，也有部分患者静止期可长达数年。恢复期新毛发不断长出，最初为细软、白色或浅色的毳毛，且容易脱落，之后逐步恢复为正常粗细、硬度和颜色的终毛。本病具有一定的自限性，大多数患者不经治疗在1年到数年内也可自行痊愈，但也有患者较难恢复。重症者脱发面积逐渐扩大融合，甚至可致全部头发脱落，称为"全秃"，甚者则可导致全身所有的毛发脱落，包括眉毛、睫毛、胡须、腋毛、阴毛及周身的毳毛（汗毛），称为"普秃"。一般来说，脱发的范围越广泛，恢复难度越大，时间越长，复发率约高。发生于儿童的全秃、普秃较难完全恢复。

中医将本病称为"鬼剃头"、"鬼舐头"、"油风"等，认为本病由各种因素引起的气血不能濡养毛发导致。常见的病因包括肝郁气滞、气血两亏、肝肾不足、脾胃虚弱、血热内蕴，瘀血内阻等。药物上常以疏肝理气、益气养血、滋补肝肾、健脾益气、清热凉血、活血养血等法选方用药治疗，并配合针灸、按摩、食疗等多种方法共同治疗。

庄国康教授认为，毛发为精血之余，毛发的正常生长有赖于精血的滋养，故肝肾不足，精血亏虚是本病发病的根本，又因临床实际中患者常因情志刺激致病，或因本病而致情志不畅，故补益肝肾是治疗本病的基本治法，视患者的阴阳虚实分别予以温补肝肾或滋补肝肾法，方用六味地黄丸、金匮肾气丸、五子衍宗丸、七宝美髯丹等加减化裁治疗，并配合梅花针叩刺等外治法进行治疗。本病病程较长，需鼓励患者树立康复的信心，坚持长期治疗。对于部分长期治疗无效的患者，可配合小剂量口服肾上腺糖皮质激素以增强疗效。

（二）典型病例

1. 张某，女，24岁，2010年5月25日初诊

主因头发全部脱落10年就诊。

【现病史】患者10年前失眠后出现斑秃，脱发区逐渐扩大，全部头发脱落，十余年来亦无腋毛、阴毛生长，眉毛曾数次脱落，曾用多种口服外用药物治疗无效。现头发全部缺如，头皮皮肤正常，未见皮肤萎缩及毳毛，未见明显毛囊。情绪不佳，拒绝外出社交，逆反心理较重。平素畏寒，纳眠尚可，月经量少，色暗，痛经遇寒加重。舌质暗苔薄白，脉弦。

【西医诊断】普秃。

【中医诊断】油风（肝肾阳虚）。

【治法】温补肝肾。

【处方】仙茅6g，仙灵脾10g，胡芦巴10g，巴戟天10g，小茴香10g，白芥子6g，山药10g，山萸肉10g，女贞子10g，枸杞子10g，菟丝子10g，覆盆子10g。

配合梅花针叩刺治疗。

二诊（8月17日）：上方服用3月余，患者不配合外用治疗，头顶略见细微毳毛，易脱落，失眠，月经颜色略转红，余情况大致同前。舌暗苔薄，脉弦细。

辨证、治法同前，上方加褚实子10g、肉苁蓉10g、墨旱莲10g、怀牛膝10g。配合每日顿服泼尼松10mg治疗。

三诊（11月16日）：上方服用4周，顶部及双侧颞部有少量毳毛生长，自觉面部肥胖，月经错后，余症状尚可。舌红苔薄，脉弦。辨证同前，治法以温补肝肾为主，佐以益气活血法。处方如下。

丹参15g，当归尾15g，鸡血藤15g，川芎10g，王不留行10g，益母草15g，女贞子10g，枸杞子10g，菟丝子10g，覆盆子10g，褚实子10g，肉苁蓉10g，墨旱莲10g，仙灵脾10g，仙茅10g。

四诊（2011年1月18日）：上方服用2月余，全头可见毳毛生长，顶枕部可见稀疏黑色终毛，患者仍拒绝外治法治疗。患者面部肥胖较明显，余尚可。舌红苔薄，脉弦。辨证同前，治以滋补肝肾，养血活血法，上方去王不留行、益母草，加生地20g、熟地20g、山萸肉10g、茯苓10g、泽泻10g。调整泼尼松口服剂量为每日顿服5mg。

4个月后随访，患者停用激素，全头有终毛生长，但较正常稀疏。

2. 陈某，女，13岁，2013年8月21日初诊

主因全部头发脱落1年余就诊。

【现病史】患者1年前因考试学习紧张致成片头发脱落，外院诊为斑秃，1个月内迅速发展为全秃，无其他毛发脱落。现全部头发缺如，仅额部少量毳毛，头皮皮肤正常，无感觉不适，毛囊尚未萎缩。曾服用养血补肾汤药治疗，效果不明显。实验室检发现甲状腺球蛋白抗体、甲状腺过氧化物酶抗体升高，补体检查示C_3、C_4降低，甲状腺激素检查正常，无甲状腺功能亢进或减退症状。纳眠尚可，二便调，否认精神压力。去年6月月经初潮，现经期尚不规律。舌红苔少，脉细滑。

【中医诊断】油风（肝肾阴虚，气血不足）。

【西医诊断】全秃。

【治法】温补肝肾，养血活血。

【处方】仙茅6g，仙灵脾6g，胡芦巴6g，巴戟天6g，阳起石6g，小茴香6g，山药10g，山萸肉10g，当归10g，熟地10g，赤芍10g，川芎6g，天麻6g，羌活6g，补骨脂6g，木瓜6g，女贞子10g，枸杞子10g，怀牛膝6g，制首乌6g。

外用养血生发酊（广安门医院院内制剂）配合梅花针叩刺治疗。

二诊（10月7日）：上方服用1月余，可见毳毛及细软终毛生长，新生毛发色白，易脱落。余症状尚可。舌淡红苔白，脉细。辨证及治法同前，上方去阳起石、首乌，加炒白术10g、墨旱莲6g、黑桑椹6g。随访诉上方服用4月余，头发生长基本正常，半年来症状未见复发。

九、结缔组织病

结缔组织病的范围有广义和狭义之分，广义的结缔组织病包括由遗传因素决定的原发性侵犯结缔组织的一组疾病，狭义的结缔组织病只包括疏松结缔组织由于明显的免疫性和炎症反应引起的一组疾病。常见的结缔组织病有系统性红斑狼疮、局限性和系统性硬皮病、皮肌炎、类风湿关节炎、皮肌炎及结节性动脉炎等。此类疾病常具有共同的临床特点，如关节、浆膜及小血管的炎症，常伴有内脏器官侵犯，可出现某些共同的体液免疫及细胞免疫功能异常的改变。

对于此类疾病，中医尚未统一划分，散见于不同疾病中，如皮痹（系统性硬皮病）、肌痹（皮肌炎）、红蝴蝶疮（红斑狼疮）、日晒疮（皮肌炎、红斑狼疮）等。然而，对于皮肌炎及硬皮病的病机及临床表现的共性有所认识。认为这两种疾病都可归于痹病，《素问·痹论》认为五体痹均是"复感于邪"，并可内传相应的五脏，"五脏皆有合，病久而不去者，内舍其合也……肌痹不已，复感于邪，内舍于脾；皮痹不已，复感于邪，内舍于肺。"后世医家认为此类疾病的发生，多由于肝肾亏虚，外感邪气，或伏邪内动，导致脏腑功能紊乱而发病，如柳宝怡《温热逢源》曰"其伤人也，本因肾气之虚，始得入而据之。"

（一）病因病机

在庄国康教授门诊就诊的结缔组织病以红斑狼疮、皮肌炎及硬皮病患者居多，因此本篇主要围绕此三种疾病展开。

庄国康教授认为这些疾病的病机既有共性，又各有特点。肝、脾、肾三脏受损是关键病机环节。肾为先天之本，肾主精；肝藏血，精血同源；脾为后天之本，若以上脏器功能衰弱，外邪则可乘虚而入，所谓"邪之所凑，其气必虚"。而且随着疾病的发展，外感邪气，来势凶猛，其脏腑功能进一步受损，甚至威胁生命。故本虚是此类疾病发生发展的前提条件。庄教授发现红斑狼疮患者肝肾亏虚为多，而皮肌炎及硬皮病患者以脾肾亏虚为主，但临床中不可拘泥，应结合患者临床表现及辨证。

外邪侵袭或伏邪内发，是此类疾病发生的另一必要条件。但此三类疾病所感外邪略有所不同，庄国康教授认为红斑狼疮、皮肌炎患者多经阳光暴晒后，热毒外伤肌肤腠理，内侵脏腑、营血所致；而硬皮病患者，多为风寒湿邪，乘虚内侵，阻于皮肤肌肉之间，闭塞不通，以导致经络阻隔，气血凝滞，如宋《圣济总录·皮痹》所描述："感于三气则为皮痹。"，邪气可由络深入，内传脏腑，影响脏腑功能，尤以对肺、脾、肾三脏影响最大。

（二）辨证要点

在此类疾病的辨证上，庄国康教授指出以下三个方面值得注意。

（1）对于疾病虚实的把握。此类疾病多为本虚标实、虚实错杂之证。因此在辨病、辨证过程中，应如何把握标本、虚实之间的关系较为重要。

（2）对于疾病阴阳属性的把握。本虚为何虚，阴虚、阳虚或者阴阳俱虚，标实为阳热还是阴寒，也应根据患者临床表现予以明确。

（3）对疾病侵犯脏腑的把握。何脏虚损及虚损性质，都是我们临床中需要辨别的问题。

若能在辨证中掌握以上原则，则在治疗中可有的放矢，提高临床疗效。

（三）治疗原则

由于此类疾病常严重影响患者脏腑功能，甚至危及生命，因此临证需中西医结合治疗。庄教授主张在本病的活动期，宜以西药治疗为主，在控制病情的基础上，辅以中医辨证施治，以达到减毒增效的作用。待病情缓解，则可以中药治疗为主，合理递减西药剂量，以减少由于激素的长期使用所引起的不良反应和合并症，以提高患者的生存质量。此外，本病疗程较长，常需长期坚持用药。

庄教授认为中药治疗要本着"急则治其标，缓则治其本"，标本兼顾的原则，但扶正应贯穿治疗始终。

1. 培补肝肾法

"肾为先天之本"，一身阴阳之根，素体禀赋不足，肾阴亏耗为本病的发病基础。庄教授善用五子衍宗丸化裁，以补肝益肾，填精补髓。方中菟丝子温肾壮阳；枸杞填精补血；五味子补中寓涩，敛肺补肾；覆盆子甘酸微温，固精益肾；车前一味，泻而通之，泻有形之邪浊，涩中兼通，补而不滞。

2. 补脾益气法

脾为水谷之海，气血生化之源。庄教授补脾胃多以四君子汤加减，但人参多以太子参代替，以气阴双补，而黄精既补脾气，兼补脾阴，又具润肺生津，益肾补精的作用，也是他补脾胃的要药，常在方中使用。

3. 活血通络法

无论是气虚不能推动血行，还是邪气阻滞络脉，都可以导致气血瘀滞。因此活血通络药物对于改善病情具有积极意义，尤其是硬皮病患者，常需使用大量活血通络药物，有时还需要配合软坚散结之品。庄教授善用的活血药物主要有当归尾、丹参、降香、川芎等，藤类药物也常加入其中，如鸡血藤、络石藤、钩藤，但少用三棱、莪术等破血之品。

4. 凉血养阴法

皮肌炎及红斑狼疮，若皮损色红，病情进展迅速，多为热毒炽盛。庄教授治疗此证，多以朱仁康老先生的皮炎汤加减治疗，同时加入玳瑁粉、羚羊角粉等，以清热解毒，清营凉血。热邪最易耗伤阴液，因此在凉血的同时，应注意滋阴养液。庄教授常用增液汤合生脉散加减以滋阴。

以上就是庄国康教授治疗本病的主要治疗法则，临床之中常据患者病情结合应用，补虚而不敛邪，驱邪而不伤正。

（四）典型病例

1. 张某某，女，6 岁，2009 年 7 月 25 日初诊

患者右下肢皮肤硬化萎缩 1 年余。查体可见右下肢背侧条索状皮肤硬化、萎缩，皮肤颜色变白。患者无其他自觉症状，行走轻度受限，纳谷不香，挑食，眠尚可，二便调，舌红，苔少，脉细弦。

【西医诊断】限局性硬皮病。

【中医诊断】皮痹（气滞血瘀证）。

【治法】活血软坚散结法。

【处方】桃仁 6g，红花 6g，当归尾 6g，赤芍 6g，川芎 6g，鸡血藤 6g，，青皮 6g，夏枯草 6g，浙贝母 6g，皂角刺 6g，穿山甲 3g，昆布 6g，海藻 6g。14 剂，水煎服，日一剂，分 2 次服。

复诊（2009 年 11 月 12 日）：诉上方间断服用 2 个月，皮损曾有红肿，至外院就诊，仍诊为硬皮病，予复春片治疗，疗效不佳。皮疹面积扩大，大腿至足跟部可见条索状全层皮肤变硬，肌力轻度减低，行走受限，一般情况尚可。舌淡，

苔少，脉弦细。中医辨证：气滞血瘀，肝肾阴虚。治法：活血软坚，滋补肝肾。处方如下。

丹参 6g，当归尾 6g，降香 6g，川芎 6g，鸡血藤 6g，钩藤 6g，海风藤 6g，络石藤 6g，千年健 6g，伸筋草 6g，夏枯草 6g，天花粉 6g，瓜蒌 6g，女贞子 6g，枸杞子 6g。60 剂，水煎服，日一剂，分 2 次服，并每日配合按摩治疗。

三诊（2010 年 2 月 26 日）：上方服用 4 月余，皮损未见明显扩大，表皮硬度较前略有好转，肌力无明显变化，一般情况尚可。抗核抗体（ANA）：1∶640，抗双链 DNA 抗体：383IU/ml，Scl－70（－），舌脉诊：舌红，苔净，脉弦细。辨证、治法同前。

四诊（2010 年 7 月 20 日）：上方服用 4 月余，皮损未见明显扩大，肌力有所改善，行走较前灵活，纳少，家属自觉较前消瘦，余症状较好。舌脉诊：舌红，苔净，脉沉细。中医辨证：气血不足，经脉瘀阻。治法：健脾益气，活血通络。处方如下。

太子参 6g，蜜黄芪 6g，炒白术 6g，茯苓 10g，甘草 6g，陈皮 6g，枳壳 6g，焦三仙各 6g，鸡内金 6g，桃仁 6g，红花 6g，鸡血藤 6g，当归尾 6g，川芎 6g，钩藤 6g，伸筋草 6g，千年健 6g，夏枯草 6g。

目前，患者每半年左右复诊一次，服用中成药，病情逐步好转，未见复发。

2. 王某某，女，27 岁，2007 年 11 月 15 日初诊

四肢肌肉疼痛 2 年，加重 3 个月就诊。查体可见颜面部红肿，前胸大面积暗红斑，四肢散在坏死结痂等血管炎样损害。患者自觉肌肉疼痛无力，上臂抬举困难，蹲下不能自行起立，行走、上楼均感吃力。平素纳可，大便偏稀，眠差，舌红苔白微腻，脉细。

【实验室检查】谷丙转氨酶（ALT）223U/L、谷草转氨酶（AST）388U/L、肌酸激酶（CK）9302U/L、肌酸激酶同工酶（CK－MB）655U/L、乳酸脱氢酶（LDH）1144U/L、ANA 1∶100。

【西医诊断】皮肌炎。

【中医诊断】肌痹（脾肾亏虚证）。

【治法】补脾益肾法。

【处方】太子参 15g，黄精 10g，炒白术 15g，茯苓 10g，炙甘草 10g，陈皮 10g，女贞子 10g，枸杞子 10g，菟丝子 10g，覆盆子 10g，褚实子 10g，山药 10g，山萸肉 10g，生地黄 30g。14 剂，水煎服。

同时给予地塞米松片 4.5mg，每日一次，口服。

复诊（11 月 29 日）：自诉服药后皮损颜色略转暗，余同前。中医辨证同前，治法同前，原方去生地、山药、山萸肉，加仙茅 6g、仙灵脾 10g，30 剂，水煎服。西药用法用量同前。

三诊（12 月 27 日）：诉服药后肌力改善。实验室检查：ALT 93.4U/L、AST 84.2U/L、CK 2780.2U/L、CK－MB 321U/L、LDH 823.2U/L。治法同前，处方如下。

胡芦巴 6g，巴戟天 6g，炙黄芪 15g，太子参 15g，黄精 10g，炒白术 15g，茯苓 10g，炙甘草 10g，陈皮 10g，女贞子 10g，枸杞子 10g，菟丝子 10g，覆盆子 10g，褚实子 10g，山药 10g，山萸肉 10g，白扁豆 10g，仙茅 6g，仙灵脾 10g。21 剂，水煎服。西药用法用量同前。

四诊（2008 年 1 月 17 日）：诉服药后肌肉疼痛好转，肌力改善，但上楼仍困难，余同前。中医辨证同前，原方继服 30 剂。西药改为：泼尼松 30mg，每日一次，口服。雷公藤多苷 20mg，每日 2 次，口服。

至 2008 年 5 月 29 日，患者肌肉疼痛及肌力明显好转。2008 年 8 月 21 日再次复查血生化，各项肌酶指标均已经恢复正常。泼尼松改为 7.5mg，每日一次，口服。雷公藤多苷改为 10mg，每日 2 次，口服。中医治疗遵原法。

2008 年 10 月 9 日，患者已基本无肌肉疼痛，肌力恢复。泼尼松改为 5mg，每日一次，口服。雷公藤多苷，每日 2 次，口服。中药治疗仍以补肾健脾为原则，处方如下。

炙黄芪 15g，太子参 10g，黄精 15g，炒白术 15g，茯苓 10g，炙甘草 10g，陈皮 10g，法半夏 10g，女贞子 10g，枸杞子 10g，菟丝子 10g，旱莲草 10g，怀牛膝 10g，山药 10g，山萸肉 10g，伸筋草 10g，千年健 10g，鸡血藤 15g。

随后，患者将上药制作为丸药，长期口服，2014 年 3 月患者再次来诊，情况良好，复查结果基本正常。

十、结节性红斑

结节性红斑是一种主要累及皮下脂肪组织的急性炎症性疾病，多见于中青年女性。一般认为该病与多种因素有关，常见于小腿伸侧，多对称发生，临床表现为红色或紫红色疼痛性炎性结节，青年女性多见，病程有局限性，易于复发。其发病可能与细菌、病毒和结核杆菌等的感染有关。

（一）病机病因

中医学文献记载的"瓜藤缠"与本病类似，如《疡科准绳·瓜藤缠》记载："足股生核数枚，肿痛久之，溃烂不已"。中医多认为本病发病原因为湿热毒邪，流注走窜，凝滞血脉，痹阻经络，致气滞血瘀，气血运行不畅而发，治疗宜清热除湿，化瘀通络。

庄国康教授指出，除了湿热毒邪，寒湿之邪亦是本病发生的主要致病因素之一。现女性青年多不注意腿部保暖，若素体脾虚湿盛，阳气不足，可致风寒湿邪乘虚而入，流注经络，可见结节反复发作，关节疼痛，遇寒加重。

本病在治疗上，应以祛湿通络为要务，若为湿热则宜清热利湿，活血通络；若为寒湿则宜健脾化湿，温经通络。

（二）典型病例

李某，女，40岁，初诊：2010年2月23日。

【主诉】四肢起肿核伴疼痛反复发作近2年，加重3周余就诊。

【现病史】患者2年前因淋雨后出现发热恶寒，肌肉酸痛，周身不适，继而四肢出现梅核大小硬结，色红且痛，伴有关节疼痛。自服感冒冲剂及解热止痛片，虽热势有减，但皮损逐渐增多，当地医院给予口服地塞米松后症状缓解，停药后复发。现每日服用地塞米松0.75mg，每日2次。3周前外出受风寒后症状加重，现自觉四肢冷，动则汗出。午后低热，食纳不香，大便调，小溲短赤。舌质淡暗有齿痕，苔白腻，脉象濡涩无力。

【专科检查】四肢对称性散在分布十余枚淡红色及暗红色结节，樱桃至乒乓球大小，位置较深，触之疼痛。

【实验室检查】血沉22mm/h，类风湿因子（－）。

【西医诊断】结节性红斑。

【中医诊断】瓜藤缠（脾虚湿盛，气滞血瘀证）。

【治法】健脾除湿，化瘀通络。

【处方】苍术10g，川牛膝10g，生薏苡仁30g，黄芪10g，桂枝10g，羌活10g，延胡索10g，枳壳10g，木瓜10g，香附10g，炙甘草10g，鸡血藤10g，当归尾10g，红花10g。水煎服，14剂。

其他治疗：按前法继续服用地塞米松片0.75mg，每日2次，口服。

二诊（3月9日）：上方服用2周，低热乏力和四肢疼痛症状明显缓解，皮疹仍有压痛。饮食增加，活动后仍易汗出，余症状尚可。舌脉诊：舌质暗，有齿痕，苔白，脉象濡涩。治法：健脾除湿，温阳通络。处方如下。

苍术10g，川牛膝10g，生薏苡仁30g，黄芪30g，桂枝10g，秦艽10g，延胡索10g，枳壳10g，木瓜10g，香附10g，伸筋草10g，络石藤10g，炙甘草10g，鸡血藤10g，全当归15g，红花10g，炮姜10g。水煎服，14剂。

三诊（3月23日）：原皮损基本消退，四肢遗留有暗红色色素沉着斑片，无低热，仍觉乏力。余症状好转。治法：健脾益气，化瘀通络。处方如下。

苍术10g，川牛膝10g，生薏苡仁30g，黄芪30g，桂枝10g，白芍10g，山药10g，枳壳10g，木瓜10g，香附10g，炙甘草10g，鸡血藤10g，全当归15g，红花10g，生姜3片，大枣10g。水煎服，28剂。

其他治疗：尽剂后如症状无反复，可按每3～4周减0.25g的速度逐渐停用地塞米松。半年后随访患者，已经停服激素，半年来症状未复发。

【按语】本患者属脾虚湿盛，风寒阻络，且长期服用激素药物，加重了阳气不足，导致寒象更胜。是以治疗上除了健脾利湿，活血化瘀外，还应注意多用热性药物，如羌活、桂枝、炮姜等温阳通络散寒。另外本患者长期服用激素，目前剂量不大，但症状仍较重，故不可贸然停药，待症状稳定、不复发后方可逐步停药。

第二节　异病同治

一、以色治色法——色素性皮肤病的治疗

中医讲究天人相应，自然界的生命体之间存在着相似的生命规律。《素问·示从容论》："援物比类，化之冥冥"。在自然界中，颜色深的药材会含有较多的增色物质，颜色淡的药材会含有褪色物质。因此，临床应用时，在辨证论治的基础上采用中药中颜色深的药物如黑芝麻、雄黑豆、桑椹子、何首乌、熟地黄、肉苁蓉等治疗色素减退性皮肤病如白癜风；以颜色淡的药物如白术、白茯苓、白芷、白扁豆、白芍、白及、白僵蚕、白前、白芥子、白蔹、白英、白附子、白鲜皮，白头翁、白薇、白果、白蔻仁、白蒺藜等治疗色素加深性皮肤病如黄褐斑、黑变病、炎症后色素沉着症等，常有尚佳的收效。

庄国康教授在中医传统辨证的基础上，常选用与病变皮损颜色相反的中药材，用以色治色法治疗临床很常见的色素皮肤病如黄褐斑、炎症后色素沉着斑和白癜风等，均取得了较好的疗效，现介绍如下。

（一）黄褐斑

黄褐斑是发生在颜面部的色素沉着性皮肤病，对称分布在眼周、额部、颧颊部，大小不等、形状不一，颜色多为淡褐色、黄褐色，也有咖啡色或淡黑色。边界清楚，表面皮肤光滑，女性伴有月经失调，经行腹痛等症状。发病原因尚未查明，可能与雌性激素和黄体酮分泌失调，或长期风吹日晒过多，或心情抑郁，肝郁气滞，或长期服用某些药物，或内分泌紊乱，或患肝病、结核病、盆腔炎、痛经、贫血等慢性病经久不愈所致。中医称之为蝴蝶斑、黧黑斑或肝斑。其发病病机多为肝气郁结，脾气虚弱或肾气亏虚致气血不能润泽于颜面所致。其辨证论治分为如下几型。

（1）肝郁气滞型：色斑呈褐色，好发于眉弓颧骨，伴有胸闷叹息，甚者急躁易怒，胸胁胀痛，女子月经不调，或痛经或经血紫暗有块，舌暗或有紫斑，脉弦。治法疏肝理气，活血化瘀。治以逍遥散加减。

（2）脾虚血瘀型：色斑呈淡褐色或灰黑色，伴有面色苍白或萎黄，神疲乏力，气短心慌，纳差腹胀，经来延迟，经血稀淡，舌淡，脉细或缓。治则，益气健脾养阴。治以归脾汤合桃红四物汤加减。

（3）肾气亏虚型：色斑呈黑色，伴腰膝酸软，形寒肢冷，怠倦无力，眩晕耳鸣，舌红苔少，脉细数。治则滋养肝肾，填精补髓。治以金匮肾气丸加减。

庄教授治疗黄褐斑时，在辨证治疗急重皮肤病的方药中，亦采用以色治色法酌情选用白色药物治疗。典型病例如下。

病例一 某女，38岁，2013年4月10日初诊。

【主诉】颜面红斑、脱屑瘙痒反复发作十余年，伴对称性黄褐色斑5年。急躁易怒，焦虑，五心烦热，月经不规律，量少，无痛经，皮肤易过敏，常喷嚏。查：颜面轻度潮红，眉心及鼻唇沟处油腻性细屑，两颊处淡褐色斑片，边界清晰，对称。舌质红，苔薄黄，脉弦滑。

【西医诊断】脂溢性皮炎、黄褐斑。

【中医辨证】血热证，兼有肝郁气滞。

【治法】治以凉血清热，疏肝增白。

【处方】羚羊角粉0.6g，生地30g，丹皮10g，生槐花10g，紫草10g，白茅根15g，金银花10g，野菊花10g，紫花地丁10g，蒲公英10g，白芷10g，白僵蚕6g，白蒺藜10g，白茯苓10g，白及10g，白蔹10g。14剂，水煎服，每日一剂。

二诊：颜面红斑、瘙痒、脱屑消失，诊断及治疗方案同前。处方如下。

白芍10g，当归尾10g，炒白术10g，甘草10g，柴胡10g，茯苓10g，醋香附10g，郁金10g，生地10g，赤芍10g，丹皮10g，紫草10g，白及10g，白蔹10g，白蒺藜10g，白芷10g，白僵蚕10g，白芥子10g。

上方随症加减，治疗5月余，面部色斑大部分消退。

病例二　郝某某，女，28岁。

主诉面部褐斑2年。现可见双颊部褐色斑片，伴易躁易怒，腰膝酸软，心烦，口苦，咽干，舌淡红、苔白，脉细弱。

【辨证】肝郁气滞，兼肾阴虚证。

【治法】治宜疏肝解郁，益肾增白。

【处方】白芷6g，白术10g，白附子3g，白及6g，白蔹6g，白附子3g，柿叶少许，女贞子10g，牛膝10g，菟丝子10g，赤芍10g，当归10g，柴胡10g，茯苓10g，丹参10g。

服上方7剂后，患者自觉褐斑颜色略变淡，仍觉心烦，前方加甘麦大枣汤，后又随症加减，服药四十余剂，面色基本恢复正常，伴发症状消失。

（二）黑变病

黑变病是一组以好发于颜面等暴露部位的弥漫性色素沉着为特征的皮肤病，包括瑞尔黑变病、职业性黑变病、摩擦性黑变病、西瓦特皮肤异色等。多发生于面颈部，可表现为淡褐至深褐色的斑片，常与职业接触等相关。中医无黑变病的病名，其与黧黑斑等描述相似。《医宗金鉴·外科心法》记载："此证一名黧黑斑，初起色如尘垢，日久黑似煤形，枯暗不泽，大小不一，小者如赤豆，大者似莲子、芡实，或长或斜或圆，与皮肤相平。"

庄教授认为此类疾病，多为肾阳不足，肾水上泛，溢于肌肤所致，治以温阳利水，药用吴茱萸、续断、陈皮、补骨脂、淫羊藿、白茯苓、泽泻等。典型病例如下。

于某某，女，52岁。

因面部黑斑1年就诊，伴畏寒喜温，腰膝酸软，两腿乏力，查前额、面部灰黑色斑片，舌淡苔白，脉沉迟。

【西医诊断】黑变病。

【中医诊断】黧黑斑（肾阳虚型）。

【治法】温阳补肾，健脾利水。

【处方】吴茱萸 5g，陈皮 20g，续断 10g，补骨脂 10g，淫羊藿 10g，杜仲 10g，生甘草 6g，白茯苓 10g，泽泻 10g。

7 剂后，灰黑色斑片明显变浅；服上方 2 月后，面部皮肤颜色基本正常，伴发症状好转。

在这里需要注意的是，色素病治疗周期较长，宜与患者充分沟通，以保治疗的连续性、有效性。

（三）白癜风

白癜风是一种常见的原因不明的后天性限局性或泛发性色素脱失性皮肤病，全身各部位均可发生病变，较常见的病变部位为指背、腕、前臂、颜面、颈项及生殖器周围等。女性外阴部亦可发生，青年妇女居多。中医称之为"白癜"、"白驳风"。《素问·风论》曰："风气藏于皮肤之间，内不得通，外不得泄。"久而血瘀，皮肤失养而变白。《诸病源候论》谓："白癜者，面及全身皮色变白，与血色不同，亦不痒痛，谓之白癜"此亦是由"风邪搏于皮肤，血气不和所是也。"情志内伤可造成肝气郁结，气机不畅，致气血不和，血不养肤；或因肝亏肾虚，肌肤得不到滋养所致。庄老认为：白癜风虽无痛痒，但碍于容貌，会带给人沉重的精神负担，进一步加重病情。白癜风病机虽多虚实夹杂。但疏肝理气应贯穿治疗始终。其辨证论治分为如下几型。

（1）肝郁血瘀型：皮损发展缓慢，白斑无固定好发部位，局限一处或泛发全身。色泽时暗时明；病情发展常与精神抑郁、思虑过度有关；患者常伴有胸肋胀痛，性急易怒或抑郁，月经不调或乳房肿块；舌质暗有瘀点或瘀斑，脉涩滞或弦细。治以逍遥散加减。

常用药物：当归尾，白芍，炒白术，甘草，柴胡，茯苓，醋香附，郁金，黑芝麻，雄黑豆，桑椹子，制何首乌，熟地黄，骨碎补，酒苁蓉。

（2）肝肾亏虚型：病程较长，发展缓慢；白斑内的毛发多变白；可见头昏耳鸣、腰膝酸软，面色无华，劳累、性生活过频可使病情加重；舌胖有齿痕，舌苔薄或少，脉细弱。

常用药物：白芍，当归尾，炒白术，炙甘草，柴胡，茯苓，郁金，醋香附，仙茅，炙淫羊藿，盐胡芦巴，制巴戟天，盐小茴香，炒芥子，山药，酒山茱萸，酒苁蓉，黑芝麻，雄黑豆，桑椹子，制何首乌。

二、化痰散结法在皮肤科的应用

（一）痰的概念

中医认为痰有两种含义，既狭义的痰和广义的痰。狭义的痰指肺部渗出物和呼吸道的分泌物，或咳咯而出，或呕恶而出，容易被人们察觉和理解，故有人将狭义的痰称为外痰。广义的痰是由于机体气机郁滞或阳气衰微，或情怀不畅，不能正常的运化津液，使体液停留积聚，逐步蕴结而成。由于广义的痰不容易为人们所察觉，病变和临床症状由内向外（即先有痰气或痰瘀内结而后发病），故有人将广义的痰称为内痰。因为内痰不易为人们察觉，且"变幻百端"，因此中医痰病尤其重视内痰。痰随气行，无处不到，可以发生在机体五脏六腑、上下内外，各个组织器官。沈金鳌在《杂病源流犀烛》中记载"痰之为物，流动不测，故其为害，上至巅顶，下至涌泉，随气升降，周身内外皆到，五脏六腑俱有。"因此痰病痰证临床表现比较复杂，这也是广义痰病发病特点之一。

（二）痰病论治

早在汉《五十二病方》中就有记载用半夏、茯苓、白附子、牡蛎、杏仁、皂荚等配伍贝母和漏芦等治疗痰瘀病证。张仲景在其《伤寒杂病论》中也记载了寒痰结胸、热痰陷胸、痰阻胸阳等多种痰证。张子和将痰分为风痰、热痰、湿痰等，且创造性地提出了"痰迷心窍"之说。元代王珪对痰火诸证研究精辟，创制了"礞石滚痰丸"，治疗热痰、老痰胶固引起的各种病证。

明代大家张介宾，学验俱丰，其学术思想可谓博大精深。对痰饮的论述提出了元气虚衰生痰以及治痰力求治本的学术见解，他说"痰即人生之津液，无非水谷之所化。此痰亦既化之物，而非不化之属也。但化得其正，则形体强，荣卫充，而痰涎皆本气血；若化失其正，则脏腑病，津液败，而血气即成痰涎。……痰之作，必由元气之病。"

李时珍在《濒湖脉学》中提出了"痰生百病食生灾"的学术见解，而且也擅于治疗顽痰重症。其在《本草纲目》中辑录的治痰方有三百余首，其中可见"燥

当代中医皮肤科临床家丛书

庄国康

湿化痰"、"清热化痰"、"温化寒痰"、"润燥化痰"、"消食化痰"、"理气化痰"以及"痰瘀同治"和"外治祛痰"八大类。唐宗海在《血证论》中指出"血积既久，亦能化为痰水"，进一步明确提出瘀血、痰水相互胶结为害的病理机制。为临床治疗"痰挟瘀血，遂成窠囊"（《丹溪心法》）等疑难杂症，提出了"分化痰瘀大法"这可贵的学术见解。如外伤疾病中，常以乳香、没药、桃仁、红花、姜黄等配伍白芥子、南星等。

（三）痰病在皮肤科疾病中的表现

庄教授认为痰病不仅仅是内科疾病，"痰"作为致病因素，也可以流聚肌肤，导致皮肤疾病的发生，且具有其临床特点。

1. 皮肤症状

（1）皮肤油腻污垢，面部油脂较多光亮，面色黄暗，如各种皮脂增多性皮肤病，如痤疮、脂溢性皮炎、脂溢性脱发、皮脂溢出症等。

（2）四肢及躯干皱折部位黏腻、潮湿、污秽。可见于特应性皮炎、湿疹、间擦疹等，尤其多见于体型肥胖者。

（3）各种囊肿、结节、斑块：如面部囊肿型痤疮，证见囊肿、坚硬结节，可伴有白头粉刺，颜色暗红或暗黄；又如结节性痒疹，可见多发坚硬结节，颜色污褐，或结节坚硬，呈暗黄色；或慢性斑块型银屑病，皮损呈肥厚性斑块，长期不愈，颜色不红，其上多有污黄色鳞屑。

2. 全身症状

痰病之人多见病程日久不愈，因痰气壅滞，时聚时散故反复发作，罹久不愈。形体虚浮肿胀，因痰浊阻塞，充斥肢体，气机壅滞，脾不运化，故而形体臃肿肥胖。喜甜食油腻，喜辛辣，舌体胖大，舌质淡红或暗红，舌苔白腻或湿滑。

（四）治疗法则

1. 健脾除湿，清热化痰

脾为生痰之源，庄教授认为痰湿为病的患者，多素体不耐，且喜食肥甘油腻，致痰湿内生，流于皮肤则发为囊肿、结节等。

面部囊肿型痤疮患者多属于此类，患者面部皮肤多油腻光亮，头发油脂较多，毛孔粗大，大便偏稀或不成形，女性月经量多色淡，带下多有异味。舌质淡，苔白腻或水滑苔，舌边有齿痕，脉弦滑。常用的药物有黄芪、党参、太子参、茯苓、白术、苍术、半夏、夏枯草、浙贝母、土贝母、瓜蒌。

2. 化痰通络，软坚散结

庄教授认为，痰与瘀血关系密切，二者在一定程度上可相互转化。瘀血久留可生痰，痰聚则血脉不通，可生瘀血。庄教授认为结节性痒疹或肥厚斑块型银屑病患者，多为二者相合为病。临床上多见：患病日久，反复治疗经久不愈。四肢褐色绿豆至黄豆大小结节，质坚硬，表面欠光滑，污秽或呈苔藓样，粗糙肥厚。或斑块型银屑病，下肢、背部、尾骶部大块不规则地图状浸润肥厚斑块，色暗红或色暗，干燥，粗糙肥厚，或皲裂，脱屑，表面可有污黄色鳞屑。常用的药物有：桃仁、红花、鸡血藤、忍冬藤、当归尾、川芎、浙贝母、夏枯草、土贝母、瓜蒌、天花粉、胆南星、白芥子、海浮石、皂刺等。

临床中患者病情多复杂多变，应灵活分析，可多法合用，亦可单法专攻。

（五）典型病例

张某某，男，30岁，2013年2月25日初诊。

【**主诉**】头皮、眉部起疹，疼痛3个月。

【**现病史**】近3个月来头皮部、眉部无明显诱因起丘疹，初起时疼痛较剧，化脓，破溃，结痂，愈后见瘢痕。四肢肌肉发紧，髋关节疼痛，舌质红，苔薄黄，脉弦细。

【**专科检查**】头皮可见毛囊性丘疹，部分顶端可见脓头，眉部数个花生米大囊肿，部分融合，四肢肌力正常。

【**实验室检查**】血常规，ANA均无异常。

【**西医诊断**】囊肿性痤疮。

【**中医辨证**】痰热郁结。

【**治法**】活血清热，化痰散结。

【**处方**】丹参15g，降香10g，当归尾15g，川芎10g，金银花10g，野菊花10g，紫花地丁10g，蒲公英10g，垂盆草10g，陈皮10g，半夏10g，茯苓10g，炙甘草10g，夏枯草10g，浙贝母10g，土贝母10g，天花粉10g，全瓜蒌10g。14剂，水煎服。

二诊（3月11日）：上方服用2周，头皮后颈部炎性毛囊性丘疹均见平伏，眉部囊肿性损害亦见缩小，无新疹，舌尖红，苔薄黄，脉弦细。辨证治法同前，处方如下。

丹参15g，当归尾15g，赤芍10g，川芎10g，鸡血藤10g，马齿苋10g，连翘10g，金银花10g，野菊花10g，蒲公英10g，胆南星6g，陈皮10g，半夏10g，茯苓10g，生甘草10g，海浮石10g，白芥子6g，莱菔子10g，土贝母10g，天花粉10g，全瓜蒌10g。14剂，水煎服。

三诊（5月6日）：上方服用近2个月，节日期间饮食油腻辛辣，2日前起有数个新疹，头皮内亦有新皮疹。原皮疹继续消退。舌质红，苔净，脉弦细。辨证、治法同前。处方如下。

丹参10g，桃仁10g，红花10g，当归尾15g，川芎10g，金银花15g，野菊花10g，紫花地丁10g，蒲公英10g，陈皮10g，半夏10g，茯苓10g，炙甘草10g，白芥子6g，莱菔子10g，夏枯草10g，三棱10g，莪术10g，皂角刺10g，天花粉10g。14剂，水煎服。

四诊（5月22日）：上方服用2周，皮疹大部平伏，头皮内有数个粟粒大丘疹，色红，脸部未见新皮疹，痒。近一周失眠。舌质暗，苔净，脉弦细。辨证治法同前，处方如下。

丹参15g，降香10g，当归尾15g，川芎10g，马齿苋15g，败酱草10g，金银花10g，野菊花10g，垂盆草10g，鬼箭羽10g，陈皮10g，半夏10g，茯苓10g，夏枯草10g，莱菔子10g，白芥子6g，远志10g，酸枣仁15g。14剂。

随访已基本痊愈。

三、活血化瘀法在皮肤科的应用

庄教授强调，在临床中，凡具有"瘀血证"的皮肤疾病，均可应用"活血化瘀"这一治法。通过对"活血化瘀"的研究，其应用范围越来越广泛，在皮肤科的适应证也逐渐扩大。

（一）"瘀血证"在皮肤科疾病中的表现

1. 皮损形态

（1）瘀点或瘀血斑：例如各种类型的紫癜或外伤及皮肤瘀斑、皮下血肿等。

（2）紫红色或暗红色斑：斑丘疹、丘疹、结节或斑块等，如多形性红斑、结节性红斑、硬结性红斑、冻疮、酒齄鼻、扁平苔藓等病之皮损。

（3）各种青丝缕纹（毛细血管扩张）、青筋暴露（静脉曲张）、蟹爪纹络

（蜘蛛痣）。

（4）肌肤甲错及皮肤赘生物等，如毛囊角化病、毛发红糠疹、鱼鳞癣，以及各种疣赘、瘢痕疙瘩等。

（5）唇色青紫，眼眶青褐，鼻头色青。

（6）肌肤顽痹。

2. 脉象、舌苔

瘀血证脉象多沉涩无力或细数或弦，轻则可见正常脉象。舌质暗红、紫红或见瘀斑。

3. 其他表现

如妇女月经不调，闭经，痛经，少腹刺痛，经血色黑，有血块，或见经期错后，血量涩少等。如伴有疼痛，痛多有定处，且按之疼痛不减，或可触及其他肿块，均可作为辨证时的参考。

（二）皮肤科应用活血化瘀治法的体会

庄教授认为，要提高活血化瘀药物的疗效，其配伍是很重要的。并提出了几种在皮肤科常用的配伍方法。

1. 活血消风法

古人认为"血行风自灭"，因而活血化瘀药具有消风的功效，如再配伍祛风药物，即可加强对皮肤病的止痒效果。本法适用于皮疹暗红、脱屑、瘙痒之皮肤病，如脂溢性皮炎，慢性荨麻疹等。典型案例如下。

曲某某，女，45 岁。

脸部皮肤发红、瘙痒、脱屑已 2~3 年。近 2 年来前额发际、脸颊部皮肤起皮疹，发红、脱屑、瘙痒，时轻时重。已闭经 2 年余。

【检查】脸部、发际可见大片暗红色皮肤浸润脱屑皮损，境界不清。脉弦细，舌质暗红，苔薄黄。

【诊断】脂溢性皮炎（气血涩滞，久瘀化热）。

【治法】活血消风。

【处方】活血消风饮。紫丹参 10g，降香 10g，当归尾 10g，川芎 6g，羌活 10g，荆芥 10g，防风 10g，白芷 10g，大青叶 15g，桑白皮 10g，枇杷叶 10g。水煎服。

当代中医皮肤科临床家丛书

庄国康

7 剂后，皮疹大部消退，原方去桑白皮、枇杷叶、大青叶，再进 14 剂而愈。

2. 凉血活血法

以活血化瘀药与凉血清热药、凉血止血药配伍，适用于血热迫血妄行，外溢孙络脉外，如各种紫癜病，包括过敏性紫癜、血小板减少性紫癜、色素性紫癜等；或因血热化燥生风而发斑疹，如各种红斑脱屑性疾病、远心性环状红斑、玫瑰糠疹等。典型案例如下。

徐某，男，42 岁。

皮肤起环状红斑 6 个月。近半年来四肢、躯干部皮肤起红色小丘疹，瘙痒，皮疹渐向周边远心性扩大呈环状，中心消退，片数渐增多，经多方治疗未见效果。

【检查】躯干、四肢可见大小不等环状暗红色浮肿性红斑，中央消退，少数又于中心部渐发红色丘疹，脉弦细，舌质暗红，苔薄黄。

【诊断】远心性环状红斑（血分蕴热，外受风邪，风热相搏，客于肌腠，气血瘀滞）。

【治法】凉血活血法。

【处方】生地 10g，生槐花 10g，丹皮 10g，大青叶 15g，丹参 12g，益母草 10g，川芎 6g，桃仁 10g，红花 10g。水煎服。

7 剂后，皮疹色变淡，再进 21 剂而愈。

3. 重潜活血法或平肝活血法

即用活血化瘀药物与介石类重镇药配伍，达到祛瘀活血，消风止痒功效。适于因气血涩滞，肌肤失养引起肌肤甲错之角化、脱屑、浸润肥厚之皮肤病，如痒疹、神经性皮炎、银屑病等。典型案例如下。

王某，男，36 岁。

全身皮肤起瘙痒性结节已 3～4 个月，痒剧，搔后溢少量血。

【检查】全身皮肤瘙痒性小丘疹、结节，皮损轻度角化，呈暗红色，表面有抓痕结痂，脉沉细，舌质暗，苔薄。

【诊断】痒疹。

【治法】重潜消风，活血化瘀法。

【处方】紫丹参 12g，益母草 10g，桃仁 10g，红花 10g，灵磁石 30g，代赭石 30g，生龙骨 30g，生牡蛎 30g，珍珠母 30g，蛤壳 30g，合欢皮 10g，首乌藤 10g。水煎服。

7 剂后，皮损明显好转，痒亦明显减轻，再进 14 剂而愈。

4. 活血清热法

即活血化瘀药与甘寒清热药或苦寒清热药配伍。治疗风寒湿邪瘀阻经络，以致气滞血瘀，郁久化热而所致之红斑、结节。如结节性红斑、结节性脉管炎、脂膜炎、多形红斑等。典型案例如下。

张某某，男，36 岁。

双手背、脸部起猫眼状斑疹 2 周。色暗红，中心有疱疹，瘙痒。局部皮肤灼热，每年春秋均发作，已二十多年。脉弦细，舌质暗红，苔薄黄。

【诊断】多形性红斑。

【治法】活血清热法。

【处方】桃仁 10g，红花 10g，赤芍 10g，当归尾 10g，金银花 10g，大青叶 15g，连翘 10g，淡竹叶 10g，冬瓜皮 30g。水煎服。

5 剂后，皮疹大部消退，又进 3 剂而愈。

5. 温通活血法

某些皮肤病系由寒凝气滞而引起之血瘀，宜温经散寒、活血化瘀。即用活血化瘀药物与辛温散寒药物配伍应用，适于因寒邪外束引起的气血涩滞不畅之皮肤病，如冷激性荨麻疹，寒冷性多形性红斑，赤鼻等。典型案例如下。

朱某某，男，18 岁。

全身冷激后反复起风团 7～8 年。每于气温降低或吹冷风、洗凉水澡后即于暴露部位皮肤起风团，时时现隐，瘙痒无度，入室内转暖后风团即消，冬季多缠绵不愈。

【检查】皮肤有大小不等之风团，尤以露出部分为著，肢端逆冷。脉弦紧，舌质暗，苔净。

【诊断】冷激性荨麻疹。

【治法】温经散寒，活血化瘀。

【处方】熟附片 10g，干姜 6g，炙甘草 10g，大枣 7 枚，黄芪 12g，紫丹参 12g，降香 10g，桃仁 10g，红花 10g。水煎服。

14 剂后，风团明显减少，隔数日有少量风团，再进 14 剂而基本缓解。

6. 养血活血法

即活血化瘀药与养血润燥药配伍应用，用于血虚，气血涩滞而肌肤失养者，如硬皮病、皮肌炎、各种疣赘等。典型案例如下。

某某，女，29岁。

手足发紧发凉，遇冷即紫绀，疼痛1年，随后于面部、两臂、躯干等处皮肤发硬且渐加重，有低热，乏力，气短，行动困难，吞咽不畅。皮肤检查：两手足、两臂、躯干皮肤发硬，不能捏起，面部硬化明显，口不能张大，手足关节屈伸受限，脉沉细无力，舌质淡，无苔。

【诊断】经皮肤组织病理检查，诊断为进行性系统性硬皮病。

【治法】益气养血活血。

【处方】何首乌30g，熟地30g，鹿角胶12g，鸡血藤30g，赤芍10g，红花10g，紫丹参15g，黄芪15g，香附10g，陈皮10g，桂枝10g，党参15g，甘草10g。水煎服。

治疗1个月后患者体力增强，乏力气短、心悸改善，能下床活动。3个月后症状减轻，食欲增进，面、手臂部皮肤发紧发凉、硬化现象逐渐缓解；治疗两年半后，面部、手部、两臂、躯干等处皮肤均变软，仅手指关节有轻度屈伸障碍，已能操持家务劳动。

（三）应用活血化瘀方药时应注意的问题

（1）月经量过多者、孕妇、血虚无瘀滞者忌用。

（2）体虚者活血化瘀药用量不宜过大，最好同时加用党参、白术等健脾益气药。

（3）活血化瘀药有使血压下降趋势，如血压过低者慎用，且不宜久用，若用之不当，可使气阴两伤。

四、重潜搜风法在皮肤科的应用

瘙痒是皮肤或黏膜的一种引起搔抓欲望的常见的皮肤感觉，是皮肤病中最常见、最主要的一种自觉症状，顽固性瘙痒因其奇痒难忍，持续时间较长，与精神因素关系密切，紧张焦虑则病情加重，临床上应用抗组胺药及镇静剂疗效不佳，免疫抑制剂不良反应较大，难以长期服用，严重影响了患者生活质量。庄国康名老中医运用重潜搜风法为主治疗顽固性瘙痒，取得了很好的效果，现介绍如下。

1. 重潜搜风法的中医理论依据

（1）风邪致痒：《医宗金鉴·痈疽辨痒歌》提出："痒属风"。《外科大成》提出"风盛则痒"。《素问》云："风邪客于肌中，则肌虚，真气发散，又挟寒搏皮肤，外发腠理，开毫毛，淫气妄行，则为痒也"。《灵枢·刺节真邪》曰："虚邪之中人也，搏于皮肤之间，其气外发，腠理开，毫毛摇，气往来行，则为痒"。《诸病源候论·风瘙痒候》亦曰："凡瘙痒者，是体虚受风，风入腠理，与血气相搏，而俱往来，在于皮肤之间。邪气微，不能冲击为痛，故但瘙痒也"。说明痒的发生与风的关系密切。而风有内风和外风之别，内风有血热生风、血虚生风、血瘀生风等；外风有风寒、风热、风湿等。

（2）痒属于心：《素问·灵兰秘典论》曰："心者，君主之官，神明出焉。"《素问·邪客》曰："心者，五脏六腑之大主也，精神之所舍也。"所以《素问·灵兰秘典论》曰："主明则下安……主不明则十二官危"；《灵枢·口问》曰："心动则五脏六腑皆摇"。《素问·至真要大论》指出："诸痛痒疮，皆属于心"。《类经疾病类》注："热甚则疮痛，热微则疮痒。心属火，其化热，故疮疡皆属于心也"。痒属于心亦可以从心主血脉与心藏神两方面加以阐述：心主血脉，故无论血虚、血热之痒皆与心的虚实有关，如心火盛、火毒郁脉而作痒，心血虚、血虚生风亦易产生疹痒。心藏神，痒的知觉体验同样与心神密切相关，为心所主。现代心理学认为，心理因素或精神因素如焦虑、抑郁、精神严重紧张等，均可引起皮肤瘙痒，情志不遂、郁闷不舒可致瘙痒加重。

2. 重潜药物的种类及功效特点

重潜药物主要指金石和介壳类药物，其质沉降下行，龙骨、牡蛎、代赭石、石决明、珍珠母、磁石等，均主入厥阴，有平肝潜阳之专长，具有镇纳潜阳、宁心安神等作用。部分药物还具有软坚散结、固涩之功。兼有益阴降冲，或凉肝清热之用。研究表明，缺钙、缺铁、缺锰，缺锌都会引起皮肤瘙痒，重潜药物含有大量的微量元素，故能多途径，多靶点治疗瘙痒性皮肤病。

3. 临床应用

庄老认为，肌肤为人体卫外之第一防线，最易感受各种外邪，同时，因"有诸内必形于外"，脏腑、气血、阴阳和情志的变化也极大地影响了肌肤的生理和病理状态，加之人们历来受到"重内轻外"的影响，极易忽视皮肤病变，许多患者患"癣疥之疾"后，往往不重视早期治疗，致病情发生变化，甚则发生传变，影响更多脏腑、经络，最终成为"心腹之患"。就诊之时常常病情已复杂多变，难以一证而蔽之。

如重症神经性皮炎患者，多因心神不宁或心血失养，情志不畅而见剧烈瘙痒，搔抓过度，血脉流通不利，日久则兼有血瘀之证，二者又能相互影响，成为恶性循环，此时若单用养心安神，则瘀血不去，皮损仍在，患者仍会不自觉搔抓，若单用活血之法，则瘙痒不止，心神不安，病仍不除。故此时予以重镇安神、活血通络之法，方用自拟重镇活血汤合甘麦大枣汤加减。又如静止期银屑病患者，因血中热邪日久伤阴，症见皮损干燥、脱屑、瘙痒明显，需合用清热凉血、滋阴润燥之法，方用自拟凉血汤和滋阴汤加减。

庄教授认为，要提高重潜搜风药物的疗效，其配伍的灵活运用至关重要，如养血、润燥、活血、滋阴、凉血、化痰、软坚、健脾利湿、清热等治法的综合应用。

4. 典型病例

佟某，女，56岁，2012年10月11日初诊。

【主诉】全身红斑、丘疹、鳞屑瘙痒二十余年。

【现病史】二十余年前无明显原因周身散现红斑、脱屑，诊断为银屑病，经多家医院中西医治疗仍病情反复，现皮疹反复，瘙痒，无明显季节性。眠差，饮食可。二便正常。舌质暗，苔薄，脉缓。

【查体】头皮、躯干、四肢皮肤散在红斑，鳞屑，基底色暗或淡褐，四肢皮疹融合成片，浸润轻，明显抓痕。

【西医诊断】银屑病。

【中医诊断】白疕（瘀热互结，血虚风动证）。

【治法】重镇搜风，活血凉血。

【处方】灵磁石30g，代赭石30g，石决明20g，瓦楞子20g，生龙骨30g，生地30g，丹皮10g，生槐花10g，紫草10g，白茅根15g，丹参15g，当归尾10g，鸡血藤10g，赤芍10g，白花蛇舌草10g，大青叶10g，苦参10g。14剂，水煎服。

二诊（10月25日）：上方服用2周，诉瘙痒减轻，但睡眠仍欠佳。皮疹暗褐，无新疹，抓痕已结痂。饮食二便可。舌质淡暗，苔薄黄，脉沉细。辨证同前。治法：重镇搜风，滋阴活血。处方如下。

灵磁石30g，代赭石30g，生龙骨30g，生牡蛎30g，珍珠母20g，萆薢30g，白鲜皮15g，生甘草10g，金银花10g，生地30g，玄参10g，天冬10g，麦冬10g，玉竹10g，石斛10g，丹参15g，茜草10g，赤芍10g，鸡血藤10g，苦参6g。14剂，水煎服。

三诊（11月15日）：上方服用3周，皮损淡褐，脱屑，痒减。舌质暗，苔薄，脉沉。治法：重镇搜风，养血活血。处方如下。

灵磁石30g，代赭石30g，生龙骨30g，石决明20g，紫贝齿20g，萆薢30g，白鲜皮15g，生甘草10g，生地20g，熟地20g，当归10g，何首乌10g，鹿角胶^{烊化}6g，白花蛇舌草10g，大青叶10g，丹参15g，川芎10g，茜草10g。14剂，水煎服。

四诊（2013年1月10日）：上方间断服用近2月（42剂），进步，皮损均淡褐，较前薄，脱屑。舌质淡，苔薄白，脉沉细。辨证及治法同前。处方如下。

灵磁石30g，代赭石30g，生龙骨30g，石决明20g，瓦楞子20g，萆薢20g，土茯苓20g，生地20g，熟地20g，全当归10g，何首乌10g，鹿角胶^{烊化}6g，桃仁10g，红花10g，川芎10g，白花蛇舌草15g，大青叶10g，苦参6g。14剂，水煎服。

五诊（1月31日）：上方服用3周，近日感冒后脸部陆续有小点新损害，躯干、四肢较密集片状褐色皮疹，痒较重。舌质淡，苔薄，脉沉细。治法：重镇搜风，养血凉血。处方如下。

灵磁石30g，代赭石30g，生龙骨30g，石决明20g，紫贝齿20g，生地20g，熟地20g，全当归10g，何首乌10g，白蒺藜10g，鹿角胶6g，丹皮10g，生槐花10g，白茅根15g，芦根15g，桃仁10g，红花10g，川芎10g，赤芍10g，白花蛇舌草15g，大青叶15g。14剂，水煎服。

六诊（2013年3月7日）：春节期间停药约5天，后一直坚持服药。躯干四肢皮疹明显变薄，基底仍暗褐，脱屑少，痒，夜间可间断入睡。舌质淡，苔薄白，脉沉细。治法：重潜搜风，养血凉血。处方如下。

灵磁石30g，代赭石30g，生龙骨30g，生牡蛎30g，珍珠母30g，生地20g，熟地20g，全当归10g，何首乌15g，大青叶15g。14剂，水煎服。

上方服用6周，皮疹基本消退，上方加鸡血藤15g、赤芍10g，继服2周巩固，随访3个月未见复发。

5. 使用重潜搜风药的注意事项

（1）发于四肢者，常加配伍藤类通络药治疗，如鸡血藤、首乌藤、络石藤等。

（2）需注意老年患者脾胃虚弱，重镇药物剂量宜小，大剂量常可致腹泻等胃肠不适，必要时可予少量砂仁、厚朴温中理气，防止重镇之品碍胃。

（3）本品质重而坠，孕妇慎用。因含微量砷，故不宜长期服用。

五、加减清瘟败毒饮治疗皮肤病

清瘟败毒饮首载于《疫疹一得》，是治疗温病发斑的重要方剂。中医研究院庄国康教授，根据本方气血两清之义，经过化裁，拟为"加减清瘟败毒饮"，用于治疗毒热炽盛引起的多种皮肤病，疗效颇佳。

1. 方剂组成

水牛角粉⁽ᵐ⁾ 6g，生地 30g，丹皮 10g，赤芍 10g，生石膏 30g，玄参 10g，淡竹叶 10g，滑石 10g，金银花 10g，连翘 10g。

如热毒过盛，皮肤潮红，斑疹紫赤，加紫花地丁 10g，大青叶 15g，紫草 12g，茅根 30g；肢体肿胀或皮疹红肿加冬瓜皮 15g，茯苓皮 10g，大腹皮 10g；如面部红肿，小便黄赤，加导赤散；风盛瘙痒加白鲜皮 15g，荆芥 10g，防风 10g；口干欲饮，舌苔光剥，加天、麦冬各 10g，石斛 10g，天花粉 10g。

方中水牛角、生地、丹皮、赤芍清热凉血，化斑解毒；生石膏、知母泻中焦气分之热，竹叶、金银花、连翘散上焦之毒；玄参配生地凉血且补灼伤之阴津；滑石一味，利下焦之湿热，且引邪出于下窍，共成清热凉血、解毒消斑之方。凡皮肤病见有大片红斑，皮肤潮红，斑疹紫赤，属毒热炽盛，气血两燔者，用此方颇切病机。在临床中，庄教授用于治疗如剥脱性皮炎、大面积接触性皮炎、中毒性红斑、先天性鱼鳞病样红皮病、银屑病进行期、系统性红斑狼疮急性活动期等病症均有较好疗效。

2. 典型病例

（1）雒某某，女，38 岁，1992 年 2 月 24 日初诊。

主诉：全身皮肤起红斑，伴发热 1 天。现病史：患者 3 天前全身起风团，在某医院按"急性荨麻疹"给西药（药名不详）治疗 2 天，皮疹大部分消退，1 天前突然在胸背部出现小片红斑，逐渐融合并延及全身，伴发热，皮肤灼热疼痛，瘙痒不适，四肢关节酸痛，尿赤便秘。查：体温 38.5℃，全身红斑密布，面颈及躯干大部分红斑融合，色紫红，两睑红肿，颈部及口周有较多丘脓疱疹，密集不融合，舌质红绛、苔黄，脉滑数。诊断：中毒性红斑。用加减清瘟败毒饮加紫花地丁 10g，连服 4 剂，已不发热，皮损暗淡，两睑肿消，皮肤有较多脱屑。原方减水牛角，续服 5 剂而愈。

（2）柳某某，男，29 岁，1992 年 3 月 2 日初诊。

主诉：全身皮肤起红色皮疹 3 月余。现病史：患者 3 个月前曾患感冒，以后四肢及头部皮肤起红色丘疹，有鳞屑，渐增大增多，延及全身，近月余皮疹明显增多，且有痒感，心烦急躁，五心烦热，夜寐不安，咽干口渴，小便黄少，大便干结。查：全身除面部及掌跖部外均有浸润性点滴状丘疹及圆形斑块，上覆较多白色鳞屑，刮除薄膜有点状出血，头部有大片融合性鳞屑性红斑，束状发，外耳道及脐窝亦有皮疹，全身皮肤潮红，舌红绛、苔黄燥，脉弦。诊断：寻常型银屑病进展期。加减清瘟败毒饮加土茯苓30g，白鲜皮15g，茅根15g，水牛角用10g（冲服），原方连服四十余剂，皮疹全消。

六、从调理脾胃功能入手治疗口周皮肤病

庄教授认为口周皮肤病与脾胃功能密切相关，临床用调理脾胃方法治疗口周皮肤病，取得显著疗效。

（一）验案四则

1. 某女，22岁，1999年10月14日初诊

自诉面部起疹6年余，时轻时重，伴纳谷不香，腹胀，大便不爽。检查：面部以口周为主多发红色毛囊性丘疹及少数脓疱、结节，舌质淡红，苔薄白腻，脉细滑。

【西医诊断】痤疮。

【中医诊断】肺风粉刺（脾胃湿热）。

【治法】健脾燥湿，和胃解毒。

【处方】炒白术12g，法半夏、黄连各6g，蒲公英15g，陈皮、厚朴、金银花、野菊花、紫花地丁、苍术、炙甘草、茯苓、太子参、黄芩、黄柏各10g。水煎服，每日1剂。

服药7剂，腹胀减轻，食欲好转，继服7剂，痤疮减轻，后守方调治，共服药42剂，临床痊愈。

【按语】本例痤疮以口周为主，且有纳差、腹胀、大便不爽、舌苔薄白腻等症状，因饮食不节，损伤脾胃，脾虚失运，蕴湿生热，湿热化毒，外壅肌肤而发病，故从脾胃论治。方中陈皮、厚朴、苍术、炙甘草为平胃散方，以燥湿健脾，行气和胃；而太子参、茯苓、炒白术、炙甘草有四君之意，加强健脾益胃功效；法半夏燥湿和胃、化痰散结，庄老常用之治疗结节性损害；再加两组清热解毒药：金银花、野菊花、紫花地丁、蒲公英取五味消毒饮之意，黄连、黄芩、黄柏

为三黄汤原方。几组药物合用以内外兼顾、标本同治，治疗痤疮取得满意疗效。

2. 某男，46 岁，2000 年 3 月 10 日初诊

自诉面部起红斑、丘疹逐渐加重 3～4 年，自行外用肤螨灵，鼻部皮疹部分消退，伴腹胀不适，大便时干时稀。检查：鼻翼两侧及下颏部红斑、结节，下颏部皮疹较密集，舌质暗红，苔黄腻，脉滑数。

【西医诊断】玫瑰痤疮。

【中医诊断】酒齄鼻（脾胃湿热，上蒸于面）。

【治法】健脾燥湿，和胃散结。

【处方】陈皮、苍术、昆布、黄芩、炒白术、胆南星、茯苓、炙甘草各 10g，太子参 12g，夏枯草 15g，法半夏、厚朴、黄连各 6g。水煎服，每日 1 剂。

连续服药 14 剂，腹胀消失，皮损减轻。后予活血化瘀，疏风清热法（丹参、降香、当归尾、川芎、羌活、荆芥、防风、生侧柏叶、荷叶、枇杷叶、大青叶）交替服用，治疗 2 月余，临床痊愈。

【按语】本例玫瑰痤疮也以口周为主，且有脾胃湿热征象，故须从脾胃论治。方中陈皮、厚朴、苍术、太子参、茯苓、炒白术、炙甘草为平胃散和四君子汤之合方，以健脾燥湿，行气和胃；法半夏、胆南星、夏枯草、昆布以清热化痰、软坚散结，庄老常用来消除结节性损害，往往获效。黄芩、黄连与平胃散又组成芩连平胃散，以加强清热解毒燥湿作用。三组药物合用治疗玫瑰痤疮，取得满意疗效。

3. 某男，7 岁，1999 年 3 月 10 日初诊

家长代诉其口唇干裂，疼痛不适 2 月余，平时有舔唇习惯，食欲不佳，挑食，大便干燥，2～3 日一行。

【检查】上、下唇黏膜干燥脱屑，有细小裂口，并延及唇周皮肤红斑脱屑，边界清楚。舌红少苔，脉细数。

【西医诊断】剥脱性唇炎。

【中医诊断】唇风。证属脾湿不运，胃阴不足。

【治法】健脾燥湿，和胃生津。

【处方】陈皮、炒白术、茯苓各 10g，生地黄 15g，苍术、厚朴、炙甘草、太子参、麦冬、玄参、石斛各 6g。水煎服，每日 1 剂。

配合外用止痒润肤霜。用药 7 日后复诊，症状明显减轻，守方调治 21 日而愈。

【按语】本病因脾湿不运，脾不为胃行其津液，胃阴不足，不能濡润口唇部皮肤黏膜而致。方中陈皮、厚朴、苍术、太子参、茯苓、炒白术、炙甘草可看做平胃散和四君子汤之合方，以燥湿健脾，行气和胃；玄参、生地黄、麦冬为增液汤原方，以滋阴清热，生津润燥；又用石斛加强滋阴清热、养胃生津作用。诸药合用，共奏燥湿健脾、和胃生津之功，理法方药无不精当，岂有不效之理？

4. 某男，30 岁，1999 年 5 月 11 日初诊

自诉口周胡须部位反复起红疹、脓疱，痒痛不适 1 年余，平时纳可，大便时干时稀。检查：口周胡须部位有多数红色毛囊性丘疹及脓疱，有的已结痂脱落，遗留暗红色色素沉着斑，舌红，苔黄腻，脉弦滑。

【西医诊断】须疮。

【中医诊断】羊胡疮。证属脾胃湿热，化毒上蒸。

【治法】健脾燥湿，清热解毒。

【处方】黄连 6g，蒲公英 15g，黄芩、陈皮、厚朴、苍术、炙甘草、栀子、茯苓、野菊花、紫花地丁、金银花、滑石各 10g。水煎服，每日 1 剂。

并配合外用四黄膏。

连续用药 14 日后再次就诊时，只见少数红色毛囊性丘疹，遗留暗红色色素沉着斑，舌红，苔薄黄，脉弦滑。予上方加丹皮 10g、赤芍 15g，继续服药 14 剂，基本痊愈。

【按语】本例发病部位也在口周，病属脾胃湿热，蕴久化毒，循经上蒸，因此治疗应健脾燥湿，清热解毒。方中用平胃散健脾燥湿，行气和胃，加黄芩、黄连组成芩连平胃散以加强清热解毒燥湿作用；金银花、野菊花、紫花地丁、蒲公英为治疗疮疖肿之要药，以清热解毒，用栀子清泄三焦之火，茯苓健脾利湿，滑石清热利湿，引邪外出。二诊时加丹皮、赤芍有清热凉血、化瘀解毒作用，促使皮肤早日恢复正常。

（二）讨论

中医藏象学说认为：脾主运化，开窍于口，其华在唇，脾与胃相表里；从经脉循行看，脾与胃相互络属，《灵枢·经脉》云："胃足阳明之脉，起于鼻之交頞中，旁纳太阳之脉，下循鼻外，入上齿中，还出挟口环唇，下交承浆"，又《素问·皮部论》云："皮者脉之部也"。说明口周皮肤与脾胃密切相关，口周皮肤病

也与脾胃功能失调有关，又中医学认为脾胃为后天之本，其对人体健康的重要性是不言而喻的。现代人生活节奏加快，饮食不规律，如不按时进食、过食生冷肥甘厚味等，日久易损伤脾胃，进而导致皮肤损害，从调理脾胃功能入手治疗口周皮肤病，不失为一种治病求本的方法，值得我们学习借鉴。

七、应用现代药理学成果于中医临床

中医药学博大精深，历经几千年的经验和传承。目前，中西医结合工作应用现代科学方法对中医中药进行了研究，针对疾病的指标、病理改变等进行的靶点治疗，实验室对大量单味中药进行了抗肿瘤，抑菌及其他药理结果研究，证实有很确切的作用。庄老几十年来在中西医结合思路指导下，在皮肤病的治疗用药方面，做了广泛、深入的探讨，积累了相当可贵的临床经验，在临床辨症、辨证治疗基础上，结合了疾病病机特点及中药本身的性味功用，应用药理研究成果，针对性地选择对疾病的客观指标、病理改变等有明确治疗作用的中药，收到了很好的疗效。就庄老中西医结合治疗皮肤病的思路和方法，现介绍如下。

1. 抗肿瘤中药

红斑、脱屑性皮肤病其病理表现为表皮角化过度、真皮浅层毛细血管异常增生，因而阻止 DNA 合成抑制细胞核的有丝分裂能有效抑制皮肤病皮损表皮细胞增殖过速。目前，明确有抗肿瘤作用的中药非常多，庄老在治疗银屑病、毛发红糠疹等皮肤病时，常在白英、蛇莓、龙葵、白花蛇舌草、北豆根、半枝莲、半边莲、三棱、莪术、青黛、金荞麦、乌梢蛇、菝葜、土茯苓等中药中辨证选用，获得了很好的疗效。

2. 抗感染中药

中医学没有抗感染之说，但在治疗具有红斑、发热、肿痛等症状的皮肤病时，用苦寒清热或甘寒清热药物疗效显著。庄老在治疗感染性皮肤病、红斑性皮肤病、皮肤血管炎、银屑病进展期等疾病时，亦常选用马齿苋、败酱草、紫草、大青叶、板蓝根、木贼、香附、金银花、蒲公英、黄柏、黄芩、黄连、白花蛇舌草、鬼箭羽、生地、牡丹皮、槐花、白茅根、虎杖等中药。现代药理证实这些药物确有抗感染作用。

3. 抗真菌药物

真菌性皮肤病发病率很高，口服抗真菌西药不仅费用高昂，且不良反应大，庄老在治疗真菌感染性皮肤病如手足癣，尤其是角化型手足癣，股癣、体癣等，常采用现代药理已证实有抑制真菌作用的中药如牡丹皮、土槿皮、知母、高良姜、黄连、丁香、肉桂、黄柏、黄芩、石菖蒲、桂枝、五倍子、肉豆蔻、防己、地骨皮、青木香、萆薢、徐长卿、丹参、鹤虱、急性子、大风子、皂角、藿香、川椒、苦参、明矾等水煎外洗浸泡，每获良效。

4. 增加机体光敏作用的药物

光化学治疗在皮肤科应用很广泛，能起到调节机体局部和全身免疫功能，抑制表皮细胞增生，形成维生素 D 等。对治疗蕈样肉芽肿、银屑病、掌跖脓疱病、白癜风、泛发性扁平苔藓能起到很好的疗效。但常用的口服补骨脂素对肝肾有损害，易导致白内障、青光眼，且妊娠及哺乳期妇女、婴儿禁用，很多患者不能接受。庄老在治疗上述疾病时，常辨证选用白芷、补骨脂、独活、虎杖、苍术、茜草根、生首乌、大黄等现代药理证实含有呋喃香豆素及蒽醌类光敏活性物质的中药，并嘱适当日光照射，但勿暴晒。

第三节　方药心得

肌肤为人体卫外之第一防线，最易感受各种外邪，而"有诸内必形于外"，脏腑、气血、阴阳和情志的变化也极大地影响了肌肤的生理和病理状态，所以皮肤病病情复杂多变，难以一证而蔽之。庄教授临诊时，针对患者病证病情，抓住主要矛盾，辨证论治，确定相应的治疗法则，"法法结合，复方用药"，取得较好的疗效。现总结庄教授治疗皮肤病的用药心得如下。

一、内治法

（一）除湿法

1. 滋阴除湿法

【适应证】亚急性及部分慢性湿疹。

【临床表现】皮疹表现为干燥、脱屑、瘙痒剧烈，夜间更甚，并可见渗出、结痂，舌质红，苔腻，脉滑等阴伤湿恋证。

【常用组方】自拟滋阴除湿汤。

【常用药物】炙黄芪、黄精、太子参、生地、玄参、天冬、麦冬、玉竹、石斛、龙胆草、炒栀子、黄芩、柴胡、通草、泽泻、车前子等。

本方由益胃汤（《温病条辨》）和龙胆泻肝丸化裁而成。庄老秉承朱仁康老专家观点，对于阴伤湿恋证，认为治疗上若仅予除湿法，则阴伤更重，皮损愈发干燥，甚则见皮肤皲裂不愈；若单治以滋阴法，则有助湿邪泛泛，渗出、瘙痒加重之虞，故应当予扶正祛邪之法进行治疗，扶正则以滋阴法，祛邪仍应予除湿法，两法相合，是为滋阴除湿法，二者并不矛盾。

其中黄精性甘平，归脾、肺、肾经。不仅能补益肺肾之阴，而且能补益脾气脾阴，有补土生金、补后天以养先天之效，可多与沙参、麦冬、生地等药同用。《日华子本草》："补五劳七伤，助筋骨，生肌，耐寒暑，益脾胃，润心肺"。《本草纲目》："补诸虚……填精髓"。现代研究证实本品含黄精多糖、低聚糖、黏液质、淀粉及多种氨基酸（囊丝黄精还含多种蒽醌类化合物）等成分，具有提高机体免疫功能和促进 DNA、RNA 及蛋白质的合成，促进淋巴细胞转化等作用。

太子参性甘微苦、平，归脾、肺经。能补脾肺之气，兼能养阴生津，作用平和，多入复方用于脾肺气阴两虚证。《江苏药材志》："补肺阴、健脾胃。治肺虚咳嗽，心悸，精神疲乏等症。"现代研究证实本品含氨基酸、多糖、皂苷、黄酮、鞣质、香豆素、甾醇、三萜及多种微量元素等。对淋巴细胞有明显的刺激作用。

方中含龙胆泻肝汤，以清肝胆，利湿热。《医方集解》：此足厥阴、少阳药也。龙胆泻厥阴之热，柴胡平少阳之热，黄芩、栀子清肺与三焦之热以佐之，泽泻泻肾经之湿，木通、车前泻小肠、膀胱之湿以佐之，然皆苦寒下泻之药，故用归、地以养血而补肝，用甘草以缓中而不伤肠胃，为臣使也。《重订通俗伤寒论》：肝为风木之脏，内寄胆府相火，凡肝气有余，发生胆火者，症多口苦胁痛，耳聋耳肿，阴湿阴痒，尿血赤淋，甚则筋痿阴痛。故以胆、通、栀、芩纯苦泻肝为君；然火旺者阴必虚，故又臣以鲜地、生甘，甘凉润燥，救肝阴以缓肝急；妙在佐以柴胡轻清疏气，归须辛润舒络；使以泽泻、车前咸润达下，引肝胆实火从小便而去。此为凉肝泻火，导赤救阴之良方。然惟肝胆实火炽盛，阴液未涸，脉弦数，舌紫赤，苔黄腻者，始为恰合。

2. 健脾除湿法

【适应证】湿疹、带状疱疹、脂溢性皮炎、天疱疮等。

【临床表现】皮疹症见脂水淋漓，浸淫四散，或水疱大小不等，其色黄白，破烂流水。伴纳呆、腹胀、恶心、欲呕、体倦、身重、舌苔腻，脉濡等证属湿热内蕴，湿重于热者。

【常用组方】除湿胃苓汤加减。

【常用药物】陈皮、厚朴、苍术、蜜甘草、猪苓、茯苓、肉桂、通草、滑石、防风、栀子等。

除湿胃苓汤源自《医宗金鉴》卷六十四，为健脾除湿的基础方，在原文中记载治疗蛇串疮。该方目前在皮科应用广泛，湿疹、脂溢性皮炎、天疱疮、荨麻疹、带状疱疹等证属脾虚湿蕴证者，病机或因先天禀赋不足，或饮食失节，或过食鱼腥辛辣动风之品，伤及脾胃，脾失健运，导致湿热内蕴，浸淫肌肤而致。症见皮肤瘙痒、可见水疱渗出，舌苔腻者，均可加减运用。痒感明显者，加白鲜皮；若湿滞、食滞重者，加焦槟榔或伏龙肝。

3. 清利湿热法

【适应证】湿疹、带状疱疹、天疱疮等。

【临床表现】皮疹表现为红斑或肥厚斑块，水疱，糜烂，或创面色鲜红，好发于耳部、前后二阴，躯侧等肝经循行部位，舌质红，苔腻，脉滑数等，证属湿热内蕴，热重于湿证或肝胆湿热证。

【常用组方】龙胆泻肝丸加减。

【常用药物】龙胆草、炒栀子、黄芩、柴胡、通草、泽泻、车前子、当归、生地等。

《成方便读》云：夫相火寄于肝胆，其性易动，动则猖狂莫制，挟身中素有之湿浊，扰攘下焦，则为种种诸证。或其人肝阴不足，相火素强，正值六淫湿火司令之时，内外相引，其气并居，则肝胆所过之经界，所主之筋脉，亦皆为患矣。故以龙胆草大苦大寒，大泻肝胆之湿火；肝胆属木，木喜条达，邪火抑郁，则木不疏，故以柴胡疏肝胆之气，更以黄芩清上，山栀导下，佐之以木通、车前、泽泻，引邪热从小肠、膀胱而出；古人治病，泻邪必兼顾正，否则邪去正伤，恐犯药过病所之弊，故以归、地养肝血，甘草缓中气，且协和各药，使苦寒之性不伤胃气耳。

《谦斋医学讲稿》：本方以龙胆为君，配合黄芩、山栀泻肝胆实火；木通、车前、泽泻清热利湿，用生地、当归防其火盛伤阴，再用甘草和中解毒，柴胡引经疏气，总的功能是苦寒直折，泻肝火而清利下焦湿热。故治胁痛、口苦、目赤、耳聋等肝火上逆，亦治小便淋沥，阴肿阴痒等湿热下注之证。如湿热明显，伍苦参、白鲜皮加大燥湿止痒之力，瘙痒眠差者伍重潜搜风之品。

4. 芳香化湿法

【适应证】湿疹皮炎类等。

【临床表现】湿浊困脾证，皮肤湿热不重，但伴胸闷，饮食呆滞，舌苔白腻。

【常用组方】自拟芳香化湿汤。

【常用药物】藿香、佩兰、香薷、陈皮、砂仁、草豆蔻、苍术、厚朴、佛手等。

本类药物气味芳香，多入膀胱、脾、小肠经，可辟浊化湿，有利水渗湿、利尿通淋、利湿退黄等功效，临床上主要用于皮肤病湿邪内阻之证。然而湿邪常带有兼夹，故芳香化湿药在具体应用时，需适当配伍。湿为阴邪，其性重浊黏腻，易致气机壅滞，故使用芳香化湿药时常配伍行气药，以宣畅中焦，消胀除满。为速去湿邪，广开去路，增强化湿之效，可配伍宣肺利湿药及苦温燥湿药、淡渗利湿药。湿有寒湿和湿热之分，寒湿并存当配温里散寒药，湿热合邪当与清热燥湿药同用。若脾胃虚弱、水湿内停，须配伍益气健脾药，以扶正祛邪，标本兼顾。

5. 温阳化湿法

【适应证】湿疹皮炎等肾阳虚或脾肾阳虚症状。

【临床表现】症见神疲，乏力，颜面四肢浮肿，面色㿠白，食欲差，五更泄泻，小便清长，伴舌淡胖，脉无力者。

【常用组方】二仙汤，金匮肾气丸，右归丸等化裁。

【常用药物】肉桂、干姜、仙茅、仙灵脾等。

方中仙灵脾又名淫羊藿，为小檗科植物淫羊藿、心叶淫羊藿或箭叶淫羊藿的茎叶，性味辛甘、温，功能补肾壮阳，祛风除湿。《日华子本草》说它能"治一切冷风劳气，补腰膝，强心力"及"筋骨挛急，四肢不任，老人昏耄，中年健忘"。据药理研究，淫羊藿具有降压、增强机体免疫力、明显降血糖、抗炎等多种作用；能显著减轻蛋清样足肿胀程度，亦能降低组胺所致毛细血管通透性的增高；对脊髓灰质炎病毒有显著的抑制作用等。二仙汤温肾阳，补肾精，泻肾火，调冲任：用治头目昏眩、胸闷心烦、少寐多梦、烘热汗出、焦虑抑郁、腰酸膝软等肾阴阳两虚、虚火上扰者。

（二）凉血法

1. 凉血活血法

【适应证】寻常型银屑病血热证型，红皮病等。

【临床表现】皮疹色红，新疹频出，发展迅速，同时可伴有咽痛、头痛、低热等流感样症状，点滴状红斑，基底色鲜红，鳞屑薄，舌质红赤，苔薄，脉数。

【常用组方】自拟凉血活血汤。

【常用药物】羚羊角粉（冲）、玳瑁粉（冲）、土茯苓、白鲜皮、生甘草、金银花、生地黄、牡丹皮、赤芍、生槐花、紫草、白茅根、丹参、大青叶、白花蛇舌草、当归尾、三棱、莪术、茜草等。

羚羊角粉性味咸、寒。清热力强，善入肝，有良好的清肝热，熄肝风作用。用于温热病壮热神昏，热毒发斑。本品入心、肝二经，气血两清，有清热泻火解毒之效。《别录》：疗伤寒时气寒热，热在肌肤，温风注毒伏在骨间，《药性论》：能治一切热毒风攻注。《本草再新》：定心神，止盗汗，消水肿，去瘀血，生新血，降火下气，止渴除烦。玳瑁性寒、咸、微甘，归肝、心经，具有清热解毒、平肝镇惊之功，能祛风毒，行气血，镇心神，逐邪热。利大小肠。《本草纲目》曰："玳瑁解毒清热之功同于犀角。"

2. 凉血清营法

【适应证】药物性皮炎，过敏性皮炎，红皮症等。

【临床表现】皮疹色鲜红，或见斑疹隐隐，伴壮热、烦渴、舌质红赤，苔薄，脉数。

【常用组方】清瘟败毒饮或犀角地黄汤和化斑汤加减。

【常用药物】羚羊角粉（冲）、玳瑁粉（冲）（二者可用水牛角粉代）、生地、丹皮、赤芍、生石膏、知母、玄参、淡竹叶、滑石、金银花、黄连、大青叶等。

清瘟败毒饮（《疫疹一得·卷下》），主治瘟疫热毒充斥内外，气血两燔证。大热渴饮，头痛如劈，干呕狂躁，谵语神昏，视物错瞀，或发斑疹，或吐血、衄血，四肢或抽搐，舌绛唇焦，脉沉数，可沉细而数，或浮大而数。大便不通，加生军；大渴不已，加石膏、天花粉；胸膈遏郁，加川连、枳壳、桔梗、瓜蒌霜。本方为大寒解毒，气血两清之剂，能损人阳气，故素体阳虚或脾胃虚弱者忌用。

当代中医皮肤科临床家丛书

庄国康

3. 凉血止血法

【适应证】紫癜症属血热伤络证。

【临床表现】症见皮下瘀点瘀斑，色鲜红，小便黄或赤，舌质红，苔薄，脉数。

【常用组方】自拟凉血止血汤。

【常用药物】生地、丹皮、生槐花、紫草、白茅根、丹参、当归尾、赤芍、川芎、大小蓟、侧柏炭、栀子炭、金银花炭、仙鹤草等。

金银花，又名忍冬、银花、双花等，自古被誉为清热解毒的良药。它性甘寒，气芳香，甘寒清热而不伤胃，芳香透达又可祛邪。金银花既能宣散风热，还善清解血毒，用于各种热性病，如身热、发疹、发斑、热毒疮痛、咽喉肿痛等证，均效果显著。炭药是用武火清炒（但火力不宜过大），将金银花炒至焦黄或焦黑，味微苦涩，性微寒，重在清解下焦及血分之热毒。金银花炭常与大小蓟、侧柏炭、仙鹤草合用，可凉血止血。栀子炭泻火除烦，凉血止血。

（三）活血化瘀法

1. 活血清热法

【适应证】扁平苔藓、多形性红斑、下肢结节病、痤疮等血热血瘀证。

【临床表现】皮疹色红或暗、紫红斑，或见瘀点、瘀斑，或有结节、斑块，舌质红，苔薄，脉涩等。

【常用组方】自拟活血清热汤。

【常用药物】丹参、降香、当归尾、川芎、鸡血藤、金银花、连翘、大青叶等。

降香性辛温，归肝脾经。有化瘀止血，理气止痛之功。本品味辛，能散能行，能化瘀理气止痛，其性主降，故能降气。《本草纲目》："疗折伤金疮，止血定痛，消肿生肌。"《本草经疏》："降真香，香中之清烈者也，故能辟一切恶气……上部伤，瘀血停积胸膈骨，按之痛或并胁肋痛，此吐血候也，急以此药刮末，入煎药服之良。治内伤或怒气伤肝吐血，用此以代郁金神效。"《本经逢原》："降真香色赤，入血分而下降，故内服能行血破滞，外涂可止血定痛，又虚损吐红，色瘀味不鲜者宜加服之，其功与花蕊石散不殊。"现代研究证实其主要成分为异黄酮衍生物的单聚体、双聚体，肉桂烯类衍生物等。降香挥发油及其芳香水有抗血栓作用，黄檀素有微弱的抗凝作用。降香乙醇提取物有抗惊厥、镇痛作用。

2. 凉血活血法

详见凉血法。

3. 滋阴活血法

【适应证】斑块型银屑病瘀热伤阴证。

【临床表现】症见病程久，皮疹干燥色暗，呈斑块或地图状。

【常用组方】自拟养阴活血汤。

【常用药物】蜜黄芪、黄精、生地、玄参、二冬、玉竹、石斛、丹参、当归尾、鸡血藤、白鲜皮等。

阴虚和血瘀之间关系密切，津血同源，可相互滋生转化，阴虚津少，势必导致血循障碍；另一方面，血瘀在内，久则化热伤阴。因此对于阴虚兼有血瘀的患者，应在滋阴基础上予活血，在活血同时滋阴才能收效。庄教授以生地、玄参、二冬、玉竹、石斛为滋阴药组，同时应用以滋补阴液，又予丹参、当归等活血生新。

4. 养血活血法

【适应证】银屑病消退期、神经性皮炎等血虚血瘀证。

【临床表现】症见皮疹色淡暗，干燥脱屑，瘙痒明显。

【常用组方】自拟养血活血汤。

【常用药物】生地、熟地、当归、何首乌、白芍、川芎、赤芍、当归尾、桃仁、红花、白鲜皮等。

血充则脉道充盈，血亏则脉道滞涩；同时，血行瘀滞则可导致器官阻滞缺乏血液濡养。同滋阴活血一样，庄教授强调补与通之间的平衡关系。因此在本方中以四物汤为基础，添加了桃仁、红花等祛瘀生新的活血药物，而少用三棱、莪术等破血之物。

5. 活血通络，软坚散结法

【适应证】结节性红斑，硬化性红斑，血管炎等瘀血阻络证。

【临床表现】皮疹发于四肢，红斑或结节，色紫暗，或见溃疡等。

【常用组方】身痛逐瘀汤加减。

【常用药物】桃仁、红花、赤芍、葱白、生甘草、大枣、石菖蒲、秦艽、浙贝、牡蛎、白芥子、夏枯草等。

血瘀之时，局部气机阻滞，日久生热，可煎津为痰；若痰阻血络，亦可致血瘀。痰瘀之邪局部聚集，临床中多表现为斑块、结节类皮损。庄教授常用身痛逐瘀汤加而生牡蛎、清半夏、浙贝母、白芥子等化痰软坚药物的应用治疗。动物实验研究表明，身痛逐瘀汤可延长小鼠凝血时间及凝血酶时间，降低大鼠微血管和微循环血管的全血黏度和血浆黏度。这可能是其发挥治疗作用的机制之一。

6. 温经活血法

【适应证】下肢结节性红斑，脂膜炎等血瘀寒凝证，寒凝气滞或风寒外束引起的瘀血证。

【临床表现】发于下肢的浸润斑块，疼痛，色暗。

【常用组方】温经汤加减。

【常用药物】官桂、小茴香、炮姜、蒲黄、当归、延胡索、赤芍等。

血遇寒则凝，遇温则行。温经汤以温经散寒与活血祛瘀并用，温通血脉，但使用温补之药又恐生热伤津，故再辅以养血、清热之法，使全方温而不燥，刚柔相济，以成温通、温养之剂。

方中吴茱萸辛苦大热，入肝胃肾经，散寒止痛；桂枝辛甘温，能温经散寒，通行血脉。两药合用，温经散寒，通利血脉之功更佳，共为君药。当归、川芎、芍药活血祛瘀；丹皮味苦辛，性微寒，活血祛瘀，并退虚热，共为臣药。阿胶、麦冬两药合用，养阴润燥而清虚热，并制吴茱萸、桂枝之温燥。人参、甘草味甘入脾，能益气补中以资生化之源。半夏辛温，入脾胃而通降胃气，与参、草相伍，健脾和胃，有助于祛瘀调经；生姜辛温，温里散寒，与半夏合用，温中和胃以助生化，共为佐药。甘草又能调和诸药，兼为使药。如此，瘀血去，新血生，虚热退，而病自除。

（四）清热法

1. 清热解毒法

【适应证】痈、疔、疮、疖、发等热毒客于肌腠、脉络，营卫不和，气血凝滞者。

【临床表现】皮疹可见红、肿、热、痛的硬结，面积或大或小，硬结顶可出现黄白色脓头，周围为红色硬盘，可伴发热恶寒，舌质红，苔黄。

【常用组方】仙方活命饮、五味消毒饮、犀黄丸等化裁。

【常用药物】金银花、防风、白芷、当归、陈皮、甘草、天花粉、土贝母、乳香、没药、皂角刺、山甲等。

此类患者多为实热证，表现为局部皮肤红肿热痛，多尚未化脓破溃，此时应以消为贵。庄教授多以清热解毒为主，配合理气活血、消肿散结为法。仙方活命饮、五味消毒饮是其基础方，其中前者为"疮疡之圣药，外科之首方"，方中金银花性味甘寒，最善清热解毒疗疮，前人谓之"疮疡圣药"，故重用为君。然单用清热解毒，则气滞血瘀难消，肿结不散，又以当归尾、赤芍、乳香、没药、陈皮行气活血通络，消肿止痛，共为臣药。若患者邪热炽盛，则可以西黄丸加减治疗。方中牛黄清热解毒，化痰散结；麝香开经络，行气滞，散瘀血，消痈疽肿毒；乳香、没药活血祛瘀，消肿定痛。诸药合用，共奏清热解毒，消肿溃坚，活血止痛之功。

2. 疏风清热法

【适应证】荨麻疹、玫瑰糠疹、皮炎等内有血热，外感风邪之证。

【临床表现】皮疹表现为红斑、风团、丘疹、丘疱疹等损害，色鲜红，遇热皮损发作或加重，灼热剧痒，多游走不定，或伴发热，恶寒，口干苦，咽痛，舌边尖红，苔薄黄或白干，脉浮或浮数。

【常用组方】凉血消风散。

【常用药物】羌活、荆芥、防风、白芷、牛蒡子、生地、丹皮、生槐花、紫草、白茅根、淡竹叶、滑石等。

凉血消风散从《外科正宗》消风散增减而成。风盛则痒，风善行数变，故病情迁延，反复发作。痒自风来，止痒必先疏风。方以羌活、荆芥、防风、牛蒡子、蝉蜕开发腠理，透解在表风邪，生地、丹皮、生槐花、紫草、白茅根凉血，淡竹叶、滑石导热从小便出，使热邪有出路。诸药合用，有托毒外出、疏风清热、除湿消肿之功，使得诸证自行缓解。凉血消风散在皮科是一个应用很广的经方，对表现为瘙痒、皮疹红热的皮肤病均可加减灵活应用。

3. 清肺降火，泻胃除热法

【适应证】寻常痤疮肺胃蕴热型。

【临床表现】多发于青壮年，好发于脂溢部位，尤其在面部、前额、颔部，其次为胸、背和上臂，初期为皮色丘疹，白头或黑头粉刺，脓疱，后期可出现结节、囊肿，毛孔粗大、瘢痕及色素沉着，常反复发作而迁延难愈，同时粉刺在发展过程中可形成丘疹，脓丘疹，结节，囊肿，瘢痕等多种损害。

【常用组方】自拟六叶汤。

【常用药物】枇杷叶、桑叶、大青叶、淡竹叶、生侧柏叶、荷叶。

庄老认为热毒是寻常痤疮的主要病理因素，贯穿于本病的始终，故以清肺降火、泻胃除热治疗。植物之叶主呼吸，故在脏应肺，是以叶类多能调肺而治肺，助其宣发与肃降。意在清肺胃热、升清降浊、轻宣气机。

（五）其他治法

1. 重潜搜风法

【适应证】慢性湿疹、肥厚性银屑病、神经性皮肤炎、结节性痒疹、嗜酸细胞增多性皮肤病、特应性皮炎等。

【临床表现】中重度瘙痒而心神不宁。皮肤瘙痒持续时间长，口服抗组胺药物难以控制，伴焦躁、抑郁、失眠等情志改变。

【常用组方】自拟重镇汤。

【常用药物】灵磁石、代赭石、生龙骨、生牡蛎、珍珠母、生石决明、瓦楞子、紫贝壳、蛤壳等。重潜药物主要指金石和介壳类药物，在《神农本草经》中多被列为上、中二品，其质沉降下行，均主入肝、心经，有平肝潜阳、宁心安神之专长，兼有益阴降冲，或凉肝清热、软坚散结之用。其中金石类灵磁石、赭石质重能镇，含有铁质，金能平木，善平肝风，铁剂可促进血红蛋白的合成，有补血强壮的作用，养血则可宁心。介壳类龙骨平肝潜阳，张锡纯云："龙骨既能入气海以固元气，更能入肝经防其疏泄元气，且能入肝敛戢肝木"。认为人身阳之精为魂，阴之精为魄，龙骨入肝镇心神以安魂，牡蛎入肺潜浮阳以定魄，魂魄者，心神之左辅右弼也，魂魄安强，精神自立，虚弱自愈也，故龙骨牡蛎为精神之妙药也，二药合用大能收敛心气之耗散，并三焦之气化，可使浮荡之魂魄安其宅地使心有所主，神有所安。现代药理研究龙骨水煎剂对小鼠的自主活动有明显抑制作用，能明显增加巴比妥钠小鼠的入睡率；具有抗惊厥作用，其抗惊厥作用与铜、锰元素含量有关；所含钙离子，能促进血液凝固，降低血管壁通透性；并可减轻骨骼肌的兴奋性。研究表明：缺钙、缺铁、缺锰、缺锌都会引起皮肤瘙痒，重潜药物含有大量的微量元素，故能多途径、多靶点治疗顽固性瘙痒。

庄老在治疗中重度瘙痒皮肤病时，对某一具体症候，常用重潜搜风法灵活配伍其他治法；在核心方处方基础上，针对不同的疾病、证候、症状及体质等，用药也不同，如配伍当归，熟地黄养血等；配伍生地、玄参、制何首乌润燥；配伍丹参、降香、当归、川芎、茜草、三棱、莪术活血；配伍天麦冬、石斛、黄精滋阴；配伍生地、牡丹皮、紫草、生槐花凉血；配伍莱菔子、白芥子、海浮石、海蛤壳化痰；配伍陈皮、半夏、茯苓、甘草健脾利湿；配伍香附，柴胡，郁金疏肝解郁；配伍白茅根、白花蛇舌草、大青叶等清热；发于四肢者，常加鸡血藤、首乌藤等等。

2. 玄府开窍法

【适应证】寒冷性荨麻疹，斑块型银屑病等。

【临床表现】皮疹遇冷加重，或风团色白，或斑块肥厚浸润，局部无汗或冬重夏轻，舌质淡，苔白，脉浮。

【常用组方】麻杏石甘汤合桂枝汤化裁。

【常用药物】炙麻黄、桂枝、白芍、生姜、生甘草、大枣、杏仁、生石膏等；常配伍凉血活血药如生地、丹皮、生槐花、紫草、白茅根、丹参、赤芍等。

玄府这里指汗孔，玄府开窍法即开通玄府法。庄教授最早应用于病程长且伴有阳虚的斑块型银屑病患者。他认为患者久病，长期应用清热解毒等苦寒药物损伤阳气可导致玄府郁闭，皮损顽固不愈。故以麻黄、桂枝通阳开玄，桃仁、红花、当归、川芎、丹参等养血活血。他强调此类证型关键在于辨证，患者往往畏寒而无汗、手足冷、舌淡胖苔薄白或少，脉细弱。

3. 养血润燥，消风止痒法

【适应证】银屑病、慢性湿疹、荨麻疹等血虚（燥）生风证。

【临床表现】皮疹表现为瘙痒，肌肤甲错，色淡，延续数月或数年，劳累后发作或加剧，舌质淡，苔薄，脉濡细。

【常用组方】当归饮子加减。

【常用药物】荆芥、防风、当归、熟地、白芍、川芎、生芪、白蒺藜、何首乌、生甘草等。

当归饮子出自《医宗金鉴》"疥疮……经久不愈，血燥者，服当归饮子"。治疗血燥皮肤作痒及风热疥疮瘙痒或作疼痛。历代医家称之为调养气血，祛风润燥之剂，方中四物汤养血活血，补中有通，补而不滞；黄芪补脾益气，以生养气血；首乌滋补肾精而化生为血，又可润肤止痒；白蒺藜、荆芥、防风，药性和缓，内可祛内生之风燥，外可疏六淫之邪气，从而止痒；甘草调和诸药。诸药配伍，起养血润肤、疏风止痒之功，临床多用于老年瘙痒症、慢性荨麻疹、银屑病、普脱、神经性皮炎、慢性湿疹等证见血虚风燥者。皮疹表现为皮肤干燥，脱屑，抓痕，甚则皲裂，瘙痒剧烈者，往往切中病机，使病证得愈。

4. 酸收固表法

【适应证】荨麻疹、多汗症等表虚不固者。

【临床表现】风团色淡或白，自汗或多汗，气短，劳累后易发等。

【常用组方】自拟酸收固表汤。

【常用药物】乌梅、五味子、木瓜、石榴皮、白术、防风、羌活、白芷等。

乌梅性酸涩平，归肝脾肺大肠经。本品味酸而涩，其性收敛，敛肺气，《神农本草经》："下气，除热烦满，安心，止肢体痛，偏枯不仁，死肌，去青黑痣，蚀恶肉。"《本草求真》："乌梅酸涩而温，……入肺则收，入肠则涩，入筋与骨则软，入虫则伏，入于死肌、恶肉、恶痣则除，刺入肉中则拔……痈毒可敷，中风牙关紧闭可开，蛔虫上攻眩扑可治，口渴可止。宁不为酸涩收敛止一验乎"。现代研究证实乌梅主含柠檬酸、苹果酸、琥珀酸、酒石酸、碳水化合物、谷甾醇、蜡样物质及齐墩果酸样物质，能增强机体免疫功能。五味子性酸甘温，归肺心肾经。味酸收敛，甘温而润，能上敛肺气，下滋肾阴，且五味俱全，以酸为主，善能敛肺止汗。既能补益心肾，又能宁心安神。《神农本草经》："主益气，咳逆上气，劳伤羸瘦，补不足，强阴，益男子精。"《本草备要》："性温，五味俱全，酸咸为多，故专收敛肺气而滋肾水，益气生津，补虚明目，强阴涩精，退热敛汗，止呕住泻，宁嗽定喘，除烦渴。"《医林纂要》："宁神，除烦渴，止吐衄，安梦寐。"现代研究证实五味子主含挥发油、有机酸、鞣质、维生素、糖及树脂等，对神经系统各级中枢均有兴奋作用，对大脑皮层的兴奋和抑制过程均有影响，使之趋于平衡。对呼吸系统有兴奋作用，可镇咳和祛痰。能降低血压。能利胆，降低血清转氨酶，对肝细胞有保护作用。有与人参相似的适应原样作用，能增强机体对非特异性刺激的防御能力。能增加细胞免疫功能，使脑、肝、脾脏 SOD 活性明显增强，故具有提高免疫功能，抗氧化，抗衰老的作用。对金色葡萄球菌、肺炎杆菌、肠道沙门氏菌、铜绿假单胞菌等均有抑制作用。

5. 滋肾抑火法

【适应证】系统性红斑狼疮、皮肌炎、天疱疮、色素性皮肤病等，属肾阴不足，阴虚火旺证者。

【临床表现】肾脏本色为黑，显露于外，故见皮肤颜色深暗等。

【常用组方】六味地黄汤合五子衍宗丸或知柏地黄丸加减。

【常用药物】生熟地、山药、山萸肉、泽泻、丹皮、茯苓、枸杞子、女贞子、菟丝子、覆盆子、褚实子等。

庄教授认为，系统性红斑狼疮、皮肌炎等疾病的发生，先天禀赋不足是疾病发生的前提条件，此类患者多伴有肝肾阴虚，因此在治疗过程中，滋补肝肾应贯穿始终。他常用六味地黄丸、五子衍宗丸为基础方治疗，滋补而不温燥。同时，外邪侵袭，特别是热毒之邪侵袭肌表，是疾病发生的另一个条件。因此在治疗过程中，尤其是在疾病进展期应予清热解毒凉血治疗，可合用知柏地黄丸等。

6. 温补肝肾法

【适应证】红斑狼疮、皮肌炎、斑秃、普脱等证属肝肾不足者。

【临床表现】症见脱发，病程日久，头发枯黄或灰白，脱发广泛。常伴膝软目眩，头昏耳鸣，遗精滑泄，失眠多梦，或畏寒肢冷，舌质淡或红，苔薄或少，脉沉细。

【常用组方】二仙汤、二至丸合五子衍宗丸等化裁。

【常用药物】补骨脂、肉桂、干姜、木瓜、仙茅、仙灵脾、盐胡芦巴、巴戟天、小茴香、白芥子、女贞子、枸杞子、菟丝子。

庄老认为，红斑狼疮、皮肌炎、斑秃、普脱等疾病病因虽有不同，或先天禀赋不足，或外感六淫，内伤七情，或郁怒伤肝，或饮食起居不节等，但其本在肝肾不足，故治疗当以补益肝肾、养血活血贯穿始终。常伍养血活血药如蜜黄芪、酒黄精、当归、生熟地黄、赤芍、川芎、丹参。肾阳不足甚者伍黑附片。

二、外治法

1. 增白明目——自拟增白明目汤

白芷 15g，菊花 15g，蜂蜜数克。将白芷、菊花加水 1600ml，煎煮 20 分钟后去渣，滴入蜂蜜，湿敷或洗浴脸部，每次 15～20 分钟，可增白明目。

2. 增白止痒——自拟白嫩消风汤

白蒺藜 30g，白芷 15g，冬瓜皮 30g，脱脂奶粉 30g。将白蒺藜、白芷、冬瓜皮加水 1600ml，煎取 1200ml，去渣，加入奶粉，搅匀后洗浴或温敷脸部。

当代中医皮肤科临床家丛书

庄国康

3. 凉血清热——自拟多花汤

玫瑰花 15g，红鸡冠花 15g，凌霄花 15g，生侧柏叶 15g。加水 1600ml，煎取 1200ml，去渣，湿敷或洗浴脸部，对颜面部轻度皮炎有功效。中药煎水后，趁热先用药液熏蒸面部 5～10 分钟，再用药液渍洗面部，20 分钟后进行洗浴。洗浴可使面部血液通畅，从而提高药效。

4. 燥湿杀虫——自拟燥湿汤

苦参 30g，蛇床子 15g，川椒 6g，白矾 6g，皂荚 15g，冰片（后下）适量，水煎外洗。可治疗头皮、外阴点状红斑、细屑。

5. 活血化瘀——自拟活血汤

透骨草 15g，红花 20g，赤芍 15g，王不留行 20g，茜草 15g，高粱酒 500ml。泡药密封 7 天，取汁外涂。可治疗局限性硬皮病。

6. 清热敛湿——自拟清热敛湿汤

黄柏 60g，马齿苋 15g，菊花 10g，水煎放冷湿敷。可治疗生殖器疱疹、单纯疱疹、唇炎、颜面皮炎。

第四章 验案撷英

一、湿疹

验案 1

周某某，女，69 岁，2010 年 6 月 25 日初诊。

[**主诉**] 主因双侧，手背、前臂、头皮部浸润性斑片、丘疱疹、渗出持续发作 2 月余就诊。

[**现病史**] 患者 2 月前因洗涤剂类日用化工产品刺激，双侧手背出现丘疱疹、斑片，患者未予重视，仍继续接触，自行应用"护手霜"治疗，无明显疗效，症状逐渐加重，现手背、前臂、头皮散在丘疱疹、浸润性斑片，渗出、结痂，皮损色红，伴重度瘙痒，影响睡眠，平素性急躁，饮食尚可，二便调，眠差。

[**查体**] 手背、前臂、头皮内可见斑片状较密集丘疹、丘疱疹，色暗红，轻至中度浸润，硬币至核桃大小，伴有渗出、结痂，头皮内皮疹较大，约鸡蛋大小。舌质暗，舌苔少，脉象沉细弦。

[**西医诊断**] 湿疹。

[**中医诊断**] 浸淫疮（湿热伤阴证）。

[**治法**] 滋阴除湿清热法。

[**处方**] 黄精 10g，太子参 10g，生地 30g，玄参 10g，天冬 10g，麦冬 10g，玉竹 10g，石斛 10g，龙胆草 10g，炒栀子 10g，黄芩 10g，柴胡 10g，通草 10g，泽泻 10g，车前子 10g，生龙骨 30g，浮萍 10g。7 剂，水煎服，日 1 剂，分 2 次服。

加味五石膏、哈西奈德乳膏，适量外用。

二诊（7 月 8 日）：上方服用 2 周，皮损减轻，现头皮、前臂、手背可见丘疹、浸润性斑片及色素沉着，皮损无明显渗出，丘疹数目减少，皮损色淡红，瘙痒仍较重，夜间偶有燥热，睡眠差，小便少，余情况尚可。舌质暗，舌苔少，脉象沉细数。辨证、治法不变，上方加浮萍 10g、地骨皮 10g、冬瓜皮 15g。外用药膏同前。服药 2 周后皮疹基本消退，遗有色素沉着，继续服药 2 周巩固疗效，随访2个月未见复发。

[按语] 本患者属亚急性湿疹，皮损颜色偏红，兼有情绪急躁，脉有弦象，属肝火内盛，热重于湿之邪实表现；又因患者发病2月余来一直有渗出，且皮疹色红偏暗，舌暗，脉有沉细之象，故可知渗出日久伤及阴液，属阴液不足之正虚表现。因此治疗上如仅以清热利湿法治之，则重伤阴液，易变生他证，故当以滋阴、清热、利湿三管齐下，方可得速效。庄国康教授常用养阴药物包括生地、玄参、天冬、麦冬、玉竹、石斛、南沙参、北沙参等。另现在年老者多染发，而染发剂极易加重过敏症状，尤其是头面颈部等邻近部位，本患者又属日化产品过敏，则更应注意，因此可以加用中药外洗剂抑制其头皮内皮疹症状，同时还需叮嘱患者少接触各种日用化工类产品。患者情绪较急躁，且瘙痒较重，可以少量外用激素类药膏以迅速改善症状，缓解瘙痒，以增强患者的信心，增强其依从性，提高临床疗效。

验案2

孔某某，男，45岁，2013年4月10日初诊。

[主诉] 四肢、背部皮肤红斑、渗液、瘙痒2个月。

[现病史] 患者2个月来四肢起成片红斑，上有集簇丘疹，丘疱疹，伴色素加深，痒重，渗水，曾在外院服中药治疗，病情反复，眠差，情绪急。家族无过敏史。舌质红，苔薄，脉弦细。

[西医诊断] 泛发性湿疹。

[中医诊断] 浸淫疮（湿热伤阴）。

[治法] 滋阴除湿。

[处方] 炙黄芪10g，黄精10g，太子参10g，生地黄30g，玄参10g，天冬10g，麦冬10g，玉竹10g，石斛10g，龙胆草10g，炒栀子10g，黄芩10g，柴胡10g，通草10g，泽泻10g，车前子10g，冬瓜皮15g，生龙骨20g。7剂，水煎服。

湿疹膏外用。

二诊（4月17日）：上方服用1周，背部皮疹趋光滑，四肢片状丘疹，渗液减少，但瘙痒仍重。舌质暗，苔薄，脉弦细。辨证治法同前。遵上方加苦参10g、白鲜皮15g，7剂。

三诊（4月24日）：上方服用1周，双手臂、背部皮疹渐趋消退，但仍见小片丘疹，痒，胃纳欠佳，小便正常。舌质红，苔根黄，脉弦细数。辨证同前。治法：养阴益气，健脾除湿。处方如下。

炙黄芪10g，黄精10g，太子参10g，生地黄20g，玄参10g，麦冬10g，玉竹10g，石斛10g，陈皮10g，厚朴10g，苍术10g，炙甘草10g，猪苓10g，茯苓10g，泽泻10g，车前子10g，冬瓜皮15g，苦参6g。7剂，水煎服。

四诊（4月29日）：因五一期间放假，故提前来诊。上方服用5剂，皮疹颜色变暗褐，丘疹数量明显减少，痒较前程度减轻，以夜间痒明显。舌质暗，苔薄，脉弦细。辨证：湿热伤阴，血虚风燥。治法：重潜搜风，滋阴除湿。处方如下。

磁石30g，代赭石30g，生龙骨30g，生石决明20g，黄精10g，太子参10g，生地30g，玄参10g，天冬10g，麦冬10g，玉竹10g，石斛10g，龙胆草10g，炒栀子10g，黄芩10g，柴胡10g，通草10g，泽泻10g，车前子10g，苦参6g。7剂，水煎服（嘱患者服完前方后再服本方。）

外用药物同前。

五诊（5月8日）：背部皮疹消退，为色沉斑，双前臂皮疹80%为色沉斑，散见针尖大丘疹，无渗液流滋，无新疹。舌质红，苔薄，脉弦细。辨证治法同前，继用上方加浮萍10g、蛇床子6g、白鲜皮15g，7剂，水煎服。

一周后随访，皮疹基本消退，继服本方14剂巩固疗效，4个月后随访未见复发。

[按语] 庄国康教授强调在临证时须根据患者症状、体征综合分析以辨证立法、遣方用药，随着生活条件的改善，患者对生活质量及自身形象要求较高，皮肤病对患者的生活质量和形象影响较大，可进而影响患者情绪，使患者因情志内伤而化生变证，在辨证诊断及立法治疗上也应据此及时进行调整。本患者初诊时可见流滋，病程长，皮疹范围较大，故阴伤症状明显，又有明显的情绪急躁，小便色黄等症状，考虑仍有肝胆湿热，故以滋阴除湿汤配伍龙胆泻肝汤加减，7剂后显效。二诊时瘙痒较重，加大燥湿止痒之力，配以苦参、白鲜皮，症状日趋减轻。考虑清利肝胆湿热药物多为苦寒燥湿之品，又因"见肝之病，知肝传脾，当先实脾"，且三诊时患者诉有胃纳不佳症状，因此改苦寒燥湿药为健脾除湿药以顾护脾胃，四诊时皮疹明显消退，胃纳好转，改以瘙痒、眠差为主症，伍以重潜搜风，安神止痒，后又随证加减，调理1个月获愈。

验案3

王某，男，32岁，2013年4月23日初诊。

[主诉] 乳头皮肤流滋瘙痒1年，全身皮肤红斑脱屑1周。

[现病史] 1年前无明显原因双侧乳头皮肤发红，瘙痒，搔抓后流水，曾外用

当代中医皮肤科临床家丛书

庄国康

艾洛松（糠酸莫米松乳膏）能缓解，停用后反复。1周前躯干无明显诱因起散在类圆形红斑，细屑，瘙痒，境界清晰。舌质红，苔净，脉细数。

［**西医诊断**］乳晕湿疹。

［**中医诊断**］乳头风（湿热内蕴，血虚生风证）。

［**治法**］凉血消风。

［**处方**］羚羊角粉^{冲服}0.6g，玳瑁粉^{冲服}6g，羌活10g，荆芥10g，防风10g，白芷10g，炒牛蒡子10g，牡丹皮10g，生地黄30g，生槐花10g，紫草10g，白茅根15g，淡竹叶10g，滑石10g，生石膏30g，大青叶10g。14剂，水煎服。

二诊（5月7日）：上方服用2周，皮疹大部消退，留色素沉着斑，痒减轻，呈阵发性游走性瘙痒。舌质红，苔薄黄，脉弦细。辨证治法同前。处方如下。

羌活10g，荆芥10g，防风10g，牡丹皮10g，生地黄30g，生槐花10g，紫草10g，茅根15g，淡竹叶10g，滑石10g，生石膏30g，大青叶10g，生龙骨30g。14剂，水煎服。

三诊（5月21日）：上方服2周，皮疹基本消退，仍留有色素沉着斑，偶痒。舌质红，苔净，脉沉细。辨证：湿热伤阴。治法：滋阴除湿。处方如下。

生地30g，玄参10g，天冬10g，麦冬10g，石斛10g，玉竹10g，冬瓜皮10g，茯苓皮10g，陈皮10g，白鲜皮10g，泽泻10g，车前子10g。

服药3周，诸症痊愈。

［**按语**］乳头乳晕湿疹本多见于女性，概因乳头属肝，女子以肝为先天，经带胎产均受肝的影响，如有受损常造成肝郁或肝阴（血）虚的病证。而本例患者为男性，平素亦无性情急躁、贪杯嗜酒等，因此不应责之于肝。本病应为"脂溢性湿疹"，为胸前皮脂旺盛，皮肤油腻起皮，继而穿衣不适，反复摩擦刺激而继发湿疹化，相当于中医"纽扣风"、"乳头风"等病。患者虽不嗜辛、酒，但平素过食肥甘，久则化热入血，血热血虚而虚风内起，发作斑片、鳞屑，属血热生风之证，因此治以凉血消风之法，又因病程约年余，反复流水渗出，已伤及阴分，因此在解决皮疹急性发作症状后，予以扶正祛邪的法则治疗，采用滋阴除湿法。羚角、玳瑁、水牛角粉等为凉血要药，具有较强的"退红"作用，皮损色红，炎症较重时效果较佳，本患者初诊时躯干部亦见散在类似皮疹，血热较重，故当急泻其热以免症状加重成泛发性湿疹。

验案4

刘某某，男，76岁，2011年5月30日初诊。

[**主诉**] 全身皮肤起疹，瘙痒剧烈半年。

[**现病史**] 患者半年前全身皮肤剧烈瘙痒，难以入睡，经多种治疗效果不显，每晚不能平卧，只间续坐卧，生活极度痛苦。就诊时可见全身皮肤干燥，成片红斑、丘疹、结节，部分苔藓化，可见浸润，抓痕。实验室检查提示嗜酸性粒细胞比例5.8%（稍偏高），IgE偏高。既往湿疹病史二十余年。

[**西医诊断**] 顽固性湿疹。

[**中医诊断**] 湿疮（湿热挟瘀，虚风内动）。

[**治法**] 重潜搜风，活血止痒。

[**处方**] 灵磁石30g，代赭石30g，生龙骨30g，生牡蛎30g，珍珠母30g，乌梢蛇10g，秦艽10g，漏芦10g，丹参15g，三棱10g，莪术10g，苦参10g，浮萍10g，白鲜皮10g，浮小麦30g，首乌藤15g。7剂，水煎服。

二诊（6月5日）：近日于双手掌及足底部皮肤起密集丘疹，丘疱疹，部分为血疱，躯干部结节性损害较前平伏，瘙痒程度减轻，舌质红，苔薄，脉沉细。辨证同前，治法：重潜搜风，清利湿热。处方如下。

灵磁石30g，代赭石30g，生龙骨30g，生牡蛎30g，珍珠母30g，乌梢蛇10g，秦艽10g，漏芦10g，龙胆草10g，炒栀子10g，黄芩10g，柴胡10g，通草10g，泽泻10g，车前子10g，冬瓜皮15g，首乌藤10g，苦参10g。14剂，水煎服。

三诊（6月27日）：上方服用3周余，病情明显进步，服药一周后手足部血疱、水疱消失，但仍略见浮肿，瘙痒明显减轻，夜间可入睡。查：背部有小片红斑，无浸润，手背部皮肤可见较散在结节，下肢轻度浮肿，潮红。舌尖红，苔薄，脉细数。治法：重潜搜风，滋阴除湿。处方如下。

灵磁石30g，代赭石30g，生龙骨20g，生石决明15g，瓦楞子15g，黄精10g，生地黄30g，玄参15g，天冬15g，麦冬15g，玉竹15g，石斛10g，龙胆草10g，炒栀子10g，黄芩10g，柴胡10g，通草10g，泽泻10g，车前子10g，冬瓜皮15g，茯苓15g，苦参10g。14剂，水煎服。

四诊（7月18日）：躯干部、手部皮疹已消退，双足部皮肤呈暗红色，无结节及浸润，可略见浮肿，舌尖红，苔黄腻，脉沉细数。治法：凉血活血。处方如下。

生地黄30g，丹皮10g，生槐花10g，紫草10g，白茅根15g，丹参15g，当归尾15g，鸡血藤15g，赤芍10g，钩藤10g，络石藤10g，冬瓜皮15g，茯苓皮15g，车前子10g，生龙骨20g，苦参10g。14剂，水煎服。

当代中医皮肤科临床家丛书

庄国康

五诊（8月12日）：皮损基本消退，双上臂有轻微瘙痒，足背部仍见轻浮肿，无渗出。舌质红，苔薄，脉缓。治法：养阴益气，清热利湿。处方如下。

黄精10g，炙黄芪10g，生地30g，玄参15g，天冬15g，麦冬15g，玉竹15g，石斛10g，龙胆草10g，炒栀子10g，黄芩10g，柴胡10g，通草10g，泽泻10g，车前子10g，鸡血藤15g，钩藤10g。14剂，水煎服。以巩固疗效。

[按语] 瘙痒是皮肤科临床上最常见最主要的主观症状，临床上可以见到许多慢性瘙痒性皮肤病，如慢性湿疹、肥厚性银屑病、神经性皮炎、结节性痒疹、嗜酸细胞增多性皮肤病等，其皮损因长期搔抓等刺激而形成结节、浸润肥厚和苔藓化，临床上治疗存在一定的困难。庄国康教授认为《素问·阴阳应象大论》中"气伤痛，形伤肿……先痛而后肿者，气伤形也"有指导意义。"气"指代细胞、器官、组织等之功能，"形"则指代细胞、器官、组织等之实质；"痛"指痛、痒、麻木等感觉异常症状，"肿"则指代出现肢体红肿、水肿、皮损等实质性改变。瘙痒之症，乃患者或因外感六淫，外邪客于经络、脏腑，或因气血亏虚，运行不畅，或因情志不畅，内生痰、瘀、毒、火等病理产物，淤阻脉络，致气机不畅，瘙痒剧烈，属"气伤"。瘙痒日久，则搔抓无度，损伤脉络，血溢脉外，而成瘀血，症见皮损肥厚，色暗，固着难消；血瘀日久则脉络失养，致血虚风动，可见脱屑、瘙痒频作，发无定时，属"形伤"。患者瘙痒剧烈，影响休息，日久则致心神躁扰，情志不畅，阳虚有浮越趋势，单纯止痒方法疗效不佳，故当以重镇潜阳，养心安神之法治疗。患者皮损浸润肥厚苔藓化，属血瘀血虚之证，当以活血养血之法，去瘀生新，润燥止屑。此时治疗若单用重镇潜阳，养心安神，则瘀血不去，皮损仍在，患者仍会不自觉搔抓，若单用活血之法，则瘙痒不止，心神不安，病仍不除。故庄老合用重镇活血法治疗本类疾病，一则以重镇药重镇安神，养心除烦，以达止痒之效；二则以活血药破血逐瘀，去瘀生新，使结节、肥厚消退，兼以养血和血类药物养血行血，熄风润燥，使脱屑减少，以期皮损修复，标本兼治，取得较好的临床疗效，方用自拟重镇活血汤加减。方中介石类药物较多，依常例煎药时需先煎；庄教授通过临床实践发现，将所有药物一起浸泡8~12小时后再按一般方法煎煮，其疗效与先煎基本相同，故可用久泡代替先煎，以方便患者煎药。

二、特应性皮炎

验案1

王某，男，20岁，2008年11月3日初诊。

[主诉] 主因眶周、口周、颈部浸润性斑片、脱屑，反复发作 15 年余就诊。

[现病史] 患者自幼即有湿疹，近两年皮损逐渐局限于眶周、口周、颈部，可见浸润性斑片、肥厚、脱屑，外院诊断为"湿疹"，予药物口服、外用西药治疗（具体用药不详），疗效不佳，现眶周、口周、颈部浸润性斑片、脱屑，皮损色暗红，瘙痒较明显，一般情况可。舌质红，舌苔洁，脉象弦细。

[查体] 眶周、口周、颈部中至重度浸润肥厚性斑片，间有小丘疹，伴脱屑，皮损颜色暗红，周围可见暗褐色色素沉着。白色划痕征（＋）。

[西医诊断] 异位性皮炎。

[中医诊断] 湿疮（湿热伤阴，脾虚湿盛证）。

[治法] 滋阴健脾祛湿。

[处方] 生地 30g，玄参 10g，天冬 10g，麦冬 10g，玉竹 10g，石斛 10g，冬瓜皮 15g，大腹皮 10g，茯苓皮 15g，陈皮 10g，厚朴 10g，苍术 10g，炙甘草 10g，炙黄芪 10g，黄精 10g，太子参 15g。水煎服，14 剂。

二诊（11 月 13 日）：近两周皮损情况减轻，现头面浸润性斑片、脱屑，双肘窝部可见小片苔藓样变，入夜后皮损色红，瘙痒加重，尤以眶周、口周为重，近期学业加重，偶觉神疲乏力，余情况可。舌质暗，舌苔少，脉象弦细。辨证同前。治法：健脾益气，滋阴除湿。处方如下。

炙黄芪 10g，黄精 10g，太子参 10g，炒白术 10g，茯苓 15g，炙甘草 10g，陈皮 10g，冬瓜皮 15g，大腹皮 10g，生地 20g，玄参 10g，天冬 10g，麦冬 10g，玉竹 10g，石斛 10g，当归 15g，制首乌 15g，生龙骨 30g。水煎服，14 剂。

湿疹膏适量，外用。

三诊（2009 年 4 月 27 日）：上方服用 2 个月大部好转，遂停药，近 2 周因饮食不节皮损加重，现眶周、口周红斑、浸润性斑片、脱屑，皮损色红，瘙痒明显，双肘窝皮肤粗糙。一般情况可。舌质红，舌苔洁，脉象细数。辨证：湿热伤阴。治法：滋阴除湿。处方如下。

龙胆草 10g，炒栀子 10g，黄芩 10g，柴胡 10g，通草 10g，泽泻 10g，车前子 10g，生地 30g，玄参 10g，天冬 10g，麦冬 10g，玉竹 10g，石斛 10g，熟地 20g，当归 15g，制首乌 10g，浮小麦 30g。14 剂，水煎服。

外用药物同前。

四诊（2010 年 3 月 15 日）：上方服用 2 月余好转，停药，近 2 周无明显诱因皮损加重，现头面、颈部、肘窝可见浸润性斑片、渗出，皮损色红，瘙痒明显，纳少，二便调，睡眠尚可。舌质红，舌苔黄腻，脉象弦细。辨证：湿热内蕴，脾虚湿盛证。治法：健脾益气，滋阴除湿。处方如下。

太子参10g，炒白术10g，茯苓10g，炙甘草10g，陈皮10g，厚朴10g，苍术10g，生地30g，玄参10g，天冬10g，麦冬10g，玉竹10g，石斛10g，冬瓜皮15g，猪苓10g，生龙骨30g。7剂，水煎服。

0.1%他克莫司软膏适量，外用。

五诊（5月10日）：上方服用7周余，近2周有新发皮损，现头面散在丘疹，皮损色红，双目易流泪，双颊部瘙痒明显，肘窝皮肤已光滑，一般情况可，眠略差。舌质红，舌苔薄白，脉象细数。辨证：湿热伤阴。治法：滋阴清热除湿。处方如下。

生地30g，通草10g，滑石粉10g，生甘草10g，淡竹叶10g，生石膏30g，黄柏10g，苍术10g，太子参15g，玄参10g，天冬10g，麦冬10g，玉竹10g，石斛10g，龙胆草10g，炒栀子10g。14剂，水煎服。

止痒润肤霜适量，外用。

上方服用3周，皮疹基本消退，瘙痒明显减轻，继服2周巩固疗效，随访半年未见复发。

[**按语**] 特应性皮炎患者大都皮损局部或周身皮肤干燥，且多伴有瘙痒夜甚等症状，辨证属阴虚证，故应以滋阴除湿法进行治疗，养阴类药物贯穿治疗始终；再根据患者情况配合清热利湿、健脾除湿等治法。此外，患者都具有较为剧烈的瘙痒，可外用川椒、苦参、蛇床子、地肤子、冰片等止痒效药，但此类药物多具有芳香挥发类成分，使用时用量不可过大；若瘙痒极重，影响睡眠时，应配伍浮小麦、酸枣仁、首乌藤等养心安神除烦药物。特应性皮炎患者体质极为敏感，治疗中症状常易反复，当症状急性加重或缓解不明显时，可外用免疫抑制剂如他克莫司、吡美莫司等配合治疗，可取得较好疗效。

验案2

赵某某，男，7岁，2009年2月12日初诊。

[**主诉**] 周身泛发丘疹、糜烂、渗出伴结痂反复发作6年余，加重1月余。

[**现病史**] 患者出生6月后即出现全身红色丘疹伴渗出、结痂，瘙痒明显，常自行搔抓至鲜血淋漓，皮疹反复发作，饮食稍有不慎即加重，外院诊为"湿疹"、"特应性皮炎"等，予多种药物内服外用，症状时好时坏。近1年余来症状本极轻微，1月余前至四川山区旅游后皮损突然加重，现全身泛发丘疹、斑片，

伴渗出、结痂,头皮部尤甚,可见大片糜烂、中至重度浸润肥厚,上覆大量黄痂。瘙痒剧烈,影响睡眠,精神不振,不思饮食,眠差,大便不成形,小便尚可。舌红有齿痕,苔白微腻,脉沉濡。

[**查体**] 全身泛发丘疹、斑片,伴渗出、结痂,头皮部尤甚,可见大片糜烂、皮损色红,中至重度浸润肥厚,上覆大量黄痂。白色划痕征(++)。

[**西医诊断**] 特应性皮炎。

[**中医诊断**] 浸淫疮(湿浊困脾证)。

[**治法**] 芳香化湿,健脾益气。

[**处方**] 藿香6g,佩兰6g,香薷6g,茵陈6g,陈皮10g,厚朴6g,苍术10g,炙甘草10g,茯苓10g,炒白术10g,太子参6g,冬瓜皮15g,大腹皮6g,猪苓6g,泽泻6g,生龙骨15g,金银花10g,连翘10g。7剂,水煎服。

加味五石膏适量,外用。

二诊(2月19日):服药1周,周身皮疹明显好转,糜烂面已基本愈合,渗出明显好转,皱褶部、头皮内仍有浸润肥厚,瘙痒仍较重,纳差略有改善,眠好转,余症状大致同前。舌红有齿痕,苔白微腻,脉沉濡。辨证:湿浊困脾,兼有阴伤。治法:养阴益气,芳香化湿。处方如下。

太子参10g,生地15g,玄参6g,天冬6g,麦冬6g,玉竹6g,石斛6g,藿香6g,佩兰6g,香薷6g,生薏苡仁10g,茵陈10g,猪苓6g,茯苓10g,泽泻6g,炒白术10g,苍术6g,陈皮6g,焦三仙各6g。14剂,水煎服。

外用药物同前。

三诊(3月19日):上方服用4周,丘疹斑片基本消退,皱褶部浸润肥厚明显变薄,头皮内仍有轻至中度浸润肥厚,瘙痒明显好转,纳食较前改善,眠可,二便调。舌淡红有齿痕,苔白,脉沉。辨证:湿热阴伤。治法:滋阴除湿。处方如下。

蜜黄芪10g,黄精6g,太子参10g,生地15g,玄参6g,天冬6g,麦冬6g,玉竹6g,石斛6g,陈皮6g,苍术6g,猪苓6g,茯苓10g,泽泻6g,炒白术10g,厚朴6g,山药6g,焦三仙各6g。

外用药物同前。

[**按语**] 幼儿及儿童特应性皮炎多有先天脾胃不足,临床大都伴有食欲不振、挑食厌食等脾虚症状,加之患者食物过敏原较多,父母失于调摄,过度忌口,后天失养,脾虚更甚,治疗上应注意调理脾胃亏虚。本患者原本症状较轻,外出后

骤然症状加重，应当考虑有外邪侵袭。患者皮疹渗出明显，皮疹泛发全身，同时伴有典型的精神不振、不思饮食、苔腻等症状，为外来湿浊污秽之气骤然侵袭，束于体表，辨证属湿浊困脾，故当以芳香类药物化浊醒脾，以祛湿邪，佐以健脾益气扶助正气，浊气既祛，脾气复足，得以运化水湿，故症状可迅速好转。芳香醒脾类药物如藿香、佩兰、香薷含挥发性成分，煎煮时间不宜过长，需事先叮嘱患者及家属。另外芳香类药物用量不宜过大，以免刺激肠胃。

三、淤积性皮炎

黄某某，男，77 岁，2010 年 3 月 11 日初诊。

[**主诉**] 主因双侧小腿、大腿、躯干部丘疹、斑片、抓痕、苔藓样变、渗出持续发作二十余年。

[**现病史**] 二十余年前无明显诱因双下肢出现皮损丘疹、斑片，外院诊断为湿疹，予药物治疗，具体用药不详，疗效不佳，现躯干、大腿、小腿见丘疹、斑片、苔藓样变、抓痕、渗出，皮损色紫、暗红，瘙痒较重，一般情况可。下肢局部可见较多静脉曲张，双下肢偶有浮肿。既往病史慢性支气管病，治疗情况尚可。舌质淡，舌苔薄，脉象沉细。

[**查体**] 双小腿大片浸润性斑片，肥厚及苔藓化明显，散在丘疹，间有抓痕及渗出。皮损色紫暗，局部偏暗红，皮损上方及中央可见曲张静脉团。躯干部可见散在蚕豆至核桃大小丘疹、斑片，色暗红，轻度浸润肥厚，偶见渗出结痂。

[**西医诊断**] 淤积性皮炎（静脉曲张综合征）。

[**中医诊断**] 血风疮（血瘀化热，湿热内蕴证）。

[**治法**] 活血通络，清利湿热。

[**处方**] 丹参 10g，当归尾 10g，赤芍 10g，川芎 10g，鸡血藤 15g，钩藤 10g，络石藤 10g，伸筋草 10g，龙胆草 10g，炒栀子 10g，黄芩 10g，柴胡 10g，通草 6g，泽泻 10g，车前子 10g，冬瓜皮 15g，生龙骨 30g。7 剂，水煎服。

盐酸西替利嗪片 10mg，每晚一次，口服。

加味五石膏、哈西奈德乳膏适量，外用。

二诊（3 月 18 日）：皮损情况减轻，现躯干、下肢皮损丘疹、浸润性斑片减少，无渗出，皮损色淡，瘙痒减轻，以躯干部为重，一般情况可。舌质淡红，舌苔薄，脉象沉细。辨证治法同前。处方如下。

丹参 15g，降香 10g，当归尾 15g，川芎 10g，鸡血藤 15g，钩藤 10g，络石藤

10g，伸筋草 10g，千年健 10g，猪苓 10g，茯苓 10g，泽泻 10g，生龙骨 20g，生牡蛎 20g，浮小麦 20g，珍珠母 20g。7 剂，水煎服。

口服西药及外用药物同前。

三诊（3 月 25 日）：近一周皮损情况减轻，现下肢浸润性斑片、色素沉着，背部散在小丘疹，皮损色暗红、棕褐，瘙痒减轻，但背部略重，一般情况可，大便略干。舌质淡，舌苔净，脉象沉细。辨证：湿热内蕴，瘀热生风。治法：重潜搜风，清利湿热。处方如下。

煅磁石 20g，煅赭石 20g，生龙骨 20g，生牡蛎 20g，珍珠母 20g，乌梢蛇 10g，秦艽 10g，漏芦 10g，丹参 15g，降香 10g，当归尾 10g，川芎 10g，鸡血藤 10g，钩藤 10g，络石藤 10g。7 剂，水煎服。

继续服用西替利嗪片；停哈西奈德软膏，继续外用加味五石膏。

四诊：（4 月 15 日）：上方服用 3 周，近两周皮损消失，现后背偶感瘙痒，夜尿频，眠差，近一周来下肢有轻度可凹陷性水肿，余情况可。舌质红，舌苔薄白，脉象弦细。辨证同前。治法：重潜搜风，养血润燥。处方如下。

煅磁石 20g，煅赭石 20g，生龙骨 20g，生牡蛎 20g，珍珠母 20g，乌梢蛇 10g，秦艽 10g，漏芦 10g，丹参 15g，三棱 10g，莪术 10g，猪苓 10g，茯苓 10g，泽泻 10g，车前子 10g。7 剂，水煎服。

止痒润肤霜适量，外用。

[按语] 淤积性皮炎属脉管性疾病，是静脉曲张综合征的一种，由局部皮肤血液循环变差，代谢产物沉积过多引起。其皮损表现呈湿疹样改变，皮肤科可按湿疹予以对症治疗；患者静脉曲张情况好转后，皮肤症状可自行痊愈，也有极少数重症患者需行血管外科手术才可彻底根治本病。本病中医辨证多属血瘀证，治疗上以活血通络为主，再根据症状进行辨证治疗。患者瘙痒症状一直比较明显，故后期予以重镇法止痒治疗，应用重镇法时需注意，矿石、贝壳类重镇药物较为寒凉，对胃肠有一定的刺激，需嘱患者餐后半小时到一小时内服药，且服药时汤药温度不宜过低，如服药后出现胃肠不适症状，可适当减少重镇药物用量。

四、荨麻疹

曾某，男，36 岁，2009 年 8 月 18 日初诊。

[主诉] 周身风团伴瘙痒反复发作 3 月余。

[现病史] 近 3 个月来无明显诱因全身反复起风团，痒剧烈，几乎每日发作，

外院诊为荨麻疹，予外用药水治疗，疗效欠佳，未服用抗过敏药物，现周身不定时出现大小不一风团，周围围有红晕，伴剧烈瘙痒，风团时起时消，消退后不留痕迹。风团发作以夜间为重。纳尚可，眠欠安，咽痒咳嗽，大便略干，小便尚调。舌质淡，苔薄黄，脉细。

[查体] 周身散在数个大小不一风团，围有红晕，皮肤划痕征（＋）。

[西医诊断] 慢性荨麻疹。

[中医诊断] 鬼风疙瘩（风邪袭表证）。

[治法] 疏风清热，酸收固表法。

[处方] 羌活10g，荆芥10g，防风10g，炒牛蒡10g，白芷10g，黄芩10g，生石膏30g，生姜3片，甘草10g，大枣10g，乌梅15g，炙黄芪10g，炒白术10g，百部10g，紫菀10g。7剂，水煎服。

二诊（9月1日）：上方间断服用2周，全身皮肤仍每日起风团，痒仍明显，以夜间为重，咳嗽好转，大便干好转，余情况好。舌质红，苔净，脉沉细。辨证同前。治法：活血消风法。处方如下。

丹参15g，降香10g，当归尾15g，川芎10g，鸡血藤15g，羌活10g，荆芥10g，防风10g，桃仁10g，红花10g，青皮6g。7剂，水煎服。

三诊（9月22日）：上方服用1周后症状明显好转，2周前曾有高热病史，曾静脉滴注青霉素类药物，病愈后症状加重，遇冷及食肉后尤为显著，风团较少，但仍每日发作。自觉手足冰冷，大便不成形，晨起时偶有腹泻，余情况尚可。舌质红，苔净，脉沉细。辨证：卫阳不足，风寒犯表证。治法：散寒疏风，滋补肾阳法。处方如下。

炙黄芪15g，黄精10g，太子参15g，炒白术10g，茯苓15g，生甘草10g，陈皮10g，焦三仙各6g，仙茅6g，仙灵脾10g，胡芦巴10g，巴戟天10g，小茴香10g，白芥子6g。7剂，水煎服。

上方服用4周余，基本无风团发作，偶有皮肤轻度瘙痒，余皆正常。

[按语] 慢性荨麻疹是临床常见的皮肤顽疾，病因复杂，体内外多种因素皆可引起发病，发病机制主要有免疫性和非免疫性两类。本病与中医学文献中记载的"风疹块"、"瘾疹"相似，总因禀赋不耐，气血虚弱，卫气不固，风邪外袭，以致内不得疏泄，外不得透达，郁于皮肤腠理之间，邪正相搏而发病。荨麻疹治疗须辨清虚实寒热，一般来讲，急性期或症状突然急性加重多属外邪侵袭，以疏风清热或疏风散寒法治疗；病程较漫长者多属虚证，以益气固表、温阳消风或养

血消风法治疗。庄教授认为，本病由风邪引起，无论是外风侵袭还是虚风内生，都可按照"治风先治血，血行风自灭"理论，配伍活血药物进行治疗，可收到满意疗效。本患者高热用药后忽现一派阳气不足症状，同时瘾疹较前加重，因此辨证后以温阳益气法进行治疗而愈。

五、神经性皮炎

验案 1

王某某，男，39 岁，2013 年 1 月 9 日初诊。

[主诉] 双肘部及尾骶部皮疹瘙痒 5 年。

[现病史] 5 年前双肘部、尾骶部皮肤瘙痒，常搔抓，外用艾洛松（糠酸莫米松乳膏）、派瑞松（曲安奈德益康唑乳膏）等药膏后病情反复，现双肘部伸侧及尾骶部皮肤见斑块，境界清晰，苔藓化，表面干燥、有抓痕。起病以来，眠差，易急。否认糖尿病、高血压等内科病史。舌质暗，苔薄黄。脉弦细。

[诊断] 神经性皮炎（血瘀风燥证）。

[治法] 重潜搜风，养血润燥。

[处方] 灵磁石 30g，代赭石 30g，生龙骨 30g，生牡蛎 30g，生石决明 30g，荆芥 10g，防风 10g，生地 15g，熟地 15g，当归 15g，何首乌 10g，白蒺藜 10g，炙黄芪 10g，远志 10g，酸枣仁 10g。14 剂，水煎服。

二诊（2 月 6 日）：服上方 14 剂后皮疹瘙痒明显减轻，尾骶部及双肘部皮肤渐变光滑。现皮疹面积明显缩小，仅尾骶部原皮疹变薄，边缘有小片皮肤轻度苔藓化，无浸润，痒轻。但眠差梦多，乏力，大便偏稀。舌质暗，苔薄，脉细滑。辨证：血瘀血虚，心神失养。治法：养血安神。处方如下。

炒白术 10g，炙黄芪 10g，茯苓 10g，太子参 10g，远志 10g，木香 10g，生甘草 10g，酸枣仁 15g，当归 15g，龙眼肉 10g，生龙骨 20g，生牡蛎 20g，珍珠母 20g，浮小麦 15g。14 剂，水煎服。

三诊（2 月 20 日）：上方服用 2 周，皮疹已基本消退，但尾骶部仍散见小丘疹，脱屑明显，轻痒。睡眠好转，但仍不实。舌质暗，苔薄，脉弦。辨证：血虚证。治法：养血消风。处方如下。

羌活 10g，荆芥 10g，防风 10g，白芷 10g，炒牛蒡子 10g，炙黄芪 10g，何首乌 10g，白蒺藜 15g，当归 15g，熟地 15g，白芍 10g，川芎 10g，苦参 6g。

调养 3 个月，诸症消失。

当代中医皮肤科临床家丛书

庄国康

[**按语**] 神经性皮炎又称慢性单纯性苔藓，以阵发性瘙痒及皮肤苔藓样变为疾病特征。本病无原发皮损，患者常因局部剧烈瘙痒难忍，持续时间较长，反复搔抓烫洗刺激而使皮肤增厚变粗，呈苔藓化改变。庄教授认为这种顽固性瘙痒与精神因素关系密切，患者易因疗效不佳而紧张焦虑，进而进一步加重病情，形成恶性循环。此类症状中医辨证属心神躁扰，虚风内起，运用重潜搜风法为主治疗。而皮损肥厚、苔藓化，颜色深暗，辨证属血瘀重证，应予活血化瘀或破血逐瘀法治疗，因此自拟重镇活血汤治疗本病，屡起沉疴，疗效颇彰。另外一定要叮嘱患者皮损局部避免搔抓摩擦及热水烫洗等过强物理刺激，患者精神情志异常较重时可予镇静药物配合治疗。

验案2

吴某某，女，52岁，2013年5月8日初诊。

[**主诉**] 外阴大小阴唇内侧皮肤剧烈瘙痒十余年。

[**现病史**] 十余年前无明显原因外阴皮肤处瘙痒，未重视，后逐渐加重，间断治疗，病情反复，现外阴皮肤瘙痒剧烈，夜间尤甚，眠差。

[**查体**] 外阴大小阴唇皮肤色暗，浸润肥厚，但不甚硬，有抓痕，未见白斑。曾做痔疮手术。舌质暗，苔净，脉弦细。

[**诊断**] 神经性皮炎。

[**辨证**] 痰热瘀结，虚风内动。

[**治法**] 重潜搜风，化痰散结。

[**处方**] 灵磁石30g，代赭石30g，生龙骨30g，生牡蛎30g，珍珠母30g，乌梢蛇10g，秦艽10g，漏芦10g，莱菔子10g，白芥子5g，胆南星6g，陈皮10g，法半夏10g，茯苓10g，生甘草10g，海浮石10g，浮小麦30g，远志10g，首乌藤15g。7剂，水煎服（煎药时加大枣6～8枚，自备）。

外洗方：苦参30g，蛇床子15g，地肤子15g，白矾6g，冰片6g，蛇蜕6g。

二诊（5月22日）：上方服用2周，夜间外阴皮肤仍瘙痒，程度稍减轻，服药后胃脘不适，舌质暗，苔净，脉弦细。辨证治法同前，处方如下。

灵磁石30g，代赭石30g，生龙骨30g，生牡蛎30g，珍珠母30g，乌梢蛇10g，秦艽10g，漏芦10g，丹参15g，三棱10g，莪术10g，夏枯草10g，陈皮10g，半夏10g，茯苓10g，炙甘草10g，白芥子10g，莱菔子10g，海浮石10g，浮小麦30g，远志10g，首乌藤10g。14剂，水煎服（煎药时加大枣6～8枚，自备）。

上方服后胃脘不适消失，夜间瘙痒亦有减轻，守方治疗2月余，症状基本痊愈。

[按语] 本患者皮损肥厚，瘙痒剧烈，辨证属血瘀风动之证，应以重镇活血法进行治疗，然其浸润肥厚皮损硬度不高，根据庄教授经验，血瘀证所致的浸润肥厚及苔藓化皮损较硬，触之如甲胄，而本患者的肥厚性皮损较一般为软，非单纯血瘀导致，结合患者体型肥胖，平素易劳累，久动后气喘等症状体征，辨证为血瘀痰凝证，因此以重镇、活血、化痰法贯穿治疗始终，方能2月余即奏全效。本类患者一般情志异常症状较重，庄教授喜合用甘麦大枣汤以调畅其情志。

六、痤疮

周某某，女，33岁，2013年4月2日初诊。

[主诉] 下颌、颈部反复起疹半年。

[现病史] 半年前下颌部丘疹，色红，初起触痛，月经前加重，颜面出油不多，情绪偏急躁。月经错后一周，痛经，色暗，血块多。纳少，眠尚可，二便调。

[查体] 下颌，颈部散在粟粒至绿豆大丘疹，结节，色红，部分可见脓头，舌质胖，齿痕，苔薄白，脉细数。

[诊断] 迟发型痤疮（瘀热互结，兼有脾虚）。

[治法] 活血清热，健脾益气。

[处方] 丹参15g，降香10g，当归尾10g，川芎10g，金银花10g，马齿苋20g，连翘10g，蒲公英10g，陈皮10g，半夏10g，茯苓10g，生甘草10g，炒枳壳10g，焦三仙各10g，凌霄花10g，鸡冠花10g，玫瑰花10g。14剂，水煎服。

二诊（4月25日）：上方服3周，皮疹趋消，新疹明显减少，颜面出油稍多，月经错后2周，痛经。查：右下颌2个粟粒大丘疹，色红，余丘疹结节明显消退。舌质淡，有齿痕，苔薄黄，脉沉。辨证治法同前，处方如下。

丹参15g，降香10g，当归尾10g，川芎10g，金银花10g，马齿苋20g，三颗针10g，垂盆草10g，炙黄芪10g，太子参10g，炒白术10g，茯苓10g，炙甘草10g，凌霄花10g，鸡冠花10g，玫瑰花10g。14剂，水煎服。

三诊（5月16日）：上方服3周余，皮疹明显改善，散在数个丘疹，色暗，大部分丘疹已平伏，为色沉斑，无新疹。腹胀，大便不成形。舌质尖红，苔薄黄，脉弦细。辨证治法同前。处方：上方去鸡冠花、玫瑰花，加焦三仙各10g、枇杷叶10g、生侧柏叶10g，调治3周痊愈。

[按语] 痤疮中医称为"粉刺"、"肺风粉刺"，庄教授认为本病多为肺胃积

热上蒸头面，蕴于肌肤而成，可发为丘疹、结节、脓疱等皮损，故治以清肺胃之热为主，方用五味消毒饮加减。

但庄教授同时强调在临床治疗中还应结合患者体质，如本例患者脾虚证较为明显，庄教授采用补泻兼施的方法，在治疗中加入了焦三仙、四君子汤化裁以健脾祛湿。此外，亦可加入具有凉血活血功效之凌霄花、玫瑰花、鸡冠花等花类药物，一方面凉血消疮，另一方面取其轻扬之性，使药力上达头面。

七、玫瑰痤疮

路某某，女，52 岁 2009 年 4 月 16 日初诊。

[**主诉**] 颜面鼻周红色斑片伴丘疹、脓疱反复发作 2 年余。

[**现病史**] 2 年前绝经后颜面部、鼻周逐渐出现炎性丘疹、红斑，未予重视，皮损逐渐增多，曾外用清洁类化妆品，效果不佳，现面部散在丘疹、脓疱，数目较多，鼻头及鼻周可见轻度浸润性斑片，颜色红，上覆少量鳞屑，伴口渴咽干，纳眠尚可，大便干，小便量少黄赤。舌暗红，苔白，苔质洁，双脉弦细。

[**查体**] 面部散在丘疹、脓疱，数目较多，鼻头及鼻周可见轻度浸润性斑片，颜色红，上覆少量鳞屑。

[**西医诊断**] 玫瑰痤疮（酒齄鼻）。

[**中医诊断**] 肺风粉刺（血瘀化热证）。

[**治法**] 活血清热。

[**处方**] 丹参 15g，降香 10g，当归尾 15g，川芎 10g，金银花 15g，连翘 10g，大青叶 15g，枇杷叶 10g，荷叶 10g，生侧柏 15g。14 剂，水煎服。

二诊（5 月 4 日）：上方服用 2 周，丘疹、脓疱较前减少，颜色暗红，鼻周浸润性斑片颜色转淡，鳞屑减少，二便调，余症状好。舌暗红，苔白，脉弦细。辨证治法同前。处方如下。

桑叶 10g，荷叶 10g，枇杷叶 10g，生侧柏 10g，大青叶 15g，淡竹叶 10g，黄芩 10g，生石膏 30g，凌霄花 10g，鸡冠花 10g，玫瑰花 10g，丹参 15g。14 剂，水煎服。每日 1 剂，分 2 次服。

上方服用 28 剂，皮疹基本消退，随访 3 个月，未见明显复发。

[**按语**] 玫瑰痤疮又称酒齄鼻，是颜面部以鼻为中心的浸润性斑片、丘疹、丘疱疹、结节，伴有鳞屑，晚期鼻部可出现赘生性肥大，多见于中年女性。本病属皮脂溢出类疾病，与脂溢性皮炎、痤疮等属于同一大类，庄教授认为本证多属

肺胃风热，沿经络上传头面，蕴于肌肤而发。治疗上以疏风清热为法，药物多选质地轻扬之品，以自拟六叶汤加减：桑叶、荷叶、淡竹叶、生侧柏叶、大青叶、淡竹叶；如皮损色红或有结节及鼻部增厚，则属血热兼有血瘀之证，当配合凉血活血药物治疗，如凌霄花、鸡冠花、玫瑰花等花类药物及丹参、降香等。此外，还可以选择清热解毒药物进行湿敷治疗，如菊花、黄柏、马齿苋等。本病中晚期可见鼻头毛细血管扩张及疣赘样增生肥大，此时多属难治之证，可用西医激光或手术治疗。

八、激素依赖性皮炎

杨某，女，67 岁，2013 年 3 月 27 日初诊。

[**主诉**] 脸部潮红伴剧烈瘙痒 2 年。

[**现病史**] 2 年前因外用新化妆品后颜面瘙痒，发红，自行用药后见加重，后多次在北京各大医院诊治，经外用尤卓尔（丁酸氢化可的松乳膏）后病情好转，停用后反复，现颜面潮红肿胀，持续不退，冷热刺激后更甚。情绪不佳，纳眠尚可。舌质暗红，苔薄，脉细。

[**诊断**] 激素依赖性皮炎（湿热伤阴）。

[**治法**] 养阴益气，清热利湿。

[**处方**] 炙黄芪 10g，黄精 10g，生地 30g，玄参 15g，天冬 10g，麦冬 10g，玉竹 10g，石斛 10g，通草 10g，滑石 10g，生甘草 10g，淡竹叶 10g，生石膏 30g，大青叶 15g。14 剂，水煎服。

湿敷方：黄柏 30g，菊花 10g，水煎，常温湿敷。

湿疹膏（广安门医院院内制剂）外用。

二诊（4 月 10 日）：上方服用 2 周，颜面潮红明显消退，颜色转暗，肿胀消失，仍略见浸润，瘙痒减轻，心情好转，睡眠可，饮食正常。舌质暗红，苔薄，脉细，辨证治法同前，处方：上方加凌霄花 10g，14 剂，水煎服。

三诊（5 月 15 日）：因出差已中断治疗二十余天，受情绪、压力及日晒影响，现脸部皮肤轻度浮肿，瘙痒明显，情绪不佳，余情况尚可。辨证治法同前。处方如下。

太子参 15g，黄精 15g，生地 30g，玄参 15g，天冬 10g，麦冬 10g，玉竹 10g，石斛 10g，通草 10g，滑石 10g，生甘草 10g，淡竹叶 10g，生石膏 30g，黄连 6g，黄芩 6g，黄柏 6g，炒栀子 10g，苦参 10g，蛇床子 6g。

湿敷方：蛇床子15g，黄柏60g，菊花15g，水煎，冷湿敷。

服药2周，症状明显好转，上方去蛇床子、黄连，调治6周痊愈。

[按语] 激素依赖性皮炎多由患者面部长期不规律应用激素软膏所致，临床表现多为面部红斑、丘疹、脓疱、毛细血管扩张等皮损，往往瘙痒剧烈。庄教授治疗此类疾病，除了应用凉血类药物，并于方中合导赤散外，还常用滋阴药物。本例患者皮疹色红，可见大量丘疹，顽固难愈，在口服汤药同时，加以中药冷湿敷疗法，可以增强疗效，但此类疾病治疗需要较长时间，常不能取得速效。另外，因为患者面部皮肤极为敏感，外敷方需谨慎用药，患者皮损症状严重时需尤其注意。

九、银屑病

验案1

马某某，男，40岁，2013年1月10日初诊。

[主诉] 全身鳞屑性红斑5年，加重2月。

[查体] 头面部及全身泛发大小不等红色浸润性斑丘疹、斑块，上覆银白色鳞屑，干燥，自觉瘙痒。可见薄膜现象及点状出血，同形反应（+）。喜饮酒，纳食可，口干，大便干，小便黄。舌质红，苔黄，脉弦滑。

[诊断] 寻常型银屑病急性期（热毒蕴滞血分）。

[治则] 清热凉血，活血解毒，

[处方] 羚羊角粉^{冲服}0.6g，玳瑁^{冲服}6g，萆薢20g，土茯苓30g，生地30g，丹皮15g，生槐花15g，紫草15g，白茅根15g，丹参15g，三棱10g，莪术10g，白花蛇舌草15g，大青叶10g，赤芍10g，茜草15g。14剂，水煎服。

二诊（1月24日）：皮疹颜色较前变暗红，鳞屑较多，仍分布躯干四肢，头皮屑多，自觉瘙痒。小便黄，大便调。舌光红，苔黄厚，脉细数。效不更方。治则：清热凉血，活血解毒。前方加白鲜皮20g、蛇莓30g，继服14剂。

三诊（2月7日）：皮疹进步，明显变薄。颜色淡红褐。较痒。纳可，二便调。舌质暗红，苔薄黄，脉滑。治则：凉血活血。前方改生地为15g，去三棱、莪术，加芦根15g、当归尾10g、川芎10g，14剂，水煎服。

四诊（2月21日）：皮损进步，明显改善。大部分消退。干燥脱屑。色淡红。纳可，二便调。舌尖暗红，苔黄，脉弦滑。治则：清热凉血，养血活血。2月7日方加龙葵10g、白英10g、蛇莓20g、熟地15g、全当归10g、制何首乌10g、鹿角胶 6g、三棱 10g、莪术 10g。14 剂，水煎服。

[按语] 本例患者皮疹色红，新疹频出，发展迅速，庄教授辨证为血热证，治疗以凉血、清热、解毒类药物为主。其中羚羊角及玳瑁粉合用是庄教授治疗此证的主药，此二味药物合用，可咸寒入血，凉血消斑。然而在治疗此证过程中，为防凉药留瘀，可配伍少量活血药物应用。

验案 2

肖某，男，33 岁，2013 年 7 月 7 日初诊。

[主诉] 周身斑块伴瘙痒脱屑 20 年。患者全身银屑病已 20 年，初期点滴状红斑伴脱屑损害，后变成大斑块。入夏好转，目前躯干及腰腹部均为大斑块皮疹，痒，皮损局部无汗出。舌质暗红，苔黄，脉弦细。

[诊断] 斑块状银屑病稳定期（瘀热互结，玄府郁闭）。

[治法] 玄府开窍，凉血活血法。

[处方] 炙麻黄 6g，桂枝 10g，白芍 10g，生姜 10g，生甘草 10g，大枣 10g，杏仁 10g，生石膏 30g，生熟地 15g，全当归 15g，制首乌 10g，丹皮 10g，生槐花 10g，紫草 10g，白茅根 15g，丹参 15g，三棱 10g，莪术 10g，白花蛇舌草 15g，大青叶 10g。14 剂，水煎服。

二诊（7 月 29 日）：皮损变薄，继续稳定，痒，舌质红，苔净，脉细。辨证治法同前。处方如下。

炙麻黄 9g，杏仁 6g，生石膏 30g，生甘草 10g，桂枝 10g，生姜 10g，大枣 10g，羚羊角粉^{冲服}0.6g，土茯苓 30g，生地 10g，丹皮 10g，生槐花 10g，紫草 10g，白茅根 15g，丹参 15g，赤芍 10g，鸡血藤 10g，大青叶 15g。14 剂，水煎服。

继服 1 个月后皮损明显整片变薄鳞屑减少，不痒，颜色变淡。

[按语] 庄教授认为本例患者具有以下几个特点：病程长，皮损表现为肥厚性斑块，局部皮损无汗出。这种表现的患者，多为长期使用清热解毒药物导致玄府郁闭所致，因此病情更为复杂，多为寒热错杂之证。在治疗过程中主张寒热并用，一方面以生地、紫草、大青叶、白花蛇舌草等药物清热凉血消斑，另一方面以麻杏石甘汤合桂枝汤开通玄府，同时加入三棱、莪术、鸡血藤等活血之品。庄教授指出，治疗以皮损微有汗出，或患者汗出后无不适症状为宜，且应根据患者体质强弱，酌情调整麻黄、生姜等发汗要药用量，宜逐步加量，体强者可用生麻黄，药量可加至 9g，生姜宜从 3 片用起，可酌加至 10 片。

验案 3

陈某，男，39 岁，2013 年 4 月 18 日初诊。

[**主诉**] 全身皮肤红斑、丘疹、鳞屑、瘙痒 13 年。

[**现病史**] 13 年前无明显原因出现全身红斑，丘疹、鳞屑，瘙痒，曾外用希尔生（二硫化硒洗剂），口服抗过敏药、银屑灵胶囊、羚羊粉胶囊等，并口服中药汤药等治疗，皮疹未痊愈，反复加重，现瘙痒剧烈。

[**查体**] 头皮、躯干斑块状红斑、鳞屑较多，浸润，基底色红或暗，抓痕明显，心烦，寐差。二便尚可。发病来无关节痛，无脓疱。舌质尖红，苔白，脉细数。

[**诊断**] 寻常型银屑病（瘀热互结，虚风内动）。

[**治法**] 重镇搜风，凉血活血。

[**处方**] 灵磁石 30g，代赭石 30g，生龙骨 30g，生牡蛎 30g，珍珠母 30g，荆芥 10g，防风 10g，生地黄 30g，牡丹皮 10g，生槐花 10g，紫草 10g，丹参 15g，当归尾 10g，赤芍 10g，川芎 10g，夏枯草 10g，三棱 10g，莪术 10g。14 剂，水煎服。

外用药：达力士软膏（卡泊三醇软膏）及黑豆瘤油软膏，1:1 混用。

二诊（4 月 30 日）：上方服 12 天，上臂及背部皮疹中心消退，边缘呈堤状隆起，下肢斑块脱屑。舌尖红，苔薄黄，脉缓。辨证治法同前。处方如下。

灵磁石 30g，代赭石 30g，生龙骨 30g，生牡蛎 30g，珍珠母 30g，羚羊角粉^冲服 0.6g，土茯苓 30g，羌活 10g，荆芥 10g，防风 10g，白芷 10g，炒牛蒡子 10g，牡丹皮 10g，生槐花 10g，紫草 10g，白茅根 10g，丹参 10g，三棱 10g，莪术 10g，白花蛇舌草 10g，大青叶 10g。14 剂，水煎服。

三诊（5 月 16 日）：上方服 2 周，上臂皮疹消退较明显，下肢皮疹色淡红，脱屑较少。舌尖红，苔薄黄，脉沉细。辨证治法同前。处方如下。

灵磁石 30g，代赭石 30g，生龙骨 30g，生牡蛎 30g，珍珠母 30g，羌活 10g，荆芥 10g，防风 10g，白芷 10g，炒牛蒡子 10g，牡丹皮 10g，生地黄 30g，生槐花 10g，白茅根 10g，丹参 10g，当归尾 15g，赤芍 10g，川芎 10g。

调治月余痊愈。

[**按语**] 本患者瘙痒剧烈日久，严重影响睡眠，致心血失养、心神浮越，因此庄教授在治疗中以养心安神、重镇安神并用。若心神得安，瘙痒减轻，则有益于皮损好转。庄教授认为在银屑病的治疗中，清热凉血应贯穿始终，因此本例患者亦以牡丹皮、生槐花、紫草、白茅根等清热凉血，此外，患者病程日久，久则

血瘀，故以川芎、当归、丹参等药物活血通络。

验案 4

马某某，男，38 岁，2013 年 1 月 3 日初诊。

[**主诉**] 全身皮肤红斑、鳞屑、瘙痒反复发作 8 年。

[**现病史**] 8 年前因感冒发热后全身皮疹，红斑、鳞屑，偶痒。曾中西药治疗，病情反复，现全身泛发点滴状及斑块状红斑，四肢及躯干伸侧尤甚，浸润，基底色鲜红，鳞屑较多，易刮除。舌尖红，苔薄白，脉沉细。

[**诊断**] 寻常型银屑病（血瘀兼有血热）。

[**治法**] 凉血活血。

[**处方**] 羚羊角粉^{冲服}0.6g，玳瑁粉^{冲服}3g，萆薢20g，土茯苓20g，白鲜皮15g，生甘草10g，生地黄30g，丹皮10g，生槐花10g，紫草10g，白茅根15g，丹参15g，当归尾10g，赤芍10g，茜草10g，白花蛇舌草15g，大青叶10g。14 剂，水煎服。

二诊（1 月 17 日）：上方服用 2 周，症状好转，皮屑少，基底色淡红，痒轻，舌尖红，苔薄白，脉细数。辨证治法同前。处方如下。

羚羊角粉^{冲服}0.6g，玳瑁粉^{冲服}3g，萆薢20g，土茯苓20g，生地黄30g，丹皮10g，生槐花10g，紫草10g，白茅根15g，丹参15g，三棱10g，莪术10g，赤芍10g，茜草10g，白花蛇舌草15g，大青叶10g。14 剂，水煎服。

三诊（2 月 21 日）：上方服用 1 月余，躯干、四肢皮疹呈点滴状，部分已消退，陆续有个别新疹，痒轻。舌尖红，苔黄腻，脉细数。辨证：血瘀血虚证。治法：养血凉血活血。处方如下。

羚羊角粉^{冲服}0.6g，玳瑁粉^{冲服}6g，萆薢20g，土茯苓20g，白鲜皮15g，生甘草10g，生地20g，熟地20g，全当归10g，何首乌10g，鹿角胶6g，丹皮10g，生槐花10g，紫草10g，白茅根15g，丹参15g，三棱10g，莪术10g，白花蛇舌草15g，大青叶10g。14 剂，水煎服。

四诊（3 月 21 日）：上方服 1 个月。皮疹80%已消退，剩余为淡褐色斑片，细屑，无浸润。近 2 周轻度咽痛。舌尖红，苔薄黄，脉弦细。辨证：血瘀证。治法：凉血活血。处方如下。

羚羊角粉^{冲服}0.6g，玳瑁粉^{冲服}6g，萆薢20g，土茯苓20g，白鲜皮15g，金银花15g，生地30g，丹皮10g，生槐花10g，紫草10g，白茅根15g，丹参15g，三棱10g，莪术10g，白花蛇舌草15g，大青叶10g，北豆根6g，蚤休10g，龙葵10g。

当代中医皮肤科临床家丛书

庄国康

14 剂，水煎服。

五诊（4 月 4 日）：上方服 2 周，皮疹大部消退，留有少数点滴状脱屑，无浸润，痒。咽不痛。舌尖红，苔根黄，脉细滑。辨证同前。治法：滋阴活血。处方如下。

羚羊角粉^{冲服}0.6g，草薢 20g，土茯苓 20g，白鲜皮 15g，生甘草 10g，生地黄 30g，玄参 10g，天冬 10g，麦冬 10g，玉竹 10g，石斛 10g，丹参 15g，茜草 10g，当归尾 10g，川芎 10g，白花蛇舌草 15g，大青叶 15g。

调治月余痊愈。

[按语] 本患者初诊时皮疹色鲜红，故直予羚羊角、玳瑁等凉血重剂，然三诊时自觉似有感冒，咽部不适，兼之又陆续有新发皮疹，虽原有皮损开始消退，仍不可急于减药，故重用玳瑁粉至 6g，凉血解毒之大青叶亦加至 15g，继以清热凉血为主。至皮损已大部分消退，邪去正虚，结合患者脉证，在凉血基础上，酌以滋阴活血药，防寒药耗血留瘀、热邪耗伤津液。

十、痘疮样糠疹病

江某某，女，30 岁，2013 年 6 月 24 日初诊。

[主诉] 全身皮肤起红色皮疹 4 个月。

[现病史] 4 个月前全身皮肤见红色皮疹，偶痒，轻脱屑，曾在协和病理诊断：痘疮样糠疹。经外用药膏治疗后效不显，皮疹渐增多。舌质红，苔净，脉弦滑。

[查体] 周身皮肤散见红斑，色暗或淡，圆形或类圆形，粟粒至指甲盖大小，无明显坏死，可见少量碎屑。

[诊断] 痘疮样糠疹（血热证）。

[治法] 清解法。

[处方] 羚羊角粉^{冲服}0.6g，土茯苓 30g，白鲜皮 10g，金银花 15g，生甘草 10g，威灵仙 10g，北豆根 6g，草河车 10g，半枝莲 10g，半边莲 6g，龙葵 10g，蛇莓 10g，白英 10g，金荞麦 10g，贯众 10g，徐长卿 10g，白花蛇舌草 15g，大青叶 15g。14 剂，水煎服。

二诊（7 月 10 日）：上方服用 2 周余，症状改善，部分原有皮疹颜色变淡变浅，但臀部及大腿有新起点状皮疹，痒。舌质暗，苔净，脉弦。辨证治法同前。处方如下。

羚羊角粉^{冲服}0.6g，玳瑁粉^{冲服}6g，土茯苓30g，白鲜皮10g，金银花15g，生甘草10g，北豆根6g，草河车10g，半枝莲10g，半边莲6g，龙葵10g，蛇莓10g，白英10g，金荞麦10g，百部10g，贯众10g，白花蛇舌草15g，大青叶15g。14剂，水煎服。

三诊（7月24日）：上方服用2周，皮疹明显改善，大部消退，但陆续有数个新皮疹。舌质暗，苔净，脉弦细。辨证治法不变，原方加白茅根15g、丹皮10g，14剂。

2周后随访皮疹基本消退，随访3个月未见复发。

[按语]痘疮样糠疹属副银屑病，而其丘疹表面往往有渗出、结痂，重者可见坏死，庄教授认为该病治疗原则可同银屑病，清热解毒、凉血消斑可作为基本大法，清热解毒力量可略重。庄教授习惯用拳参、半边莲、半枝莲，龙葵、蛇莓、白英、虎杖等药以清热解毒。其中半边莲有毒，剂量一般控制在6g以下。但他同时强调应结合患者临床表现斟酌用药，不可拘泥守方。

十一、硬肿病

宋某某，女，57岁，2013年6月26日初诊。

[主诉]脸部硬肿半年。

[现病史]半年前无明显原因双侧脸颊红肿，无疼痛，感觉麻木，后发展至全脸硬，浮肿。查：全脸浮肿，颜色正常，摸之偏硬，血管超声：颈动脉硬化，多处斑块形成，实验室检查：乳酸脱氢酶314U/L，与正常。舌质暗，苔薄，脉弦细。

[诊断]硬肿病？（脉络瘀阻）

[治法]活血通络，软坚散结。

[处方]桃仁10g，红花10g，当归尾10g，川芎10g，鸡血藤10g，钩藤10g，络石藤10g，伸筋草10g，千年健10g，夏枯草10g，三棱10g，莪术10g，土贝母6g，海浮石10g，天花粉10g，昆布6g，海藻6g。7剂，水煎服。

二诊（7月17日）：上方服用3周，脸部红斑已见消，左腮部及颧部硬肿见消。血糖，尿糖，糖耐量均高于正常。舌质暗，苔薄黄，脉弦细。辨证治法同前。处方如下。

丹参15g，降香10g，当归尾15g，川芎10g，鸡血藤10g，钩藤10g，海风藤10g，络石藤10g，千年健10g，伸筋草10g，夏枯草10g，三棱10g，莪术10g，浙

当代中医皮肤科临床家丛书

庄国康

贝母10g，海浮石10g，天花粉10g，冬瓜皮15g，大腹皮10g，茯苓皮10g。14剂。

三诊（8月7日）：脸部硬肿已消，未见红斑。舌质暗，苔净，脉弦细。治法：活血通络，软坚散结。辨证治法同前，处方如下。

丹参15g，当归尾15g，赤芍10g，川芎10g，钩藤10g，鸡血藤10g，络石藤10g，伸筋草10g，千年健10g，海浮石10g，蛤粉10g，夏枯草10g，三棱10g，莪术10g，土贝母6g，车前子10g，泽泻10g，淡竹叶10g，滑石10g。7剂，水煎服。

随访半年，症状未见复发。

[按语] 硬肿病属少见病，大多继发于糖尿病或代谢综合征，以颜面、颈肩背皮肤发硬、肿胀为主要表现，中医无此病名。庄教授临床上认为此病属经络不通，气血瘀滞所致，以活血通络，软坚散结法治疗，取得一定效果。而且庄教授认为皮损部位不同，可加入不同的引经络药物，以期直达病所，如皮损以头面为主，加竹叶、滑石、通草等；皮损以肩背或上肢为主，则加木瓜、丝瓜络、桑枝等药。此外，庄教授指出如果患者伴有糖尿病、高脂血症等疾病，亦应同时治疗，否则症状可能较难消退或出现反复。

第五章 诊余漫话

一、内脏恶性肿瘤在皮肤上的表现

有些发生在内脏的恶性肿瘤可在皮肤上出现某些特异或非特异的皮疹，由此可帮助推断恶性肿瘤的存在，以便能早期做出正确诊断，得到及时的治疗。

但应当注意，并不是所有皮肤表现全都伴有内脏恶性肿瘤，也不是内脏恶性肿瘤全都有皮肤表现。这里着重介绍内脏恶性肿瘤同时伴发的皮肤表现。

1. 皮肌炎

这是一种皮肤肌肉发生的弥漫性炎症性疾病。皮肤可见红斑、水肿，尤其上眼睑部红斑、浮肿，肌肉出现疼痛、乏力及活动障碍，较重患者可出现蹲下、站立及吞咽困难。据研究，此病成人患者中伴发内脏恶性肿瘤者占 20% ~ 38.7%，其中以肺癌、鼻咽癌、胃癌、贲门癌为最多；女性则以乳腺癌、宫颈癌多见。皮肌炎多出现在恶性肿瘤形成前 2~8 个月。有些学者认为，这是由于癌肿的分解及代谢产物作为变应原或毒素而引发了皮肌炎的多种症状。临床治疗时往往由于癌肿切除或放射治疗后，皮肌炎症状亦随之缓解。

2. 恶性黑棘皮病

病变主要位于皮肤褶皱部位，如乳房下、腋下、脐窝、腹股沟、外生殖器部及颈、脸部等处。病变初起时皮肤色素沉着、干燥、粗糙，以后呈灰棕色或黑色，皮纹加深，表现小乳头状隆起如天鹅绒，亦可见呈乳头瘤状或疣状突起。掌趾部皮肤可见广泛角化过度，指甲皲裂，毛发脱落。这种患者几乎都伴有内脏恶性肿瘤，其中以胃癌为最多，其次为胰腺癌、肝胆管癌、结肠癌、直肠癌等，其皮疹与内脏肿瘤同时发生者占 61%。

3. 全身性皮肤瘙痒

有些顽固的全身性皮肤瘙痒，可能是某些癌瘤前期或癌瘤本身表现在皮肤上的一种非特异性表现。如霍奇金淋巴瘤、蕈样肉芽肿、淋巴肉瘤、白血病及乳腺癌、肺癌、胰腺癌、胃癌等均可出现全身性皮肤瘙痒。脑瘤患者可出现鼻腔内剧烈瘙痒。

4. 带状疱疹和单纯疱疹

这两种病均为自限性疾病，可以自然痊愈。但有少数内脏癌瘤患者，如霍奇金淋巴瘤、淋巴网状细胞瘤、白血病等均可因免疫功能低下而出现较严重的泛发型带状疱疹或无自然消退的单纯疱疹，病情较为重笃。

5. 鱼鳞病

俗称蛇皮病。鱼鳞病大部分为先天性，如成人后才出现鱼鳞病，表明有可能潜在某种恶性肿瘤。其中以恶性淋巴瘤为最多，如霍奇金淋巴瘤、网状内皮淋巴肉瘤、T细胞淋巴瘤、白血病等，其他如多发性骨髓瘤、乳腺癌、肺癌、宫颈癌、多发性特发性出血性肉瘤、肠道平滑肌肉瘤等均有报告。所以成人皮肤出现局限性或较广泛鱼鳞癣样皮损，应当进一步检查。

6. 红皮病

发生红皮病的原因很多，但其中约5%～10%患者可发现T细胞淋巴瘤或内脏肿瘤。表现为患者出现全身皮肤弥漫性潮红、水肿、脱屑，可伴有全身发热。

7. 多形性红斑样皮疹

皮肤出现类圆形红斑及水肿，皮损中心部可见有小水疱或呈虹彩样，俗称猫眼疮。多形性红斑大部为良性，但有少数患者可发现有白血病、肺癌、乳腺癌和多发性骨髓瘤。

8. 结节性红斑样皮疹

多发生在双下肢皮肤，可见皮肤红斑、结节及足踝浮肿等，一般认为本病与结核、风湿有关，少数患者可能由各类白血病而引起。

9. 皮肤黑变

有些内脏恶性肿瘤可引起皮肤弥漫性色素沉着，皮肤发黑，如脑垂体肿瘤等。肾上腺受癌瘤侵袭或黑色素瘤的广泛转移等也会引起皮肤黑变。

当然还有很多皮肤表现如皮肤苔藓样变、大疱性皮疹、老年疣等均可能与内脏肿瘤有关。但应当牢记，出现以上各种皮损同时伴发内脏恶性肿瘤的，除个别情况外，发生率是很低的，只有在除外其他原因后，才能判定癌瘤与皮肤损害的关系。

二、神经性皮炎的自我疗法

神经性皮炎中医称为顽癣、松皮癣，牛皮癣，如发于颈部，明《外科正宗》称为摄领疮。神经性皮炎是属于神经功能障碍性疾病，所以有人称之为皮肤神经官能症。这种患者多伴有头晕、失眠、易怒，烦躁、焦虑不安等神经衰弱的症状，其他如胃肠功能障碍、内分泌失调、感染病灶的存在也可能是发病因素。在初发期皮疹较红，中医辨证属血热风盛，如病程日久，皮疹肥厚、色淡、肌肤甲错属血虚风燥。

本病好发于颈外侧、股内侧、尾骶部、足踝等处。初起皮肤瘙痒，搔抓后出现粟粒及绿豆大小的丘疹，呈圆形或多角形，日久成疣状，皮纹加深，皮嵴高起之顽癣，可局限一处，亦可泛发全身。只要身心调理得当，加以适当治疗，避免搔抓，本病是可以治愈的。

神经性皮炎可采用下述一些自我疗法。

1. 梅花针治疗

重点局部叩刺，用梅花针从患部外围向内重刺激，直至微出血为止，且根据病变部位在脊椎两侧叩刺，如皮疹在颈部，可叩刺颈椎两侧，在上肢可叩刺胸椎 1~4 两侧，在下肢可叩刺腰骶部两侧，每日或隔日一次。

2. 烟熏疗法

最简便方法即用艾卷点燃后烟熏患处，一手持艾条，熏治局部以有温热感为度，艾条可以在患处周围回旋，每次 20~50 分钟，每日一次。亦可用中药处方：大风子 30g、白鲜皮 30g、五倍子 15g、松香 12g、鹤虱 12g、苦参 10g、黄柏 10g、苍术 10g、防风 10g，共研为粗末，取适量撒于烧着的炭火上，用烟熏治患处，热度以患者感到舒适为度，每日一次，每次熏 15~40 分钟，直至皮损消退为度。

3. 热烘疗法

在患处先涂上 10% 黑豆馏油膏，揉搓约 5 分钟，再用热吹风机热烘局部每次 15 分钟，日一次。

4. 针刺疗法

全身取穴和局部取穴相配合、全身取穴：风池、天池、天窗、内关、合谷、委中、足三里。每次取 3~4 个穴位，轮流取用，泻法，留针 40 分钟。隔日一次，至消退为止。

当代中医皮肤科临床家丛书

庄国康

三、牛皮癣的自我调治

银屑病俗称为牛皮癣，由于皮癣上有层如云片状银白色鳞屑脱落，故有银屑病之称。古代中医书籍称它为"白疕"，或"白壳疮"。据普查，我国银屑病发病率北方高于南方，厂矿高于城市，其发病率约为 0.22%～0.3%。由于其为常见病、多发病，且病程很长，不易根治，对患者身心健康有很大的影响。

银屑病患者如何进行自我调治？

银屑病并不是一种不治之症，患了这种病不要悲观失望，有一部分患者经中西药治疗后，皮癣全部消退，病情长期得到缓解，疗效相当稳固。患者在自我治疗中可用下述疗法。

1. 中药内治法

如皮癣根盘较红，全身急性泛发，叠起白屑，宜服凉血清热，消风润燥药，如土茯苓、白鲜皮、威灵仙、金银花、生槐花、生侧柏叶、紫草等，如皮癣暗红，较厚，且病程长，宜养血润燥消风活血法，用土茯苓、白鲜皮，威灵仙、当归、紫丹参、玄参、蚤休等，水煎服，每日一剂。

2. 割耳疗法

这是一种民间疗法，对银屑病有一定疗效。

方法：①取耳郭背部上 1/3 处，可见皮下细小静脉，局部常规消毒后，用锐利瓷片将小静脉割破，挤出 3～4 滴血，再于局部用胡蒜糊剂（紫皮蒜 2 份，胡椒粉 1 份捣成糊）外敷。②于耳轮脚或耳前庭处用锐器割破挤血，双耳可轮流割治，每隔日一次，10 次为一疗程，休 10 天，再行第二疗程。

3. 温泉浴疗法

有条件地区可配合温泉浴疗法，每周温泉浴 2 次。凡皮肤大片潮红者，应避免烫浴。无温泉地区亦可用温水每日或隔日沐浴一次，洗去皮癣上皮屑，促进局部循环和代谢，有利于康复。

4. 单验方疗法

昆明山海棠片，对关节性银屑病有效。每日 3 次，每次 0.25（1 片）～0.5g（2 片），妇女服药后有闭经等不良反应。青黛研末压制成片，每片 0.5g，每次 4～6 片，每日 3 次。靛玉红片 25～50mg，每日 4 次，连服 4 周为一疗程。

5. 西药及外用药疗法

目前均有常用药，应按医嘱治疗。

6. 自我调治注意事项

（1）进行期患者，皮疹潮红，应避免外用刺激性较大的烈性药物，切忌用热水烫洗，以免激惹起全身红皮症。如有高热、畏寒、皮肤大片潮红脱屑应及时就医。

（2）平时预防感冒，有扁桃腺炎等病灶者应及时治疗，因为感染病灶可诱发全身泛发性银屑病。

（3）预防外伤、针刺伤、搔伤以及其他皮肤病，否则易引起同形反应出现新的银屑病皮疹。

（4）注意忌口，对发物食品如羊肉、无鳞鱼、韭菜等以及辛温刺激食品如小茴香、葱、蒜、辣椒等少食或忌食。

（5）银屑病无传染性。有人怕传染不敢接近患者；有的未婚青年，由于社会上对本病的错误认识，而未能成婚。这些偏见都应予以纠正。

四、中药应用更讲"理"

中医药学已有几千年的历史，积累了极其丰富的中药种植、炮制和临床选方、遣药、配伍应用等各方面经验，但如何更合理使用中药，减少不良反应，达到安全、高效、速效的目的，仍是一个非常重要的课题。

1. 辨证准确，立法严谨

辨证恰当，立法才能准确，用药遣方才能做到有的放矢。有的人以为只要懂得一些中药的药性，就能处方用药，因而有些处方杂乱无章，不知其遵循何法。

中医治疗过程中，理、法、方、药四个环节至关重要，其中尤以立法准确为提高疗效的关键。除了一些单方、验方外，无论古方或时方均有一定法则遵循，且可以分析出方中的君、臣、佐、使，或至少方中君药的药性是突出的，这才能达到药到病除目的。

2. 用药不在量而在精

有人认为中药用药量重，方能治病，甚至认为用药量越大，疗效越好。有些庸医自诩医术高超，用药猎奇，如治疗肿瘤一次投用蜈蚣999条，结果不但不治病，反使患者中毒造成医疗事故。

用药量大小，应视各种药物药性不同而异。凡有毒及峻烈药物用量宜小，且需从小剂量开始；各种金石、贝壳等重镇药物用量宜重；花、叶等轻浮药物，芳香走窜药物用量宜轻，滋补厚腻之品用量较大。

外用药量大小选择，应视患者性别、年龄、体质而有所差异。儿童或老人应较青壮年轻；妇女一般用药较男子轻；体质强壮者应较体弱者要重。

3. 深谙药性为本

只有深刻掌握中药的药性，药物归经、四气五味等才能用药自如，药到病除。如木通（一般用关木通）常用于泻火利水，通脉消肿，投常用量每日 6～9g，毒性较小，如不通晓药性，剂量超过，即可先出现消化道刺激症状，继则引起肾功能衰竭，不但不消肿，反而使病情恶化。又如人参为大补元气、生津固脱之圣药，但若婴幼儿服用人参，或成人一次大量服用，不但无大补元气功效，反而会引起神经兴奋，导致甚至抽搐、昏迷等中毒症状。另如川楝子为疏肝理气之要药，如用量不当，超过正常量 3～9 倍，不但不能达到疏肝理气功效，反而会引起肝功能损害。

4. 尊重前人经验

古人在中药处方中为提高药效，对一些特殊用药要求会在药味眉头批注有"先煎，后下，兑入，烊化，包煎"等要求。例如重镇药多为金石类药，质地坚硬，故宜先煎或久煎，以发挥药效。荆芥穗、薄荷等轻浮药，则宜后下，以免药味中所含挥发油因久煎而散失药力。又如水牛角粉、麝香等药宜煎后兑入或直接配药，以免贵重药药量轻而损失。

药物炮制经验亦不容忽视。如生半夏经白矾炮制即可减低毒性；生大黄经蒸煮即可缓和其滑肠通便作用等。

5. 改革中药剂型

沿用几千年的中药煎剂，经对比研究，发现在煎用后倒弃的药渣中，药物块根的药心部，煎用水分尚未浸入，这表明这部分药物尚未充分发挥药效。为了合理用药，提高药效，有人主张把中药碾成粗末然后煎服，这样即可节约 1/3 的用量。

中药需要水浸、水煮或醋浸、酒浸等，应视各种药物的有效成分而选择容易溶解的溶媒。不同溶媒，有不同药物效果。例如补骨脂水煎服可起温肾助阳功效，但如用酒浸外用于皮肤黏膜，经日照后则可见皮肤红斑、起疱，此时如误内服必然引起严重的消化道刺激症状。青蒿水煎服以清虚热，而无不良反应，如用生药研末内服，部分患者即可出现过敏。

6. 合理配伍提高疗效

二味或多种中药配伍应用，可起到协同或拮抗效果。例如，羌活与独活皆为祛风胜湿药，羌活走上，独活趋下，相辅相成，有助更好发挥药效。

黄芪与茯苓配伍益气行水，可加强利水消肿作用。生姜配半夏，生姜可制半夏之毒，又可加强半夏消痰作用。名方"左金丸"则以苦寒之黄连与温热之生姜配伍，起到反佐功效，防止黄连苦寒直折过盛。又如外科治疗疮疡方剂中，往往以化腐与生肌药配伍，以达到腐肉去而新肉生的目的。

五、扁平疣的中医疗法

治疗扁平疣首先要对治疗方法有信心。一般 2～3 周内可治愈，当然也有顽固患者持续 2～3 年也不好的。

现介绍一些治疗方法，可供选用。

1. 外洗方

（1）马齿苋洗剂：马齿苋 30g、蜂房 10g、蛇床子 10g、细辛 6g、苦参 10g、陈皮 10g、苍术 10g、白芷 10g。

用法：水煎，取半盆温水，用小毛巾蘸药液，频频搓洗患处，每日 3～5 次，每次 20 分钟。冬季每剂可外洗 2～3 天再换新药。

（2）香附乌梅洗剂：炙香附 30g，木贼草 30g，乌梅 30g。用法同上。

2. 内服药

（1）薏仁米汤：生薏苡仁 60g，煮熟后稍加白糖，当饭食，每日一次。

（2）治瘊汤：桃仁、红花、熟地、当归、赤芍、白芍各 10g，川芎、山甲、何首乌、板蓝根、夏枯草各 15g，水煎服，每日一次。

在疣体脱落前 1～2 天，疣赘周边发红，反见高起，这是一种治愈的预兆。

六、脸黑全为瞎用药

"激素"治疗某些疾病，见效快，效果显著，有时确实起到妙手回春、起死回生的作用。但"激素"并不是万能的，若是滥用激素就可能发生许许多多不良反应。

目前氟化类固醇激素类药物外用日渐广泛，种类繁多，常见的有氢化可的松、新氢松、去炎松（曲安西龙）、肤轻松（氟轻松）等霜剂或软膏。由于一些基层医疗单位缺少专业皮肤科医生，凡遇到皮肤病，动辄就外用肤轻松等"激素"类药物，结果对一些霉菌、病毒、细菌引起的皮肤病如股癣、手足癣、体癣、脓皮病等，初用时尚有一定作用，但3～5天后，即见皮损扩大，病情加剧。有些青年男女、青春期脸部泛起很多"壮疙瘩"，医学上称之为"痤疮"。由于长期反复滥用"激素"，痤疮非但未愈，反而在脸部出现成片暗褐色素斑，局部皮肤多毛，甚至皮肤萎缩，更有碍于美容。因为脸部"发黑"而来求医的屡见不鲜。

七、妊娠要到缓解期

系统性红斑狼疮是一种危害人类健康的严重疾病，它可以出现高热、关节酸痛、脱发，对日光过敏，脸部蝶状皮疹等症状，心、肾、中枢神经系统等器官均可累及，多见于青年女性，因而该病患者是否可以妊娠，即成为临床上需要重视的一个问题。

一般情况下，处于活动期的红斑狼疮女患者，在妊娠头3个月以及分娩后，往往病情较前加剧；在妊娠间期，发生妊娠中毒症，出现呕吐、高血压、抽搐等症状亦较正常孕妇为高；胎儿早产、死胎率比正常孕妇高出2倍。据统计，该病因妊娠使病情恶化者约占17%。由于妊娠导致病情加重，许多患者需要引产，以终止妊娠。如果月份过大，引产对母体有一定的危害性。

红斑狼疮患者由自身的免疫反应所产生的抗核抗体还可通过胎盘进入胎儿体内，出生后4～6月可自行消失，虽然对出生婴儿的健康无大影响，婴儿亦不会罹患红斑狼疮，但红斑狼疮的体质是可以遗传的，这些家族中潜在发生红斑狼疮的几率较正常人群为高。因而青年妇女患系统性红斑狼疮后，无论妊娠、胎产、流产对患者大都是有害的，一般不主张妊娠。只有那些心脏、肾脏功能良好，其他各项化验大致正常，即临床上所谓缓解期的患者，方可考虑妊娠。

八、滥用激素的危害

医学上所使用的激素种类很多，一般民间所谓"激素"，主要是指糖皮质类固醇激素而言。临床上常用的有氢化可的松、泼尼松、泼尼松龙、氟美松、倍他米松等等。

有些医务人员对"激素"的药理及其不良反应了解得不够或掌握得不好，再加上有些患者听到一些传闻，对"激素"产生了恐惧心理，认为吃了"激素"会"发胖"；凡吃了"激素"的人病就难治等等，因而就出现了一些滥用或应用不当的现象，常见有下列问题。

（1）不应当给药而乱投药所造成的伤害：如出水痘的儿童，本来不应当投用"激素"而滥用"激素"治疗，可出现出血性皮疹而导致死亡。种了牛痘的儿童，误用"激素"，可使牛痘扩散造成死亡。眼部患单纯性疱疹，如误用大量"激素"则可引起前房积脓、角膜溃疡、穿孔甚至失明。患结核病的人，长期大量应用"激素"可造成结核病扩散，导致粟粒性血行播散型肺结核而死亡。有胃及十二指肠溃疡者大量服用"激素"可使溃疡扩大，引起消化道大量出血等。

（2）需要长期给药者，由于种种原因而骤然停药，或间断不规则用药所造成的危害：有些疾病如系统性红斑狼疮活动期、慢性肾炎等，由于病情需要长期、较大剂量的服用"激素"，而有些患者骤然自动停药，造成病情反复，且症状较治疗前更为严重，这就是医学上所谓"反跳"现象。长期服用"激素"的患者，由于"激素"已部分替代体内肾上腺皮质功能，骤然停药可出现肌肉、关节酸痛、乏力，发热等肾上腺皮质功能不全的症状。这些不良反应只要患者遵照医嘱用药，是完全可以避免的。我们还见到一些患者，病重时就服用激素，病一缓解就自动停药，如此间断不规则的用药，造成疾病长期缠绵难愈。

九、寻常性鱼鳞病的治疗

本病目前无特殊疗法，经中西医治疗后，病情可好转，现介绍几种疗法如下。

（1）中药：苍术 1000g、当归 50g、白鲜皮 50g，水煎取汁 3 次，合在一起，置于文火上进行浓缩成稠膏即可，每日服两匙。

（2）西药：外用 10% 尿素霜剂，每日 1~2 次，或口服鱼肝油丸（2.5 万 U）。

（3）饮食方面：多食胡萝卜、猪肝及瘦肉。

十、论痣

痣，俗称"痦子"，人身皆有之。据考证，平均每人有痣 20~40 个。自古以来，关于痣的传说纷纭：如年迈人身上长出许多"红痣"，人们就说是"洪福降临"；初生胎儿脸部一片红，就说是转世投胎的标记，尾骶部带蓝黑色斑痕，传说是叫阎王爷踢的；还有"人背痦子不祥，痦子背人有福"等等。

其实，痣是胚胎发育过程中，皮肤正常成分增生或缺损而造成的疾病。痣的种类繁多，形态各异。从大小来看，有小至豆粒和针头的，也有大如穿着背心、裤衩的巨痣；从凹凸看，有高于皮面呈角化的疣状痣，亦有平伏于皮肤表面的色素母斑，从颜色上分，有黑色的色素痣、红色的鲜红斑痣、蓝色的痣、眼上额部的褐青色痣及白色的贫血痣等等。前文所说的老年人的"红痣"实际不是痣，而是一种老年性皮肤病，叫作"血管瘤"；初生婴儿脸上的红斑，是一种毛细血管扩张痣；尾骶部的蓝黑色素斑，则是东方人种特有的，称为"蒙古斑"，一般数年后即自行消退。

有些痣是遗传的，如有母女二人脸颧部所长的褐青色痣，其部位、大小、颜色都极相似。许多痣出生即有，亦有青春期才开始显露的，它完全是正常的生理现象，各种迷信、邪说没有丝毫根据。

人体最常见的一种痣就是色素痣，又称黑子。人的皮肤结构可分为表皮、真皮和皮下组织三部分，表皮又由五层细胞组成，最底层为基底细胞层，其中有许多含有黑色素颗粒的黑色素细胞。色素痣是含有痣细胞的一种皮肤良性肿物，据研究，这种痣细胞就是从正常黑色素细胞或其他细胞演变而来的，可分散存在或形成痣细胞团。痣细胞分布在表皮与真皮交界处者称为交界痣，在真皮内者为皮内痣，有向真皮内移行倾向者称为混合痣。交界痣和混合痣有变为恶性黑色素瘤的可能性。

一般色素痣绝大部分均为皮内痣，是良性的，无恶变倾向，这种痣一般是平坦或高于皮面，据研究，凡是有毛的黑痣大多是皮内痣。黑痣长在手掌、足趾、外阴部等部位，表面平滑、无毛者，大多为交界痣或混合痣，有恶变倾向。有一年迈妇女，缠足，由于鞋的挤压，足生角化胼胝，恰于胼胝上有一黑痣，常以刀片削之，由于黑痣受刀削刺激，转化为黑色素瘤，最终致死。说明黑痣尤其是交界痣，应当避免刺激，以防恶变。

哪些现象是可以发生恶变的特征呢？①黑痣骤然增大，色素加深或见周边发红，潮湿溢水。②自觉有明显瘙痒、疼痛，或见出血。③原有黑痣周边出现散在星状小黑痣。

有以上症状，应当即刻手术切除，并行病理检查，以明确性质。不要用药物腐蚀，以免由于治疗不彻底反而诱发恶变。

十一、概述痤疮

痤疮又叫寻常性痤疮，是青年人常见的一种皮肤病。好发于青春期，表现为前额、颊颌、胸部、背部等部位出现许多红疙瘩，一般俗称"壮疙瘩"，在医学上称之为痤疮，到二十多岁就慢慢地减少或消失，但也有少数三十多岁的人仍发痤疮的。

（一）病因

痤病的发病和身体强壮或虚弱并无直接关系。古代太监由于阉割了睾丸就不长痤疮；有些妇女每当月经来潮前脸部痤疮就比前加重，临床上看到大多数患痤疮的人也都是发生在青春期性腺发育时期。这就有力地说明了痤疮的发生与内分泌有密切的关系。

痤疮是一种毛囊皮脂腺的慢性炎症疾病。正常人皮肤上皮脂腺的开口多和毛囊口一致，皮脂腺能分泌皮脂，对人的皮肤有润滑、保护及抗感染的作用。除了掌，趾和口唇以外，人体表皮均有皮脂腺，特别是脸、胸背、阴部，皮脂腺分布最多。在正常生理情况下，皮脂腺分泌皮脂主要受男性激素的支配。当青春期性腺发育时，皮脂腺分泌大量增加，发生皮脂淤积现象。皮脂腺的分泌除了受性腺支配外，与其他内分泌腺如肾上腺、甲状腺等也有一定关系。

某些细菌在痤疮的发生过程中也起着重要作用，其中主要是厌氧棒杆菌，这种杆菌在厌氧状态下能大量繁殖，并产生一种溶脂酶，水解皮脂中的甘油三酯使它分离出游离脂肪酸，这种游离脂肪酸可对毛囊、皮脂腺及其周围组织产生刺激并引起炎性反应。痤疮所表现的红色丘疹、硬结、囊肿等，主要是机体受脂肪酸的刺激或皮脂分泌不能排出所引起的，如有脓头则是化脓菌感染导致的。

除上述原因外，其他如遗传、饮食、精神等因素也不容忽视。如患者的父母是"油性"皮肤，且有痤疮病史，往往其子女的皮脂腺分泌也很旺盛，多患有痤疮。又如平时食动物脂肪过多，也能使痤疮加重。另外，若精神过度紧张也可使皮脂腺的分泌不正常。

中医学称痤疮为"肺风粉刺"。古人认为男子常因饮酒而生痤疮，故又有"酒刺"之称。如为囊肿性痤疮又称"面皰"、"面嗣"等。此证多因胃中积热，上熏于肺，肺胃蕴热，热气熏蒸于外则发。

（二）临床症状

痤疮症状的轻重，常因人而异。初起时常于前额、面颊、胸部、背部出现散在或密集与毛囊口一致的与皮肤颜色一样或稍红的小丘疹，其顶端渐渐变黑呈黑点状，即所谓"黑点粉刺"，用手挤压之可见有黄白色半透明之脂栓溢出。一般认为黑头粉刺是由角蛋白、黏稠的皮脂和毛囊脱落之上皮淤塞于毛囊口，经氧化而成，是痤疮最常见的症状。如继发感染可形成脓疱，称为脓疱性痤疮，此类痤疮消退后留有色素沉着或小片凹陷性瘢痕。如病情较重，感染更为深在，则可破坏毛囊或皮脂腺，临床上即可见淡红色或暗红色的结节性痤疮或有波动的囊肿性痤疮。此类痤疮消退后都留有较严重的瘢痕，甚至形成增生性瘢痕疙瘩。特别是20多岁的青年男子，常可见其颊须部形成长条索状瘢痕疙瘩，严重破坏患者的容貌，给患者带来很大的精神负担。

（三）诊断

发病多为青年男女，于面颊、前额、胸背等部位，可见对称性分布的黑头粉刺、脓疱、结节或囊肿性皮疹，挤压后常有黄白色皮脂或脓血等内容物溢出。女性患者病情加重多与月经有关。

（四）鉴别诊断

1. 颜面播散性粟粒性狼疮

该病是一种结核疹，好发于上下眼睑、眉间、鼻周及上下口唇等处，呈散在孤立性粟粒大小丘疹，色鲜红或紫红，用玻璃片按压时可显出"苹果酱样小结节"。在下眼睑缘往往排列呈堤状。消退后留有小的凹陷性萎缩性瘢痕，病程缓慢，往往数年不愈，多见于男性。压挤时无白色皮脂溢出。

2. 汗囊瘤

约 0.1～0.3cm 大小肿物。多见于青年女性，常常发生于上下眼睑、胸部等处，往往成群密集而不融合。其色和正常皮肤相同或呈褐色，每逢夏季囊肿肿大更为明显。

3. 扁平疣

可见于青年人的面颊、手背等处，呈 0.1～0.5cm 大小淡褐或暗褐色的扁平疣赘，无明显炎症反应。

4. 职业性痤疮

多见于接触油脂的工人或农民，其颜面部有痤疮样丘疹，但损害大多密集且伴有毛囊角化，除面部外，其他部位如手背、下肢等处均可发疹。

（五）预防

首先要重视个人卫生，经常用热水和肥皂清洗脸部，去除皮脂。不要食用过多的动物脂肪如猪油、肥肉、奶油等。沿海者少食蚌壳类以及含碘高的食物。保持大便通畅，注意劳逸结合。

（六）治疗

1. 中医辨证论治

（1）肺胃蕴热型

[主证] 于面颊、前额、胸部等部位，可见散在黑点状粉刺、红色小丘疹或见小丘脓疱疹。脉象细滑，苔薄黄。

[辨证] 脾胃积热，上熏于肺，外受于风。

[治则] 清肺胃之蕴热。

[方剂] 枇杷清肺饮加味：枇杷叶9g，桑白皮9g，野百合9g，生石膏30g，黄芩9g，赤芍9g，马尾连9g，太子参12g，淡竹叶9g。水煎服，每日一剂两煎分服。

大便干秘加生大黄6g（后下），大青叶15g。

[又方] 痤愈汤（清肺祛风，清热解毒）：荆芥12g，防风9g，白芷4.5g，薄荷^{后下}3g，桔梗9g，川芎6g，当归9g，枳壳9g，黄芩6g，栀子6g，连翘9g，生甘草6g。水煎服，每日一剂两煎分服。

（2）气血瘀滞型

[主证] 女性患者，月经前后于面颊、胸部等部位红色小丘疹或小丘脓疱疹明显增多，经期多错后，经血涩少，血色暗紫，或行经时伴有少腹疼痛。脉象沉细涩，舌质暗紫。

[辨证] 气血瘀滞，化热生风。

[治则] 调经，和血，化瘀。

[方剂] 桃红四物汤加味：桃仁9g，红花9g，当归尾9g，生地24g，赤芍9g，川芎6g，益母草9g，泽兰9g。水煎服，每日一剂两煎分服。

（3）痰浊结聚型

[主证] 于面颊、颌部见散在或融合成较大之暗红色或淡红色之结节或见有波动的囊肿，或瘢痕疙瘩。脉象滑，舌质淡苔白腻。

［辨证］痰浊内恋，交结而成。

［治则］消痰软坚，化瘀散结。

［方剂］化痰散结丸：当归尾 60g，赤芍 60g，桃仁 30g，红花 30g，昆布 30g，海藻 30g，炒三棱 30g，炒莪术 30g，夏枯草 60g，陈皮 60g，制半夏 60g。共研细末，水泛为丸，每日服两次，每次 6g，温水送下。

2. 中成药

各型痤疮均可服用，尤以男子更为适宜。

（1）大黄䗪虫丸（大便秘结者尤适用）：每日 2 次，每次 1 丸，温水送服。

（2）归参丸（当归、苦参）：每日 3 次，每次 1 丸。

（3）益母草膏：每瓶 4 两（120g），分 3 日服用，开水送服。

3. 抗生素

最常用的抗生素为四环素。四环素可降低痤疮棒状杆菌的密度，减少游离脂肪酸的含量。

用法：每次 250mg，每日 4 次，服 5 天后改为每日 1 次，可连续服用 2~3 个月。慢性肝炎者及孕妇忌用。

其他磺胺类药物如复方新诺明（复方磺胺甲噁唑），每日一次，每次 1 片，可连服 2~3 个月。

4. 内分泌制剂

病情较重者可用，不应作为常规用药。

己烯雌酚：多用于女性患者，男性应用易引起女性化，故应慎用。有血栓性静脉炎、肝脏病、中风、原因不明阴道出血者忌用。每日 1mg，3 周为一疗程。女性患者宜于月经最后一天服起。

5. 菌苗疗法

对脓疱性或囊肿性痤疮可使用葡萄球菌菌苗或自家疫苗，每隔 2~3 天皮内注射一次，一疗程为 10~12 次，先从 0.1ml 开始，每次增加 0.1ml，最多增至 1ml。

6. 外用药

外用药的目的在于清洁皮肤，轻度剥脱角质层，抑制皮脂腺分泌。含有硫黄的制剂仍为最有效的外用药。目前外用药中常含有硫黄、水杨酸、间苯二酚、樟脑等。

（1）钙硫溶液：有剥脱角质、抗菌、消炎作用。处方：氧化钙 20g，沉降硫黄40g，蒸馏水加至 400ml。用法：可局部直接点涂或稀释 32 倍后进行热湿敷，湿敷时应注意保护眼睛，每日一次，每次 10 分钟。

（2）玉容散外洗方：绿豆 150g，滑石 6g，白芷 6g，白附子 6g，共研极细末，每用 3 匙，早或晚用开水溶解后洗脸，每日一次，每次 15 分钟。

（3）复方硫黄洗剂：硫黄 3g，硫酸锌 3g，10% 樟脑液 25ml，蒸馏水加至 100ml。每日 2～3 次。

（4）颠倒散：硫黄 30g，大黄 30g，共研为极细末，用凉水或浓茶水调涂，每日 1～2 次。

（5）纯氨水涂搽：适用于囊肿性痤疮，此疗法可代替手术切开，以免遗留大量瘢痕。用法：用棉棒蘸纯氨水，用力涂搽囊肿表面，以表皮剥蚀为度，盖以消毒棉球，每周涂搽一次，如已液化，可擦破表面使脓液溢出，轻轻挤净脓液。

（6）痤愈膏：水银 1.5g，胡桃肉 15g，杏仁 15g，大风子 10 个去壳。用法：先将大风子仁、杏仁、胡桃仁混合在一起捣碎，再将水银混入，调匀捣为泥状，每日早晚各涂搽一次。孕妇忌用，忌食辛辣之品，勿入口。

十二、调节体温的功能——发汗

人类为了适应环境中各种气温的变化，往往通过"发汗"来散热和调节体温，因此，发汗是人体生理活动中非常重要的功能。

人体的汗腺有两种：大汗腺和小汗腺。人体体表出汗，主要与小汗腺有关。动物身上的大汗腺很发达，而人类的大汗腺却已渐趋退化了。平时为人们所厌恶的狐臭病，即为大汗腺的功能失调而引起，它分泌出一种乳样分泌物，被细菌分解后，发出一种特殊的臭味，在人体的腋窝、外阴部、乳晕、脐窝等部位就有这种腺体。

人体体表共有 200～500 万个小汗腺，遍布于全身，但以躯干、头部、掌趾等部较为密集。它们位于真皮和皮下组织内，分为分泌和导管两部分。经研究得知，人体体表全部小汗腺容量的总和不过 17ml，但是在高温环境中，一个人每小时排出的汗液却可达 1000～3000ml，而且每散失 1g 汗液，就可散发 5.7kcal 的热量，可见小汗腺在散热的功能上是何等重要。

如果取一小块正常的皮肤，在扫描电子显微镜下进行观察，当放大至 3000 倍时，可见到小汗腺在皮肤表面的开口，它的边缘光滑，斜向中心，像一个小漏斗。在炎热而又潮湿的季节，往往由于汗液排泄不畅，汗腺开口处或导管发生堵塞，汗液在汗腺内积聚增多，压力增大，汗腺发生破裂，汗液溢于周围的组织中，从而引起炎症反应，这就是我们在夏季常见的痱子，又叫作红痱。由于儿童的汗腺排泄活动性较大，比较容易在前额、颈、胸、背、腋等部位出现痱子。还有一些长期卧床的患者，由于高热、多汗，皮肤上也会出现如针头大小的半透明水疱，因周围没有炎症反应，所以称为白痱。

一般说来，在体表单位面积中，儿童的活动性汗腺要比成人多 3 ~ 10 倍。但是儿童每一汗腺的分泌量却只有成人的 1/2 ~ 1/5。另外，男性的基础代谢率较高，所以男性出的汗要比女性多。

由于人体体表小汗腺分布的密度不同，这就造成了身体各部位出汗的多少也不尽相同。有些学者对身体各部发汗的反应进行了试验观察后发现，一个学生如果连续进行 20 分钟的心算，其手掌的发汗量就会急剧增加，而前额则变化不大，这是因为手掌部出汗是受精神刺激而引起的反应，称之为精神性发汗。有些年轻人一出现兴奋、紧张或恐惧等情绪时，即见手足部汗水淋漓。另外，某些从事写作或文字工作的人，他们的手部大量出汗，甚至无法接触纸张和书本，所穿的鞋袜也因长时间的湿润，皮肤受到浸渍而发生疼痛，这就是常见的手足多汗症，它与体内的自主神经不稳定有密切的关系。在正常情况下，手掌部出汗很少，但假如一个人的手掌部不出汗，那么当他在拿玻璃杯的时候，很可能因为手与玻璃之间的摩擦力减弱，而使玻璃杯滑落在地。

当工人在高温环境中劳动时，周围的温度往往高于体表温度，人体内所产生的热，不能靠辐射、传导、对流等方式来散热，这时汗液的蒸发就成为重要的散热途径，人体为了加速散热，汗液就会像水珠似的往下淌，这种因受温热刺激而引起前胸、后背、额部等大量出汗的现象，便称为温热性出汗。一个人汗出的多和少，蒸发的快和慢，与周围环境中的温度、湿度、风速和人的适应性都有关系。如果环境中的温度高、湿度大、风速低，汗就不易蒸发。如果蓄积在体内的热不易发散，就可能出现发热、头痛、抽搐等中暑症状，处理不当，可造成死亡。因此在高温条件下劳动，及时采取降温、防暑措施是很重要的。

在急性热性病初期或慢性消耗性疾病等某些病理状态下，由于人的体质很虚弱，人体发汗中枢对热的感受性低下，往往容易出现发汗异常现象。在发生窒息或二氧化碳中毒时，由于发汗中枢受到刺激，同样也会造成多汗现象。

如果一个人出汗过多或过少，甚至不出汗，这些都属于病态。有些婴儿的皮肤缺少汗腺，即使炎热的天气，皮肤也不出汗，由于散热困难，孩子就会发热，有时就需要把病儿泡在水中来降低体温，这种病称为先天性外胚叶缺损。

有Ⅱ、Ⅲ度烧伤的患者，经过抢救，皮肤创面愈合，形成瘢痕，皮肤上的小汗腺大部分已被破坏，因此在炎热的夏季，就需要有助其散热的降温设备。当然引起皮肤无汗的病因很多，需要请医生作进一步的检查。

人体的小汗腺除了有发汗散热、调节体温的生理功能外，还有其他的用处。例如汗液与皮脂腺分泌的皮脂混合，可以在人体体表形成一层乳化的薄膜，从而成为保护皮肤的屏障，防止水分和细菌的侵入，汗液还可使皮肤表面的角质层软化，不会由于皮肤的干燥而发生裂口，汗液中除了含有的99%的水分外，还含有乳酸、氯、钠、尿素等化学物质，它可以使皮肤酸化，抑制真菌及细菌的生长。有些肾功能衰竭的患者，当体内的代谢产物如尿素等含氮物质不能及时排出体外时，就容易引起尿毒症，而汗液却可以增加尿素等的排泄，以减轻全身的症状。

汗、吐、下三法是中医学治疗的三大法则。中医创造了应用"发汗"来治疗疾病，临床上称为"汗法"。例如如果有患者得了"外感病"，出现发热、怕冷、无汗、脉浮等的"表证"时，医生就可以用辛温解表药物来助其发汗，出汗后，其热自退，病也就痊愈了。

十三、皮肤为什么会"出油"

在大自然中，有许多飞禽走兽经常出没在江河湖泊中，它们身上的羽毛光泽柔润，虽然长时间在水中游荡，上岸后，只要全身一抖，身上滴水不留。原来在这些动物的皮肤上有较发达的皮脂腺，它分泌的皮脂有很好的防水作用。

同样，人类皮肤上也有很多皮脂腺，除了手掌、足趾、指趾屈面外，它们几乎遍布全身。有些部位如头皮、前额、眉间、鼻翼、鼻唇沟，颊部、前胸、后背中间部以及外阴等处的皮脂腺大而且数目多，因此所分泌的皮脂也多。由于这些部位皮肤容易出"油"，医学上称之为"脂漏性部位"。据研究这些部位每平方厘米有400~900个腺体，而其他一些部位则少于100个。

大部分皮脂腺开口于毛囊的颈部，它和毛发连系在一起，故称为皮脂腺毛囊系统，也有一些皮脂腺和毛囊无关，直接开口于皮肤或黏膜，如口唇，包皮内面，小阴唇内侧、阴蒂，乳晕等处，医学上称这些部位的皮脂腺为独立性皮脂腺。此类皮脂腺为一种泡状腺，它分泌时是整个细胞破裂，细胞内脂肪滴、细胞碎片等混合形成一种乳白色物质，这就是皮脂。

刚出生的婴儿，由于受母体激素的影响，皮脂分泌较旺盛，以后即逐渐减少。到了青春期，随着性器官的发育，皮脂腺也肥大增生，皮肤上出的"油"也增多了，男性皮脂分泌量可增加5倍，这就是年轻人容易起"粉刺"的原因。还有些人皮肤出"油"过多，头发油亮光泽如同涂了一层头油一样，前额部光亮如镜，这些都是皮脂溢出过多的表现。皮脂分泌过多，也会影响毛囊的正常生长，使毛囊口角化过度，影响毛囊营养供应，形成脂溢性脱发。

相反，老年人皮肤渐趋老化，皮脂腺退化，皮脂分泌就相形减少，皮肤容易干燥起皱。

那么皮肤出"油"会起什么作用呢？

皮脂腺所分泌的皮脂与皮肤的脂类在皮肤表面形成的脂膜，犹如一层屏以阻止水分从皮肤上散失，保持皮肤表面的柔润，防止干裂。皮脂除了润泽皮肤外，亦可滑润毛发。如果皮肤上缺乏皮脂则毛发干涩枯槁失去光泽。皮脂还有一种重要的作用，即可防止皮肤受真菌或细菌的感染。皮脂内含有游离脂肪酸、甘油三酯、蜡脂、角鲨脂、胆固醇酯和液状石蜡等，可抑制病原菌的生长。对防止脓皮病的发生，也有一定的作用。皮脂腺分泌主要受雄性激素影响，雄性激素中以睾酮活性最强，其通过血液，对皮脂腺起刺激作用。这就是男性皮脂分泌比女性旺盛的缘故，除了睾丸分泌睾酮外，肾上腺、卵巢等也分泌有雄性激素。

儿童时期皮脂腺小，皮脂分泌也少，可是为什么儿童的皮肤这样柔嫩呢？有些科学家研究发现，人体皮肤表面的脂类，除皮脂腺分泌的皮脂外，表皮在角化过程中本身也产生脂类，其中甘油三酯可经过水解产生少量甘油，以保持皮肤的潮湿度，对维持儿童皮肤柔嫩起一定作用。

十四、指（趾）甲是观察疾病的窗口

人类的指（趾）甲是观察和判断全身或局部疾病的窗口。

某些全身性疾病，可使患者的手指形成鼓槌状，指甲变宽，边缘弯曲包着指头，医学上称为杵状指。多见于慢性肺心疾病，如慢性支气管扩张、肺部肿瘤、肺结核、肺气肿以及先天性心脏病、肝硬化等。有些患者指甲翘起呈匙状，医学上称为匙形甲，常因长期慢性缺氧引起。常见于贫血、冠心病、梅毒、甲状腺功能亢进，长期在高原、高山上工作，以及经常接触强碱肥皂、石油产品等物质者。

婴儿出生后，如果缺指（趾）甲，这是一种先天性无甲畸形，常见于先天性外胚叶缺损、鱼鳞病、雷诺病、严重感染等。有的婴儿，指（趾）甲虽然还有，但因某种先天或后天疾病，指（趾）甲渐见枯萎，指（趾）甲变薄，变小，常见于大疱性表皮松解症、扁平苔藓等。指甲远端甲板破裂分为多层，甲板上有纵行嵴状突起，这叫甲纵嵴，常因患冻疮后，指趾末端循环障碍引起指甲营养不良、甲状腺功能异常以及外界化学物质刺激等引起。指甲生长成钩状如鸡爪状，称之为钩甲，常见于外伤、周围神经病（如麻风、梅毒脊髓痨等）、周围血管病等。指甲还有各种各样的形态改变，如脆甲、厚甲、巨甲等等。

指（趾）甲变化，除了形态变化外，病甲色泽上也会有改变，如指甲部分或全部变白称为白甲，常见于外伤、霉菌感染以及全身性疾病，如麻风、霍奇金淋巴瘤、肾炎等。指甲发育迟缓，肥厚变黄叫黄甲，常见于黄甲综合征、梅毒等。指（趾）甲变绿，称为绿甲，常见于铜绿假单胞菌感染等。指甲呈黑褐色，常见于甲下出血、甲黑色素瘤、甲色素痣、重金属沉着，以及吸烟熏蒸等。指（趾）甲呈脂红色火焰状，常见于系统性红斑狼疮患者。

此外甲周围组织病变如甲沟炎、湿疹等也可导致甲表面凹凸不平的改变。

有的学者认为，指甲半月区消失，可能与健康情况有一定关系。又有人认为如某一时刻，身体内代谢失调，如高热后，指甲生长突然受到抑制，指甲表面就会出现横沟。

十五、暗示疗法

利用语言、实物、文字等手段或其他模拟方法，通过听、视、触等感觉器官，给患者的大脑以良性的刺激，从而达到治疗疾病的目的，这种不使用任何药物的治疗方法，在医学上称为"暗示疗法"。

人有思维，可以对周围所发生的一切事物，所看到、读到的文字，所听到的言词，进行思考、综合和分析，获得自己的理解。人的这些思维活动是人类大脑所特有的高级神经活动的一种表现。生理学家巴甫洛夫把它称为人脑的第二信号系统。而动物只能对周围事物作出本能的反应，不能进行思维，因此，动物只具备第一信号系统。

通过言词，患者接受医护人员的暗示性刺激，可以在大脑中产生兴奋灶，这种兴奋的脑神经活动，能够直接调节身体各部分正常的生理活动，也可以导致疾病的发生。因此，某些疾病的发生、发展和治愈，与语言的暗示和刺激有着密切的关系。恶性的语言刺激，可给人造成精神创伤，可使已有的疾病更加恶化，或发生新的疾病；良性的语言暗示，可以使疾病趋于好转。医学上所谓"医源性疾病"，即是医者不当的举止言词，暗示患者所带来的恶果。

人体内各种代谢的调节和平衡是相当复杂的，它离不开大脑的参与，大脑的高级神经活动又离不开周围环境对它的影响。在实验室里，反复给一个人喝大量糖水，经检验可以发现受试者的血糖升高，出现尿糖，同时尿量增加。如果让受试者处于催眠状态，这时不给糖水，只用语言暗示，告诉受试者，你已喝了大量糖水，结果同样会出现血糖升高、尿糖及尿量增多等现象。这个例子说明，语言暗示可以给大脑以兴奋的刺激，虽然受试者未喝糖水，但大脑还是参与了人体内糖的代谢活动。

有的人在手、脚、脸等部位，长了很多瘊子，在治疗时，只要去掉其中一个较大的"母瘊"，其他瘊子就会不治而自消。有的年轻人脸上长了扁平疣，有威信的医生只要给他一些用"淀粉"配制的"新药"，1~2个月后，疣就会脱落。据观察，大约有30%～40%的患者,,可以用这种方法治愈。为什么不用药物就能治好疣赘呢？西医学家有各种不同的解释。一般认为，这是人体免疫功能在起作用。因为医生对患者的大脑进行"暗示"时，可使人体产生"免疫兴奋"，因而患者体内的细胞免疫功能以及干扰素、疣赘的特异抗体等相继产生，从而抑制了疣赘病毒的繁殖，破坏了疣组织，使疣赘脱落。经过多次暗示，有些即将脱落的疣赘周围发红，疣赘较前更加隆起，这就是免疫学上所谓抗原与抗体发生反应的表现。

也有些学者认为，疣赘一般生长在血流供应充分、潮湿、体表温度较高和偏酸性的体表部位，例如瘊子长在会阴部就是例证。暗示是一种活力，它可以通过大脑皮质的活动，动员身体的各部分对病毒加以抑制，如改变皮肤的酸碱度、干湿度、温度和局部供血量等因素，使各种因素均不利于疣赘的生长，疣赘也就自然地脱落。

在内科领域中，暗示疗法亦应用于治疗某些因精神因素引起的疾病。汉朝名医张仲景在其经典著作《金匮要略》一书中，曾记述"女人常罹患一种脏躁病，患者自我悲伤，时而哭泣，如同鬼神在作祟。"这里所指的脏躁病即"歇斯底里"症（癔病），这种病容易发生在精神比较脆弱、情绪不稳、且偏于艺术型的女性中。往往由于某种精神创伤诱发本病。医生可以利用患者所具有的高度暗示倾向，用暗示法治疗。

"歇斯底里"发作时，患者哭笑无常，肢体瘫痪，亦可突然晕厥，甚至出现长期抑郁、朦胧状态，症状较为复杂。据调查，在集体生活中，如果先有一个女子发生癔病性瘫痪，那么，其他精神脆弱的女子也易受到"刺激"，从而相继出现癔病性截瘫，这就是暗示在癔病发生上所占有的重要地位。

临床上遇到癔病患者，一般要先把患者置于安静舒适的环境，让其平卧在床上，然后询问病史，进行详细的检查。切忌既不检查，又不询问病史，就进行治疗或给予暗示，更不能轻率地给患者下结论。在进行暗示时，医生要以简短有力、充满信心的语言，对患者进行鼓励和诱导，告诉患者，他（她）的病很快就会好的，并保证一定能把病治好，尽可能"理解"患者迫切期待要求治愈的心情，然后针对患者的症状采取暗示性措施，如用氨水吸入（一种药液，在鼻子上嗅一下，即可吸入），针刺丝竹空穴位（眉毛外侧缘），注射用水肌内注射等方法。在采取治疗前，要预告患者即将取得良好的效果。当症状减轻时，应抓住良机，多做思想工作，使患者心胸开阔，解除诱发因素，巩固所取得的疗效，直至症状完全消除为止。另外，还可以在医生指导下，应用催眠方法使患者处于半睡眠状态，这时医生再根据患者的感情倾向，给以语言暗示，告诉患者某些症状即将消除，病患即将治愈。经多次暗示，即可收到预期疗效。

暗示疗法在治疗癔病中所以能起到治疗作用，是因为癔病患者的高级神经活动全面衰弱，在催眠状态下，患者大脑皮质部分处于抑制状态，这时给予各种暗示性刺激，可在患者的脑皮质中产生新的兴奋灶，即可抑制旧有精神创伤所产生的症状，从而使病情逐渐好转，症状完全消除。

目前，对一些由于精神因素所引起的内科疾病，如慢性哮喘、偏头痛、痉挛性结肠炎等，应用暗示疗法进行治疗均可取得一定效果。但是为了保证取得长期效果和患者的安全起见，这些疗法必须在医生的指导下进行。

暗示疗法简便、易行，有时对一些顽固难愈的病例能取得满意的治疗效果。但是暗示疗法并不能包医百病，它的实质是发挥机体的主观能动作用。医生在患者的心目中，必须有一定的威望，且患者要对医生高度依赖，依靠医护人员和患者的通力合作，方能取得预期效果。

十六、毛发的奥秘

孔雀的羽毛令人赞叹不已；野猪身上直竖的刚毛，可以帮助它更好地御敌和猎食；少女们把头发染烫成各种新奇的发型以添姿色。可见毛发对人和动物都至关重要。

当然，人长毛发不光是为了美观，各种毛发均有其特殊功能。头发可以保护头部，免遭过量紫外线照射；眼睫毛可以防止异物的侵入，鼻毛能够阻挡灰尘吸入，眉毛可以遮挡淋漓的汗水使其不会流入眼帘。

人除去手掌、足心、包皮、阴唇等处没有毛发外，其他各处毛发遍布，只不过生长的部位，毛发的长短、粗细、软硬不同而已。

随着人种的不同，毛发的颜色亦异。据电子显微镜观察，毛发从外观上可分为黑、红、棕、黄四种颜色。亚洲人多为黑发，非洲黑人为漆黑发；欧洲白种人为金黄发；美洲印第安人为红发。人发的颜色取决于其所含有的色素细胞及黑色素颗粒数量的多寡和形状的大小。如黑发是由黑色素细胞及最浓密的黑色素颗粒组成，棕发则是黑色素细胞所含颗粒较少所致。

在发型上，亚洲黄种人头发软直，非洲黑人头发卷曲，欧洲白人头发弯曲呈波浪状，这主要是由于毛干的横截面呈圆形、椭圆形等不同形状所致。

毛发分为毛干（长在皮表外）和毛球（插入皮内）。把人发放在 3000 倍的电子显微镜下，可以看到毛发表面覆盖着一层瓦片状的角质性鳞片，越靠近毛发顶端，鳞片越显稀疏。这种鳞片保存 24 年之久仍完好无损。这就为公安人员侦破案件提供了有力线索及可靠的技术保证。因为每一种哺乳动物的角质鳞片形态均不相同，检测鳞片的排列、厚度，再结合其他检查，便可初步判断当事人的性别、年龄等等。

一般人毛发生长旺盛期在 15~30 岁；四季中尤以夏季生长最快。一个人大约有 10 万根毛发，每平方厘米平均有 300 根。头发每天约长 0.4mm，每月约长 1.5cm。

每根头发可生存 12 个月至 4 年多，长的可长到 170cm。不管多长，到一定时候总要脱落另生新发。所以每人每天掉几十根头发是正常的生理现象，完全不必惊慌。但如果头发骤然成片的脱落，或年轻人头发日渐稀疏，就应该注意了。

青年人长白发，通常是思虑过度、慢性疾病、内分泌失调或遗传因素等引起的。主要是毛发色素生长发生障碍。另有学者认为是毛髓内侵入了气泡，经光线折射，外观上呈现白色。头发的生长和脱落，润泽和枯槁均与肾气盛衰有关。中医学记载："发为血之余"。凡肾气足者则血气旺，所以毛发的生机还是根源于肾气。

如何保护头发呢？主要有如下几点。

（1）保持身心愉快。有思想包袱的人睡眠、饮食失常，就易患斑秃（俗称鬼剃头）、全秃、脂溢性脱发及少白头。

（2）重视营养。不偏食，不暴饮暴食。油性皮肤的人少食刺激性食物及动物脂肪。

（3）适当的洗涤。洗发过勤反会有害无益。头皮干燥的用中性肥皂 2～3 周洗一次，油性头发用碱性较大的肥皂每周洗一次。注意：用碱水洗头是有害的。

（4）避免房事过度。

（5）积极治疗脱发症。可内服凉血清热，滋补肝肾的中药或维生素 B_6、胱氨酸片、泛酸钙等药物，亦可用梅花针局部刺激。

十七、婴儿湿疹

婴儿湿疹是一种常见的皮肤病。患病的小孩往往是满脸的小水疱，流水、湿烂，甚至找不到一片好皮肤，孩子整天哭闹不安，对健康影响很大。

1. 婴儿湿疹有哪些现象？

患儿出生后几天或一二个月，发现头部脸部，特别是在颧、颊、前额等地方，发红发痒，很快就发出小丘疹小水疱，因痒搔抓，小水疱破溃形成鲜红的湿烂面，不断有大量液体渗出，干燥后，患处结一层黄色痂，由于剧痒，婴儿会不停地搔抓，抓破的地方会有少量出血现象。纵使不让小孩搔抓，他也会用想方设法摩擦患处解痒，并且哭闹不安，不能很好睡眠，食欲减退。这些症状可蔓延到全身，时好时坏，非常顽固，甚至拖延到一周岁以后才逐渐消退。

2. 婴儿湿疹是怎么发生的呢？

国外学者认为本症与小儿体质有关，有些小孩的神经系统或皮肤黏膜特别敏感，因此对吃进去的对他们不合适的东西，如蛋、牛奶、鱼虾、糖果、鱼肝油等有敏感反应；有的对接触皮肤的东西敏感，如穿戴毛织衣帽、肥皂洗涤、衣服上的染料等会过敏；有的对吸到肺里的东西敏感，如空气中的尘埃、动物的皮屑、植物的花粉等而引起皮肤发疹。此外饮食过量、消化不良、便秘、受寒受热，对本病的发生也有关系。

3. 婴儿湿疹的护理

（1）喂养方面：首先检查一下孩子的饮食是否合适，吃得是否太多，因此必须严格地按时喂奶，不让小孩吃得过饱，对身体虚弱营养不良的小孩应增加营养，并随着年龄的增长，注意添加辅食，如蛋黄、菜泥、瘦肉等。得了痢疾及便秘的小孩必须及时治疗，因为消化不良或便秘都能使湿疹加重。

（2）避免外界的刺激：不应穿戴过紧的衣帽；贴身衣服不要用毛丝织品，最好用白色细软的布来制作；衣服不应穿得太多；盖的被子不应过厚过暖，也不要让孩子躺在潮湿的被褥上；更不能为了暂时解痒而用热水烫洗，因为热水的刺激会使局部发炎加重，流水更多。也不要用水和肥皂洗患处，洗脸时用热毛巾轻轻按擦患处即行。此外室内温度不应太高，不要让孩子在强烈的阳光下曝晒，也不能用碱性肥皂洗澡。

（3）避免搔抓：在嘈杂的环境里，孩子不能很好的睡眠与休息，会加重局部的炎症。如能常常逗引小孩玩乐，转移他的注意力，也可减轻抓痒的感觉。为了避免孩子搔抓，应剪短指甲，并用厚纸夹板套在他的两手臂上，这样小孩就不能弯曲手臂来搔抓脸面。睡觉时也可将衣服的袖子缝在被褥上面，或将手缚在床边。这样做看起来似乎有些残酷，但是要知道，几分钟的搔抓，便可抵消几星期细心治疗的效果。

婴儿患湿疹时皮肤非常敏感，用药不当，或者正确的药物用在不适当的时期，都可能使疾病恶化，因此不能自己随便用药，应请教医生，在医生的指导下进行治疗和护理。

4. 婴儿湿疹是否会传染

婴儿湿疹是不传染的，但如有流水现象时就会传染，应当准备专门擦洗患处的毛巾。在发疹期间不要种痘和预防注射。

十八、中药药物化妆品的选择

"回到大自然中去"是目前国际上药物化妆品的大趋势，因为人们是生活在大自然中的，对自然界中的动物、植物、矿物均有适应能力，因此天然药物较之化学合成药，其不良反应小、药效高，是人们所乐于接受的。中医药是我国的伟大宝库，所以应当发挥中草药在中药药物化妆品中的优势。中药药物化妆品具有其独有的特点，它所采用的药物大多是性质温和，无刺激性，不良反应少的，且中药本身又有活血化瘀、消肿止痛、润肌泽肤、抑制皮脂分泌等作用，故可增白细嫩、消除色斑、滋养毛发，并可治疗一些有碍脸部皮肤美容的疾病。

中药药物化妆品可制成各种不同剂型，如雪花膏、冷霜、蜜液、香波、发油、发乳、粉饼、花露水、香水等，使用时可根据个体不同情况和需要加以选择，归纳起来可分为下列几大类。

1. 珍珠类

珍珠为一种高级营养品。明朝李时珍的《本草纲目》云："涂面令人润泽好颜色"、"除面黯",故化妆品中配用珍珠,可润泽脸部皮肤及祛除脸部色素斑。据研究珍珠含有丰富的蛋白质,有十余种对皮肤有滋润作用的氨基酸和矿物质,能促进体内酶的活力,调节血液的酸碱度,使细胞的生命力加强,阻止和减缓衰老物质脂褐质的产生,从而延缓细胞的衰老,延长细胞的寿命,使皮肤皱纹减少。市售产品有珍珠霜,珍珠露,人参珍珠蜜,珍珠粉等。

2. 人参类

人参为名贵的中药材,它具有补气、生津、安神、益智的功效。人参含有大量人参苷、人参醇、人参酸,能够促进人体的新陈代谢,对皮肤有滋润及营养作用。人参可促进皮肤血液循环,防止皮肤脱水、硬化、起皱,从而增强皮肤弹性,防止脸部皮肤衰老,起到美容作用。市售产品有人参珍珠蜜、人参防皱霜、人参美容霜、人参护肤脂、人参粉刺露、人参祛斑霜,人参洗发香波,人参鹿茸珍珠霜等。

3. 花粉类

花粉系经蜜蜂采集植物的雄花蕊上的精细胞,再授粉于雌蕊而生长发育的天然植物粉,它是蜜蜂的饲料和合成蜂王浆的原料。据研究它包含35%的蛋白质,40%的酪类,12种矿物质,14种维生素,19种氨基酸和多种酶,是国内外公认的滋补身体、耐老抗衰、延年益寿的佳品,外用脸部有营养皮肤、促进皮肤新陈代谢的作用,能保护皮肤,防止水分蒸发,从而改善皮肤的弹性和韧性,延缓皱纹的产生,达到健肤嫩肤的作用。市售产品有花粉护肤美容霜、花粉营养蜜,花粉化妆水等。

4. 当归类

当归在二千多年前就被列为重要的养肤、护肤中草药。《本草纲目》云:当归"泽皮肤,生肌",清《辨药指南》云:当归"治皮肤涩痒"。中国古代宫廷中亦有"当归鼋鱼"、"当归生姜羊肉汤"等滋补药膳。据研究其主要成分为蔗糖、多种氨基酸、维生素 A 和维生素 B_{12} 以及挥发油等。化妆品中配用本品,可有"生肌肤、养血脉、补气血、通经络"之功效,且有延缓衰老作用。尤其对脸部干燥、脱屑、燥痒之皮肤具有养血润肤,使之光泽细嫩的功能。市售产品有当归美容霜、当归维他霜,当归冷霜等。

5. 蜂王浆类

蜂王浆又称蜂乳、王浆。据研究它含有水、蛋白质、脂肪、糖类、丰富的维生素以及泛酸、叶酸、肌醇等，是高级滋补强壮剂。配制成化妆品外用可促进皮肤细胞活力，保持皮肤健美和柔润，且有促性腺激素样作用。市售产品有蜂王浆美容霜等。

6. 芦荟类

芦荟系百合科多年生肉质草本植物。1986 年开始，我国国内推出以芦荟等天然原料为基质的药物化妆品。据研究其化学成分为芦荟素、芦荟大黄素、树脂糖类、配糖物、氨基酸、生物酶、蒽醌等。配制成化妆品外用具有消炎、生肌、保湿、防晒及促进伤口愈合等作用，且可治疗脸部皮脂溢出、暗疮粉刺，有光润皮肤之功效。此外，芦荟制剂无色、无臭、无毒，对人体皮肤无不良反应，是一种不可多得的美容化妆品。市售产品有芦荟润肤膏，芦荟面膜，芦荟香波，芦荟防晒蜜等。

7. 灵芝类

灵芝又名三秀，为多孔菌科植物紫芝、赤芝之全株。中国民间相传服用灵芝可长生不老。据研究它含有麦角甾醇、氨基酸、有机酸、葡萄糖等。本品与各种维生素配伍制成各种霜剂具有促进皮肤新陈代谢、加快血液循环、减缓皮肤衰老、增白嫩肤、减少皱纹等作用。市售产品有灵芝减皱霜等。

8. 蚯蚓类

蚯蚓又称地龙，据研究它含有蚯蚓素、蚯蚓解热素、胆碱、核酸、氨基酸、胆固醇、维生素等。蚯蚓干体中粗蛋白质量高达 66.5%。此外，它还含有铁、钙、磷、砷等物质。将蚯蚓配制成化妆品外用，具有显著的滋养护肤功能，能改善皮肤老化现象、防止皮肤干裂及皱纹的形成。市售产品有金龙雪花膏、美容霜、生发油、减皱霜、去痒露、生发乳等品种。

9. 三七类

三七又名金不换，它为五加科植物人参三七的根。据研究其具有散血祛瘀、止血敛疮的功效，可促进皮肤新陈代谢、消炎解毒、调节肌肤生理功能，以保持皮肤润泽柔嫩。市售产品有三七珍珠霜（与珍珠配伍达到既活血又祛斑的功效）、三七牙膏等。

10. 胎盘（紫河车）类

紫河车为健康妇女分娩时的胎盘，呈不规则类圆形或椭圆形之碟状。具有益气养血之功效，其所含成分比较复杂。胎盘含有多种抗体，干扰素，各种激素，酶类（如溶合酶，激肽酶、组胺酶等）以及蛋白质、氨基酸，维生素及微量元素等活性物质。这些活性物质外用可促进皮肤细胞新陈代谢，防止皮肤老化及皱纹的产生，对酪氨酸酶变化引起的皮肤色素沉着有较强抑制作用，因此可用于祛除色素斑及防晒。市售产品有胎盘雪花膏、胎盘营养蜜、胎盘香波等。

选择上述各种化妆品时，应根据个人皮肤特性，不同皮肤类型选择不同剂型的化妆品。如干性皮肤适用油性较丰富的油包水护肤品，如冷霜，香脂，面油等。油性皮肤的人适用水包油型护肤品，即各种雪花膏及蜜类化妆品，如杏仁蜜、柠檬蜜、美容蜜等。中性皮肤者可酌情使用上述两类护肤品、如珍珠霜，当归美容霜等。

十九、中药养颜方

我国劳动人民千百年来通过大量临床实践，在面部皮肤养护方面积累了丰富的经验。例如通过药膳摄食，调理全身气血运行，以达到美容目的；应用按摩、针灸手法，通经活络、调节机体阴阳平衡，来消除脸部皱纹，延缓颜面衰老；外用各种营养性中药面膜或化妆品，养肤护肤，保持脸部肌肤细嫩洁白；此外还可借助具有中医特色的气功养生，以达到保养面部皮肤的目的。

药膳是指人们日常生活中摄食一些具有保健治疗作用的食物或在食物中加入中药配制而成的食品。它是熔食物与药物于一炉，起到食疗与药疗的双重作用。它既可养护皮肤、使人们容颜焕发，又可对面部瑕疵小疾起到治疗作用，这是有别于西方对食品的概念。

药膳中按药物种类和制作形式的不同，有药茶、药酒、药粥、药菜、药羹等不同名称。现举几个实例陈述如下。

1. 药肉粥

【功效】补养气血，容颜焕发，皮肤细嫩洁白。

【药膳方】羊肉1000g，当归15g，白芍15g，熟地15g，黄芪15g，生姜3g，粳米100g。

【制法】取精羊肉120g，细切，将剩余羊肉先以水3000ml与上述药物共煎取汁1500ml，去渣，下米煮粥。将熟之时，入细切羊肉同煮，待肉熟后加入其他调料即可。每日于早晚空腹时食用。

2. 枸圆膏

【功效】益肾补血，润肤驻颜。

【药膳方】枸杞子300g，龙眼肉250g。

【制法】将枸杞子，龙眼肉洗净，放入砂锅内，加入适量水，慢慢熬之，渐渐加水煮至枸杞子与龙眼肉无味，然后去渣，再慢火熬成膏。取出后用瓷罐收贮。平时日服2~3匙。

3. 薏米百合粥

【功效】清热润燥，使脸部皮肤光嫩平滑，可疗扁平疣、痤疮（暗疮）等。

【药膳方】生薏苡仁60g，百合12g。

【制法】将薏苡仁与百合放入锅内，加入适量的水。煮沸后，温火煮1小时即成。早晚空腹食用20~30g，可加适量糖或蜂蜜调食。

4. 赤豆粥

【功效】和胃生津，补养气血，抗老防衰。

【药膳方】赤小豆100g，黄精50g，晚粳200g，白糖250g，淀粉若干，水2500ml。

【制法】先将赤小豆、黄精、晚粳洗净，加水适量，煮出香味后，再加入白糖及淀粉，微火煮1小时即成，每日服用60g。

5. 何首乌茶

【功效】滋补肝肾，涩精益寿，返老还童。

【药膳方】何首乌3g，女贞子3g，桃仁5粒。

【制法】将药料置入有盖茶杯内，将开水倒入浸泡，焖15分钟，代茶饮服。连续冲泡数次，至药味清淡再换新药。

6. 砂枣牛肉

【功效】强健筋骨，延年益寿，返老还童。

【药膳方】砂仁3g，当归10g，首乌15g，女贞子10g，桃仁10g，桑白皮10g，黑枣100g，牛肉（选用筋）500g。

【制法】除砂仁碾粉外，其余药物加水浸泡8小时，置蒸笼内蒸后挤汁过滤备用。黑枣洗净入锅煮，捞出后去皮备用。将牛肉切块，漂净入锅加绍兴酒、葱、姜汁、清水，用慢火煮焖，待烂（2/5牛筋开始溶解）后加药汁、黑枣及其他调料再焖煮。出锅后，表面撒一层砂仁粉，滴上香油即成。

7. 九月肉片

【功效】健身益寿，美人肤色，中老年最宜。

【药膳方】鲜菊花瓣 100g，猪瘦肉 600g，鸡蛋 3 个，鸡汤 150ml，食盐 3g，白砂糖 3g，绍兴酒 20ml，胡椒粉 2g，麻油 3g，姜 20g，葱 20g，湿淀粉 50g。

【制法】将瘦猪肉去皮后切成薄片，菊花瓣、姜、葱等洗净切片，鸡蛋去黄留清，肉片同蛋清、食盐、绍兴酒、味精、胡椒面、淀粉调成浆，食盐、白砂糖、鸡汤、芝麻油（少许）兑成汁。炒锅置于火上烧热，放入猪油 100g，待油至成熟时，先后入姜、葱、肉片、绍兴酒，兑汁倒入锅内，最后把菊花瓣倒入，翻炒后即得。

8. 去斑果汁

【药膳方】萝卜（带叶）100g，姜 20g，葱半条，柠檬（带皮）半个，蜜柑（带皮）一个。

【制法】各物放入搅拌机中搅烂，滤汁供饮，常饮能使皮肤洁白。

9. 密瓜青柠汁

【功效】养颜健体，消除疲劳。

【药膳方】哈密瓜半个，青柠檬半个，冷开水半杯。

【制法】哈密瓜取肉，放入搅拌机中加冷开水搅烂，制成密瓜汁。柠檬榨汁，柠檬皮切碎，然后放入密瓜汁中一同搅匀，便可供饮。

10. 樱桃汁

【功效】润泽肌肤，消除暗疮。

【药膳方】樱桃 80g，凉开水一杯。

【制法】樱桃洗净，去核，放入搅拌机中加凉开水同拌成樱桃汁，然后倒出供饮。可加糖调味。另可将樱桃去核，捣烂，取浓汁外敷面部。

11. 美颜果汁

【功效】肌肤细嫩，增进健康。

【药膳方】甘笋 200g，苹果 150g，葡萄、桃子、橙、橘子各 60g，银杏、草莓各 50g，哈密瓜、菠萝各 80g。

【制法】以上各味洗净后，一同放入搅拌机中榨汁，然后滤入杯中供饮，每日饮用一杯。

12. 其他

据我国民间习俗和中医临床经验，有些常用食品，也可作为药品，常服可以

庄国康

达到悦泽肌肤，乌须黑发，明目固齿等功效，举些实例如下。

（1）冬瓜、冬瓜子、冬瓜皮：平时常食冬瓜、冬瓜子、冬瓜皮，以冬瓜皮煎水外洗颜面部皮肤，或用冬瓜捣汁后外敷脸部做面膜，可使人气色红润，悦颜常驻，久服轻身耐老。且能去皮肤黑斑，治疗鼻面暗疮。

（2）桑椹子：桑椹晒干后研末制成丸。每服6~10g，久服可延缓皮肤衰老，黑发明目。

二十、中药面膜护肤佳品

中草药面膜是以自然界中动物、植物、矿物为原料，将其制成各种面膜剂型，涂布于面，利用中药的药理作用，可起到增白、除皱、祛斑、保养脸部皮肤、使之洁白细嫩等功效。中药面膜具有治疗及保健两方面作用。面膜覆盖于面部，可防止面部皮肤中水分蒸发，滋润表皮的角质层；还可扩张汗孔、毛孔，加快皮肤血液循环，增加吸湿性。面膜在干燥过程中由于收缩而产生张力，可减少皱纹的产生；在清除面膜过程中，对皮肤表面亦起到清洁作用。因此使用面膜是一种很好的护肤养肤的美容方法。

目前面膜的种类很多，大致可分为三种类型：①凝胶状：将成膜材料（如聚乙烯醇等）加入中药中，使之形成透明或半透明的凝胶状。涂布在脸部后可形成一层薄膜，易于剥落，有时也可用水冲洗干净。②糊状：内含较多粉末，不透明，涂布后可形成面膜，用后擦去或用水冲洗。因含较多油分和保湿剂，故使用后有湿润作用。③粉末状：以粉末为主体，多加有适量淀粉，用水调成糊状，涂布面部成一厚层膜状，约20~30分钟干燥后，即可去除或用水冲洗。

下面介绍几种常用的中药面膜。

（1）痤疮面膜：疗效型面膜。

方法：薄荷、车前子、白菊花各30g煎成浓汁，去药渣，加入适量白面粉，调成糊状，涂于面部，20分钟后洗去，每周1~2次。

（2）暗疮面膜：疗效型面膜。

方法：桑白皮、枇杷叶、赤芍、生石灰、黄柏、薄荷叶各等份，烘干后共研为细末，加入30%淀粉，用冷水调成糊状，涂于面部20分钟后洗去，每周1~2次。

（3）增白面膜：疗效型面膜，治疗脸部色素斑。

方法：白菊花15g、白僵蚕60g、白附子30g、白扁豆60g，烤干后共研极细末，加30%淀粉，用冷水调成糊状，涂于面部，20分钟后去除或冲洗，每周2次。

（4）治疗色素斑面膜：疗效型面膜，治疗脸部黄褐斑、花斑及其他色素斑。

方法：柿叶、当归叶各等量烘干后，共研为极细末，加30%淀粉，调匀后用冷水调成糊状，涂于面部一厚层，30分钟后洗去，每周1～2次。

第六章 传承与创新

一、人体正常皮肤表面的扫描电镜观察图谱说明

（一）角质层

人体不同部位正常皮肤的角质细胞其结构基本相似，在扫描电子显微镜（SEM）下观察，当放大至 100 倍时，即可见皮沟，它把皮肤表面分为三角形、长方形或多角形皮野，每一皮野可见几十个或上百个角质细胞，类似鹅卵石的排列。放大至 500 倍时，单个角质细胞的轮廓即清晰可见，其表面呈圆盖状，周边呈六边形或多面形，在 SEM 下，皮肤的纵切面可见表皮与真皮清晰的立体像。

正常皮肤表面由 15～20 层角质细胞组成，上下层角质细胞与其相邻角质细胞边缘交错重叠，单个角质细胞的直径约为 45μm，有时在其中央可见一膨隆或凹陷，此为死亡细胞的细胞核的位置，角质细胞之间有间隙，可见相连或不相连的桥粒在 SEM 下角质细胞之间桥粒呈细索状，连接于两个角质细胞之间，这些桥粒与透射电镜下所见桥粒大小及间隔相仿。

在角质细胞表面有很多微绒毛，微绒毛可出现在整个角质细胞表面，但在其周边常有一狭窄没有微绒毛的平坦带（即周边凹陷带 PED），正常人体角质细胞表面微绒毛较为稀少，但在手掌、前额等部位则较密集。微绒毛形态可呈蘑菇状、短棒状、条索状等，其长径约为 350nm。

角质细胞表面可见小凹，其大小和分布与微绒毛相仿，小凹在同一角质细胞反面的对应部位即为微绒毛凸起，有些角质细胞表面有走行方向不规则的微嵴。

在角质细胞中央有时可见一条或两条横沟，是上下层角质细胞重叠所留下的压迹，在其边缘有两条平行的周边平行线（PPL），分别为外周边平行线和内周边平行线。外线即角质细胞真正的边缘，内线为相邻角质细胞边缘重叠所留下的压迹，内外平行线之间称为周边凹陷带（PED），有些角质细胞可出现一或三条 PPL 替代两条 PPL，如为三条 PPL 即有两个 PED，在 PPL 内线部位的边缘呈陡坡状，

边缘锐利，渐向周边凹陷带内凹陷。

（二）棘细胞层

正常人体皮肤纵切面，在 SEM 下，可见近于表层的棘细胞呈扁平状，在细胞中央可见细胞核。放大至 1000 倍时，在相邻细胞之间可见有粗细不等呈圆筒状之桥粒。

（三）基底细胞层

分离后表皮与真皮交界处，在 SEM 下可见基底膜上有很多大小不等的蜂窝状凹陷结构，凹陷部位即真皮乳头插入的对应部位，在放大 3000 倍时，在基底膜向真皮一侧表面可见微绒突起结构。真皮乳头呈大小不等、形状各异的乳状突起，单个乳头放大像上可见乳头顶部圆滑，表面有很多走行不规则之微嵴。

（四）真皮胶原纤维与弹力纤维

真皮结缔组织中含有多向性纤维网，其中胶原纤维均由平行的胶原原纤维所组成，且结合成束，呈带状，带宽约 $2 \sim 15 \mu m$ 不等，胶原束呈波纹状或蛇行状走行。胶原原纤维的直径约为 70nm。

弹力纤维呈纤细的纤维网连接于胶原束之间，编织成卷曲状或打结状，弹力纤维可分枝，其两端嵌镶在胶原束上，其直径约为 7nm。

（五）皮下脂肪组织

脂肪细胞多呈卵圆形、石臼形、苹果状或不规则形。卵圆形脂肪细胞直径约为 $30 \sim 50 \mu m$，细胞往往成串，成群的排列，常见一个脂肪细胞的凸出部插入到另一细胞的凹陷部或像一个细胞抱着另一个细胞。

脂肪细胞表面超微结构可分为三型：①表面为皱襞形或波纹型，且可见细胞一极凹陷，形成橘子皮外观。②表面平滑型。③中间型，介于上述两型之间。

在脂肪细胞的游离面，可见许多纤细的、互相交错的、且与脂肪细胞表面相连系的纤维，可能就是胶原原纤维，有些脂肪细胞赤道部绕有约 $4 \mu m$ 宽的带状结构，与脂肪细胞表面相连，这是由原纤维样结构集束而成的，在平滑型表面这种原纤维或带状结构则少见。

在脂肪细胞表面，常见附着有小球体，其直径约为 $0.1 \sim 1 \mu m$，它是脂肪细胞排出的脂肪小滴。

当代中医皮肤科临床家丛书

庄国康

（六）毛发

人体毛发毛干表面有单层相互重叠的角质细胞，每层角质细胞约 350~450nm 厚，呈薄的角质性鳞片，含有致密的角蛋白，可见不同密度的内外带，角质性鳞片相互重叠，像重叠的瓦片，这些鳞片的游离缘朝向毛发的顶端。

人类毛干上角质性鳞片的形态因毛发的部位不同而有变化，在靠近发根部位，鳞片的外露部分宽度几乎相等，其游离边缘光滑，未见锯齿状；在中段，游离缘较粗糙，且有锯齿状，鳞片之间宽度亦有变化；在毛发顶端，游离缘有清晰的锯齿，鳞片之间的宽度较前二段为宽，以上形态变化以女性为典型。婴儿毛发形态与成人相类似，但鳞片游离缘的锯齿不明显，且其厚度亦较薄。近发根处鳞片排列规则，越向顶端鳞片脱落越多，且见毛皮质裸露于外，此外，鳞片表面可见微凹和卷边。

头发毛干表面角质性鳞片的均数较其他部位如眉毛、腋毛、阴毛等显著减少，两性中，女性脸部、腋下、腹部毛发鳞片的均数均较男性显著减少，年长者（指 30 岁以上）头发鳞片的均数较年轻人显著增多。

（七）大汗腺和小汗腺开口

大汗腺迂曲分泌部分的横切面低倍放大时，管腔内排列有高柱状的分泌细胞，其顶端伸入腺腔，管腔直径约 125~200μm，腺体基底膜常与周围结缔组织分离。在高倍放大时如分泌细胞顶部被覆有密集的微绒毛，此即静止型的分泌细胞；如顶部只见少数微绒毛即为活动型分泌细胞。

小汗腺在皮表开口，放大 3000 倍时，其开口呈类圆形，周边光滑，有角质细胞围绕，像漏斗状斜向中心。

（八）皮脂腺

皮脂腺剖面扫描电镜的立体像放大 260 倍时，可见皮脂腺小叶，小叶内多数皮脂腺细胞。放大 600 倍时，在小叶周边有一层薄的基底膜，剖面如同蜂窝状结构，在小叶周边其细胞多为部分分化皮脂腺细胞，小叶中心部多为完全分化皮脂腺细胞，高倍放大时，每一皮脂腺细胞质内形成多数大小不等的蜂窝状空泡，有些部分分化皮脂腺细胞内可见脂滴。

（临床皮肤科杂志，1984，4：55）

二、"克银方"治疗银屑病的扫描电镜观察

"克银方"是朱仁康老中医治疗银屑病的经验方，有关其临床治疗研究以及应用透射电镜对患者治疗前后表皮棘细胞核变化的研究已有报道。本文报告应用扫描电子显微镜对"克银方"治疗前后患者表皮角质细胞表面超微结构变化的初步观察结果，并对一些结构成分即微绒毛和"洞"的定量和半定量结果做一分析。

（一）观察对象和材料制备

1. 观察对象

选5例病理诊断为银屑病的患者做治疗前后临床及扫描电镜观察，并选5例正常人为对照。5例患者中男1例，女4例；年龄21～48岁；病程2～15年；按皮损类型分类，点滴型3例，地图型、混合型各1例；其中进展期4例，静止期1例；实验室检查 C_3 低于正常值1例，抗核抗体5例均为阴性，血清蛋白电泳，γ – 球蛋白均 <23% 。临床治疗结果基本痊愈3例，进步2例。

2. 皮肤粘合法样品制备

我们改良 Marks 氏皮肤表面活检法，采用国产"502"（α – 氰基丙烯酸乙酯）作为粘合剂。先于取材对象的皮肤上涂以乙醚（或酒精），然后在皮肤上滴1滴"502"粘合剂，待30秒钟后，用干净略显潮湿的玻片（6cm×2cm）轻压在粘合剂上，约30秒钟后，迅速地把玻片揭开，即可在玻片上粘下角质层薄片，再用刮脸刀轻轻将角质层薄片刮下，用国产导电胶，将角质层薄片粘着有粘合剂的一面，固定在1cm×1cm铜片上，直接置于 IB – 3 型离子喷镀器内喷金约500Å厚（7～9分钟），取出后固定在铜柱上，置于 JSM – 35C 型扫描电镜下观察。对5例银屑病患者背部及上肢伸侧皮损处，以及患者临床外观正常皮肤处（非皮损处），各取2个样品，同时取5例正常人同样部位皮肤样品作为对照，分别观察其角质细胞内面上微绒毛数量、形态的变化和"洞"的大小、多少以及出现频率等。

3. 皮肤表面活检法样品制备

用直径 0.5cm 大小角膜环钻在银屑病患者背部及上臂伸侧皮损处取材，标本先置入生理盐水内换洗数次，再于4%戊二醛固定液内固定4小时，后用酒精系列脱水，最后把样品固定在1cm×1cm大小铜片上，用 HCP – 2 型临界点干

燥器干燥，经 IB－3 型离子喷镀器内喷金约 500Å 厚，置于 JSM－35 C 型扫描电镜下观察其皮损表面角质细胞排列及细胞间隙变化。少数样品系用镊子轻轻揭下银屑病皮损上鳞屑，经喷镀后直接观察。

（二）观察方法和结果

1. 治疗前后角质细胞内面上微绒毛数量的变化

每例患者在背部、上臂伸侧皮损处及临床上外观正常皮肤处所取的样品，在扫描电镜下各拍摄 3 张（×3000）照片，每张照片放印至 12cm×16cm 大小，然后在照片的对角线上随机取 1.5cm×1.5cm 大小面积之视野，3 张照片共取 10 个视野，计算每例 10 个视野内微绒毛的平均值。正常人对照组以同样方法计数。

测定结果：5 例正常人平均每个视野内角质细胞内面上微绒毛数为 6.76 ± 2.80 个（均值±标准差，下同），而 5 例银屑病患者皮损处和非皮损处，治疗前分别为 39.3 ± 2.53 和 34.2 ± 8.37 个。经统计学处理，银屑病患者皮损处角质细胞内面上微绒毛数较正常人有非常显著的增加（$P < 0.001$）；而银屑病患者皮损处与非皮损处微绒毛数比较则无显著的差异（$P > 0.05$），治疗后 5 例患者皮损处微绒毛数降至 16.2 ± 2.66 个，比治疗前减少 23.1 ± 1.07 个（均差±标准误），经统计学处理，治疗前后有非常显著的差异（$P < 0.001$）。以上结果表明，银屑病患者皮损处角质细胞内面上微绒毛数较正常人显著增多，有临床意义；患者外观正常皮肤处虽未见皮损，但在超微结构上已见异常。经"克银方"治疗后，可能表皮细胞分裂受到抑制，因而角质细胞上代偿性微绒毛数明显减少。观察角质细胞内面上微绒毛数目的变化可作为判断临床疗效的指标之一。

2. 治疗前后角质细胞内面上微绒毛形态的变化

治疗前微绒毛大部分呈蘑菇状，顶头呈小圆形，带有根蒂，少数绒毛呈条索状或相连呈环状，大部呈密集分布，其长度约为 900nm，顶部大小约为 600nm，根部大小约为 300nm。治疗后微绒毛稀少或消失，且大部分微绒毛均较治疗前明显短小呈棒状。

3. 治疗前后角质细胞内面上"洞"的变化

在扫描电镜下，可将角质细胞内面上"洞"的大小及出现频率分为四级：（－）示未见"洞"；（+）示"洞"少且小；（++）示"洞"数量及大小中等；（+++）示"洞"多且大。按上述分级标准 5 例患者治疗前皮损处属（－）者 1 例，

（+）者 3 例，（+++）者 1 例；治疗后（－）者 3 例，（+++）者 2 例；非皮损处治疗前（－）者 1 例，（+）者 3 例，（+++）者 1 例。5 例正常人均为（－）。

以上结果表明，正常人表皮角质细胞内面上未出现"洞"，而银屑病患者无论皮损处或临床外观正常皮肤处，在治疗前角质细胞内面上均大部分（4/5）出现"洞"，说明银屑病角质细胞内面上"洞"的出现是有一定病理意义的。

本组 5 例患者治疗前 4 例可见有"洞"，但"洞"小而少，治疗后 2 例消失，而在数量和大小上治疗前(+++)1 例，治疗后(+++)2 例，而这 2 例临床均处于消退期，皮损均已基本治愈，说明洞的增多是银屑病消退期在超微结构上的一种反应，经测量角质细胞内面上"洞"的大小不等，其长径约 3.2μm，小者约 0.2μm，其形态为类圆形、长条不整形等。

4. 治疗前后角质细胞排列形态的变化

治疗前表皮角质细胞排列紊乱，细胞间隙增宽；治疗后细胞排列规则，间隙变狭。

（三）讨论

1. 关于角质细胞表面和内面上的超微结构观察

有些学者，如 Brody（1962 年）、Hashimoto（1966 年）、Orfanos（1972 年）等，在应用透射电镜对银屑病进行研究中，发现其表皮有显著的改变，即张力原纤维系统的形成显著减少，且聚集成大的束，角质透明蛋白颗粒和桥粒数目减少，细胞间隙扩大，线粒体数目增加，这些均表明银屑病的原发损害在表皮。

银屑病是一种炎症性角化鳞屑性疾病，临床可见在浸润性斑片上被覆有银白色鳞屑。Voorhees 氏认为银屑病病变部位表皮的游离花生四烯酸增加、cAMP/cGMP 的比值下降、细胞分裂加快和不完的表皮细胞的分化、聚胺的增加、表皮细胞转换率的增加、表皮肥厚、不全角化和真皮脂肪细胞形成亢进等，均是本病角化细胞的病态变化。角质层是表皮生长和代谢的最终产物，所以观察银屑病角质细胞表面和内面上超微结构的变化，对判断中药"克银方"的疗效，具有一定的临床意义。

Mishima 氏（1971 年）、Groffilhs 氏（1973 年）、Brody 氏（1974 年）、成浩氏（1978 年）等均对银屑病角质细胞的表面和内面超微结构进行过研究，认为银屑病角质细胞表面和内面主要有二种结构成分，即微绒毛和小凹；Brody 氏发现角质细胞上有"洞"的结构。此后 Lupulescu 氏和 lviontes 氏均加以证实，前者认为

"洞"的出现和消退可作为疗效判断的指标。

2. 关于角质细胞表面和内面上微绒毛和小凹的出现

角质细胞表面和内面上微绒毛虽亦见于正常人的皮肤以及其他一些皮肤疾病，如脂溢性皮炎、毛发红糠疹等，但银屑病微绒毛分布致密，在数量上与正常人比较有非常显著的差异，且其形态多呈蘑菇状，因而以微绒毛的多少以及其形态的变化用作银屑病治疗前后观察的指标是有一定意义的。但我们亦注意到，某些正常人的前额部以及手掌部角质细胞表面或内面上微绒毛数量亦较多，且突起亦较明显，这可能与这些部位经常暴露于阳光下或经常受外界摩擦刺激有关。所以取材时应避免取前额及掌部皮肤。

有些学者认为银屑病出现密集的微绒毛是由于银屑病表皮细胞增殖加快、角质层细胞粘着性减少引起的一种代偿性的机制。

成浩氏认为银屑病角质细胞内面上的微绒毛与其表面上的"小凹"是相对应的，即角质细胞表面"小凹"在同一细胞的内面相对应部位为微绒毛突起。我们亦观察到同一角质细胞上有表面与部分翻转过来内面的图像，可初步证实上述观察结果。

3. 关于银屑病角质细胞内面上"洞"的变化

Brody 氏（1974 年）在应用扫描电镜观察银屑病表皮角质细胞时发现有大小不等的"洞"的改变。Montes 氏（1979 年）指出，当银屑病处于消退期可见免疫细胞上脂肪滴的消退，这种脂肪滴的一部分反应即在角质细胞上所见到的"洞"。因而"洞"的消失可作为观察疗效的一种指标，观察"洞"的变化对判断中药的疗效是有临床意义的。

（四）结论

本文报告中药"克银方"治疗银屑病后，表皮角质细胞表面（或内面）超微结构的变化，它可使角质细胞上微绒毛数量减少（经统计学处理较治疗前有非常显著的差异），微绒毛的分布和形态从密集变为稀少和从带蒂蘑菇状变为短小棒状，部分角质细胞上"洞"的结构消失（少数患者反见增多，可能系由进行期转入消退期的一种反应），角质细胞的排列由紊乱变为整齐，细胞间隙变狭。同时介绍了国产"502"粘合剂在表皮细胞超微结构研究中的应用。

（中医杂志，1983，1：45-47）

三、某些病理性皮肤组织表面超微结构

20 世纪 70 年代以来，继光学显微镜、透射电镜（TEM）之后，扫描电子显微镜（SEM）已被广泛地应用于观察生物标本表面的超微结构，为微观研究提供了一种崭新的手段。由于 SEM 分辨率高，景深长，场面大且富有立体感，可以放大几百倍甚至几万倍的清晰图像，对研究正常或病理状态下皮肤组织表面超微结构提供了丰富的资料。本文仅就某些病理性皮肤组织表面超微结构的有关文献，综述如后。

（一）银屑病

在银屑病皮损处取材，在 SEM 下观察可见角质细胞排列紊乱，细胞间隙变宽，有些细胞皱褶或碎裂，正常的皮沟、皮野消失，角质细胞多呈不规则形，较少六角形，且较正常增厚。角质细胞表面直径为 $35 \sim 45\mu m$，（正常为 $40 \sim 50\mu m$，有些细胞上可见环状凹陷的核带，这就是胞核的位置。

用活检法所制备的样品，在角质细胞表面可见孔样凹窝或称凹窝，它是角化不全表皮结构具有的特征，凹窝排列规则，呈椭圆形或圆形。凹窝深部可沿长轴方向相互融合，呈分枝状结构。每个凹窝直径约 $200 \sim 400\mu m$，前后间隔为 $200\mu m$，在皮损周边部或病变轻的部位未发现凹窝状结构。

用粘合法所取得的角质细胞，可观察到角质细胞内侧面有密集的微绒毛覆盖着整个角质细胞表面，在细胞的周边与相邻角质细胞重叠部位则这种微绒毛缺如。微绒毛又称绒毛样结构或突起，或称小肠绒毛样排列，绒毛的横径在顶部约为 $200 \sim 400\mu m$，基底部约为 $200 \sim 700\mu m$，多呈半球状、圆柱状、手拳状。高倍放大时，其基底部呈分枝状或臼齿状、山陵状等形态，它在角质细胞表面向一定方向倾斜。经详细观察发现，在这些突起表面有少数直径约为 $50\mu m$ 微孔状凹陷，这些倾斜突起的长度约为 $200 \sim 600\mu m$。

据研究，银屑病角质细胞表面之孔样凹窝在同一角质细胞的内面其相应部位即为绒毛突起，这可以从一个角质细胞部分翻转面上观察得以证实。同时认为在角质细胞表面是以孔样凹窝结构为主，微绒毛较为少见。在正常人皮肤尤其手掌、前额部以及其他红斑鳞屑性疾病如脂溢性皮炎、毛发红糠疹、DLE、寻常性鱼鳞病等皮损上，均可见微绒毛，但银屑病微绒毛密集，且形态上有其特征性。

Griffiths 认为银屑病的这些微绒毛突起是角质层内粘着性减低所引起代偿性机

制的结果。1974 年 Brody 在消退期银屑病皮损角质细胞上发现有"洞"或陷凹，随皮损的消退，这些"洞"亦见消失，他认为这是脂肪滴消退的部分反应。"洞"多为不整形或类圆形，其大小不等，边缘多呈锯齿状。

有银屑病素质者在银屑病皮损或临床正常皮肤上可发现异常毛发，其毛干上角质性鳞片均有营养不良性改变，其发生率较正常对照组为高，且有统计学意义。轻度营养不良者，鳞片表面粗糙，边缘呈锯齿状；严重者鳞片均被破坏，外形不易辨认，但并未完全脱落。鳞片上小凹数与正常对照组比较，其差异有统计学意义（$P = 0.05$）。还发现斑块性银屑病皮损上毛发的直径较正常细，亦有统计学意义（$P < 0.001$）。

（二）黑头粉刺

在 SEM 下观察，黑头粉刺含有 5 种成分，即酵母菌、细菌、角质细胞、皮脂和毛发。

1. 酵母菌

多为皮屑芽生菌，呈圆形或卵圆形，表面光滑，其形态及大小均一致。多位于角质细胞和皮脂滴之间或角质细胞表面小凹内，常见小菌落的酵母菌在皮脂附近或为皮脂所覆盖。

2. 细菌

多为痤疮棒杆菌，较酵母菌为小，且为长条状，缺乏酵母菌那样光滑的表面，常与皮脂一起出现，且能穿透角质细胞。一般卵圆形皮屑芽生菌多集中在表面，而痤疮棒杆菌则位于深层。此外还有少量较痤疮棒杆菌圆而小的球菌，其大小一致，多见于鳞屑之间，且集簇成群。

3. 角质细胞

黑头粉刺表面角质细胞排列紊乱，在细胞之间有很多浅的沟，深的裂隙和小凹，所以整个黑头粉刺表面是不平的，有些角质细胞表面有小的微嵴，深部的角质细胞多排列成菜花样。

4. 皮脂

它是黑头粉刺内各部均有的结构成分，像果浆样堆积在一起，可见在角质细胞上微嵴之间凹陷处有散在脂滴，有些部位皮脂把整个角质细胞表面覆盖。酵母菌和细菌亦多在皮脂丰富的部位出现。

5. 毛发

是黑头粉刺内最大的结构成分，在一个黑头粉刺表面常可见 5~6 根毛发从黑头粉刺内穿出，毛干上角质性鳞片常被皮脂、细菌、酵母菌所覆盖。酵母多寄生在鳞片的小凹内，这些小凹为微生物溶解角质后所形成。

（三）汗管角化症

在 SEM 下，损害有一活动性边缘向周边扩展，其边缘为一角化性嵴，这些嵴是由损害内外，小的成柱状细胞长大挤压邻近正常的角质细胞所产生致密的角化性嵴。应用皮肤复型法所制备的样品，在皮损处见有三条带：①周边带：有一境界清晰的边缘，该边缘向外扩展即形成新生区（或称萌芽区）。②中心光滑带：在损害中心部，组织结构模糊不清。③多角形鳞状细胞带：在周边带和中心带之间，表面粗糙，鳞状细胞呈多角形，且有很多小圆孔，每一小孔均为一圆锥状角栓。

（四）寻常性鱼鳞病和板层状鱼鳞病

寻常性鱼鳞病角质细胞整齐堆积成柱状与正常角质细胞相类似，表面微绒毛稀少，边缘光滑且轮廓清晰，一般为六角形，与相邻角质细胞重叠部分较正常为宽，且细胞较正常为厚，但细胞直径较小，最大直径为 40~42μm，与正常对比，差异无统计学意义。

板层状鱼鳞病角质细胞缺少柱状排列结构，在角质细胞表面可见少数凌乱的沟，且有许多低平、不规则相互吻合的嵴，微绒毛均发育不良，单个角质细胞呈多角形，少数为六角形，在角质层深部可见毛囊角栓和迂曲的汗腺导管，由于角质细胞形态不规则，故难于计算其平均直径，其最小横径为 30μm，最长为 75μm，且较正常角质细胞为厚。

（五）霉菌病

1. 头癣

用 SEM 观察紫色癣菌感染后的毛发，在受感染毛发的横切面，可见毛干髓腔内有很多分生孢子。放大 5500 倍时，分生孢子呈桶装，其顶端绕以高突的嵴，中央呈脐窝状凹陷，很像连接着新形成的壳质的盖。在受感染毛发的纵切面，可见毛皮质上有许多纵行的隧道，其中有菌丝，菌丝能穿透整个毛根鞘小皮，在毛皮质和毛根鞘小皮上，小凹内有排列成链状的分生孢子。在感染期，霉菌能把毛皮质分离成角蛋白原纤维，使之成为海绵状外观。

2. 花斑癣

花斑癣菌孢子呈球状。用空气干燥法制备样品孢子表面光滑呈葡萄状，用临界点干燥法制备样品孢子表面则成海绵状。孢子大小不等，常见芽生。孢子常位于毛囊的深部或播散在毛囊周围。小汗腺管内未见孢子，但在受感染部位小汗腺口周围有很多孢子，菌丝外观呈短管状，不侵入小汗腺管或毛囊内，能穿过角质细胞间隙。

大量孢子局限于毛囊深部，而毛囊口却少见，这可解释为什么该病经治疗后经常复发，菌丝亦能穿透至角质层深部，这亦可能为复发的原因。

未发现病原菌侵入毛发或破坏毛根鞘结构，亦不损伤小汗腺导管，这可能是由于汗液有轻度抑真菌作用。毛囊和皮脂是花斑癣菌最适于栖息部位。

3. 股癣

用 SEM 观察由红色癣菌引起之股癣鳞屑，可见菌丝呈棍棒状，紧贴于角质细胞表面或部分穿入角质细胞内，经药物治疗后菌丝可变形呈短棍棒状且顶端变为球状。

红色癣菌加药物培养的样品经扫描电镜观察，部分菌丝顶端断裂分叉，而未加药物培养标本可见洋梨状的小分生孢子。

4. 指甲癣

用 SEM 观察毛发癣菌属或须疮小孢子菌感染的指甲癣。毛发癣菌属所感染的指甲可在甲板的腹侧见到菌丝，其平均直径为 $2 \sim 3 \mu m$，高倍放大镜可见菌丝穿透鳞状上皮间隙进入甲板。须疮小孢子菌之菌丝亦能穿透角质细胞。

（六）结缔组织病

应用 SEM 观察 SLE 及 PSS 真皮的纤维成分，SLE 真皮胶原纤维未被破坏而成零散的单个胶原原纤维，失去正常胶原纤维束的波状走行而呈不规则的蛇行。PSS 真皮中可见胶原纤维束之间充满着许多分支纤维，较正常有明显的增加。

（七）异常毛发

1. 环状毛发（黑白段发）

在光学显微镜下所见到不正常的宽带，在 SEM 下呈很特殊的粗糙面。

2. 扭曲发

可见毛干沿毛发长轴旋转 90°、180°、360°，毛干表面角质性鳞片均正常。

3. 念珠状发

可见沿毛发长轴有不规则念珠样小结节。其直径约 0.5～1.0mm，是由毛干"内结节"分裂而成，大部分"内结节"均可见不正常的纵峰，但毛干表面角质性鳞片均正常。

4. 结节性脆发症

毛干表面角质性鳞片缺如，毛干的横径大小不等。大部分病发见有纵裂或碎裂，完全碎裂者则可形成"油漆刷"状外观。

5. 斑秃毛发

斑秃区内毛发多呈感叹号样，有角质性"球"样发根。在毛干的远端只有在髓质内见有色素。

（八）皮肤肿瘤

1. 皮脂溢性角化

游离面不平且有小凹，表面排列有疏松的鳞屑，形成不同的水平面。在高倍放大时，角质细胞上高起的嵴和许多微嵴相互交错。有很多角囊肿，典型的角囊肿由多层平行的鳞屑组成，形成洋葱样的外观。在皮损的隐蔽处，有很多酵母菌附着在角朊细胞和毛发上，它不穿透角质层，而散在呈集落和芽生状态，酵母菌均为圆形或卵圆形，直径为 3.5～4.9μm，表面呈平滑、皱褶或海绵状。其表面形态与马拉色菌分生孢子的表面形态是相似的。在 SEM 下，可见从细菌表面伸出很多多糖类纤维粘附于宿主的表面，在白色念珠菌、痤疮棒杆菌、卵圆形皮屑芽生菌、红癣菌中也可观察到同样物质。

2. 毛细血管瘤

在 SEM 下可见皮肤表面有很多鳞屑，表皮包绕着毛细血管团块，肿瘤有三种成分可见即表皮、界限带和毛细血管。

3. 基底细胞上皮瘤

观察肿瘤的剖面扫描，可见角质层和上皮细胞索深入到真皮深层。有些部位有白细胞浸润，可见角朊细胞有不正常的突起和伪足，在角质层深部以及角朊细胞（包括基底细胞层）亦见有类似的突起，但不能以这些突起和伪足作为鉴别肿瘤性质的证据。

4. 皮脂腺瘤

SEM 显示肿瘤含有的限局性团块，从真皮上部延伸至真皮深层，在肿瘤的周边可见很多扩张的血管，在结缔组织中可见到毛发和血管，其周围围绕着皮脂腺小泡，每一小泡均有基底膜包绕，且含有片层状细胞，这种细胞内含有大小不等的脂肪滴。胶原纤维束见于基底膜的外侧面。高倍放大观察，典型的细胞内可见胞核和球状脂肪滴，这些脂滴可以从细胞内逸出到结缔组织内，且围绕着皮脂腺小泡。

5. 皮内痣

皮损的游离面可见角质细胞明显的皱缩，而在损害周边则为正常平滑的角质细胞。在一个毛囊口往往可见一组 3 根毛发，毛干上角质性鳞片部分正常，有的则是发育不良的小鳞片，结果使毛发形成螺旋钻头外观。这样的毛发亦见于斑秃或全秃患者，表明毛发生长受到抑制而处于静止期。在痣细胞巢和表皮之间有一层薄的结缔组织，细胞巢均被纤细的纤维所包绕，高倍放大时，可见这些纤维伸入细胞巢，在痣细胞周围相互吻合。痣细胞有两种形态，有的痣细胞巢只见圆形细胞，有些巢则混杂有圆形和细长形细胞，每一细胞表面均起皱，且有很多微绒毛突起，在细长细胞表面则可见棘状突起。

（九）其他

1. 弹力纤维性假黄瘤

在 SEM 下观察，真皮乳头下是正常的，在真皮中下层可清晰见到弹力纤维呈分枝状纤维网，部分卷曲，且相互缠绕，胶原纤维的数量减少。

2. 日光性弹力组织变性

在真皮乳头下只见少量正常的胶原纤维，其他纤维则形成一种不规则的均一性纤维网，失去正常真皮中各类纤维的特点，在有些部位亦可见致密分枝状纤维网。

3. 擦烂皮损

用 SEM 观察擦烂皮损处的细菌生长，在表皮表面，角质细胞肿胀肥大而起皱，细胞边缘卷曲，急性期细菌见于细胞间隙以及卷曲的角质细胞下；吸收期细菌不但见于细胞间隙且在坏死的角质细胞内，个别角质细胞碎裂，坏死的角质细胞由于细菌的繁殖形成很多糜烂面。病后期细菌侵蚀入坏死角质细胞中。

四、人体表皮分层剥离电子扫描术及其意义

分层剥离法指应用粘合剂对人体表皮各层进行分层剥离，经样品制备，在扫描电镜（SEM）下观察表皮各层细胞表面超微结构。1971 年 Marks "皮肤表面活检法"是应用 Eastman 9103 和 Permabond 作为粘合剂，粘取皮肤角质细胞作 SEM 观察。我们从 1983 年开始应用国产 502 胶（α-氰基丙烯酸乙酯）作粘合剂，取得成功，且图象清晰，分辨率高。在此基础上，我们创用人体表皮分层剥离电子扫描术，达到分层观察表皮各层细胞在正常生理或病理状态下，细胞表面超微结构的变化。

（一）资料和方法

用国产 502 胶作为粘合剂，滴一滴于皮肤取材部位，用玻片进行粘合，剥离后用刀片取下表皮样品，然后再以同样方法连续粘合，直至取材部位出现点状出血为止。表皮样品用 SEM 常规样品制备方法，经固定、系列脱水、临界点干燥、喷镀后，即可置于 SEM 下观察、拍照。为了观察每剥离一次可获得几层表皮细胞，我们对 5 例正常人大腿内侧皮肤进行分层剥离后所取得表皮样品，以其侧面固定在铜片上，再经过样品制备进行观察。同时对另外 15 例正常人大腿内侧皮肤进行分层剥离后，在取材同一部位，经消毒、局麻后，用环钻行皮肤组织活检，标本经包埋、切片、HE 染色后，在光学显微镜下，观察所剥离的层次与表皮细胞各层的关系。

对 5 例经临床及组织病理确诊为银屑病患者，经中药克银方治疗前后，于大腿内侧皮损处作表皮分层剥离术，其中男 1 例，女 4 例，年龄 21～48 岁，病程 2～15 年，其中点滴型 3 例，地图型及混合型各 1 例。取所剥离的 1～2 层次的表皮样品，按 SEM 样品常规制备观察。同时对 5 例正常人同样皮肤部位及剥离层次作对照观察。观察角质细胞表面微绒毛及"洞"的数量及形态变化等。

对 8 例经临床及组织病理确诊为 DLE 患者，经中药青蒿制剂治疗前后，于脸部角化萎缩性皮损处进行表皮分层剥离术。其中男 5 例，女 3 例，年龄 21～60 岁；病程 3～15 年。取所剥离的 1～2 层次表皮样品，按上述方法制备。另选择 8 例正常人在同样部位取材作对照，观察角质栓的数量和形态变化。

对 2 例经真菌镜检及培养阳性的手癣患者，经中药醋泡方治疗前后，于手掌皮损处作表皮分层剥离术。男女各 1 例；年龄 21 和 25 岁；病程 3 月和 2 年。另选择 2 例正常人在同样部位取材作对照，二组均剥离 3～4 层次。主要观察真菌菌丝及芽孢数量及形态的变化。

（二）结果

1. 人体正常皮肤表皮表面超微结构

（1）皮嵴：人体皮肤表面可见三角形、菱形或多角形皮沟组成皮野。应用分层剥离法取材所观察到皮沟为隆起的皮嵴，我们观察到表皮的皮嵴从基底层到角质层一直存在，在马尔匹基层（包括棘层和基底细胞层）的皮嵴系由脑回状结构，像绞索状隆起，表面光滑，有少数微绒毛隆起，当放大至 7000～8000 倍时，在脑回结构表面可见环状条索状结构环绕，愈向表层，皮嵴上细胞界限愈清晰，且各细胞之间有系带相连，至角质层皮嵴系由单个角质细胞堆积隆起。

（2）角质层：正常人体表面角质层约 15～20 层角质细胞，角质细胞呈六角形，多角形或不整形，上下层角质细胞与其相邻角质细胞边缘交错重叠，单个角质细胞的直径约为 40～45μm，角质细胞之间有间隙，可见相连和不相连的残留桥粒，在 SEM 下，桥粒呈细索状，连接于两个角质细胞之间。角质细胞表面有很多微绒毛，微绒毛可出现在整个角质细胞表面，在其周边常有一狭窄没有微绒毛的平坦带，称为周边凹陷带，微绒毛形态可呈蘑菇状、短棒状或条索状等，其长径约为 350nm。角质细胞表面亦可见小凹，其大小和分布与微绒毛相仿。有些角质细胞表面有走行方向不规则的微嵴。细胞中央可见一条或两条横沟，是上下层角质细胞重叠所留下的压迹，在其边缘有两条平行的周边平行线，分别为外周边平行线和内周边平行线。外线即角质细胞真正的边缘，内线为相邻角质细胞边缘重叠所留下的压迹，内外平行线之间称为周边凹陷带。

（3）颗粒层：颗粒细胞形态可为六角形或不整形，其直径约为 30～35μm，细胞边缘有棱，其立体形态如骰状，细胞中央隆起，可能为细胞核位置，隆起部位直径约为 10～12μm，其周边可见由粗大微绒毛围绕呈堤状，细胞表面微绒毛矮小粗大，顶端横径约为 450～860nm，细胞表面有多条较深的横沟，边缘亦可见无绒毛的平坦带。

（4）马尔匹基层（包括棘层及基底细胞层）：一般剥离至 6～7 层次，单个细胞形态即移行为细胞境界不清的脑回状结构，脑回状结构相互扭曲，表面光滑，可见少数微绒毛，细胞之间见有系带相连，部分细胞表面有大凹窝，当放大至6000～8000倍时，在脑回状结构表面可见条索状皱褶环绕成行。

基底乳头部：在表皮一侧可见真皮乳头插入表皮的凹窝直径为50～140μm大小，在凹窝底部可见脑回状及微绒毛结构。

（5）皮肤附件：分层剥离之样品，还可见小汗腺，开口呈类圆形，周边由光滑的表皮细胞所组成，开口横径约为15～18μm。

由于身体各部表皮厚度各异，细胞形态亦有所差异，例如足跟部角质层之角质细胞较其他部位厚，微绒毛亦见粗大，周边平坦带宽而厚，马尔匹基底之脑回状结构亦变成片索状。

（6）5个分层剥离的样品，分别从样品侧面的厚度，在 SEM 下观察，结果发现每粘合一次可剥离下4～5层表皮细胞。

另外15例正常人大腿内侧皮肤分别行1～15层次剥离，在同一部位经活检、切片，在光学显微镜下观察所剥离层次与表皮细胞各层关系，结果1～5层次相当于角质层；6或7层次相当于颗粒层，7～15层次相当于棘层及基底细胞层。

2. 在银屑病临床研究中的应用

对5例银屑病患者治疗前后表皮角质细胞上微绒毛数量变化进行定量计测，以5例正常人皮肤作对照，测定平均单位面积内（在3000倍图象上，取1.5cm×1.5cm）角质细胞上微绒毛数，结果见表1。经统计学处理，银屑病患者皮损处角质细胞上微绒毛数比正常人显著增加（$P < 0.001$），而与非皮损处相比无显著性差异（$P > 0.05$）。治疗后5例患者于原有取材处角质细胞上微绒毛数降低，与治疗前相比有非常显著的差异（$P < 0.001$）。此外应用分层剥离所得到表皮样品，可见皮损在角质细胞上有形状不规则，大小不等的"洞"的改变。

表1　5 例银屑病患者治疗前后角质细胞上微绒毛数变化（$\overline{X} \pm s$）

组别		例数	微绒毛数量
正常人		5	6.76 ± 2.80
银屑病患者	治疗前 皮损处	5	39.3 ± 2.53
	治疗前 非皮损处		34.2 ± 8.37
	治疗后		16.2 ± 2.66

3. 在 DLE 临床研究中的应用

对表皮角质栓数量变化，以下述标准进行半定量计测，凡未见角质栓者为

（－）；角质栓少且小者为(+)；多角质栓数量大小中等者(++)；角质栓数量多且大者(+++)。结果：8 例 DLE 于治疗前 7 例阳性，其中 2 例(+)，3 例(++)，2 例(+++)，治疗后 6 例（－），2 例(+)。而对照组均为（－）。说明临床皮损改善与角栓半定量计测结果是一致的。

4. 在表皮癣菌病研究中的应用

对 2 例由红色毛癣菌感染之手癣，观察治疗前后芽孢子及菌丝数量及形态变化。结果：治疗前菌丝 2 例均见饱满、粗细均匀及大小分生孢子呈圆形，治疗后菌丝及孢子不容易找到或见菌丝粗细不等呈扁平带状，大小分生孢子均见萎缩。

（三）讨论

1. 粘合剂

它是 α－氰基丙烯酸酯类粘合剂，由 α－氰基丙烯酸单体加少量稳定剂，增塑剂配制而成，其分子量为 138，对人体无毒害作用，对人体表皮有极强的粘合作用，效果可靠。

2. 人体表皮分层剥离扫描术的临床应用

（1）应用本方法所制备的样品可以观察到目前尚未认识的表皮各层细胞表面超微结构。例如可观察到从马尔匹基层至角质层所出现皮嵴演变的超微结构形态，颗粒层细胞特殊的超微结构形态以及表皮深层脑回状等图象，均可为基础及临床研究提供一些崭新图象。

（2）本方法可广泛应用于具有表皮病理性改变的皮肤疾病的研究，如银屑病、DLE，湿疹、各种疱病、浅部真菌病、角化性皮肤病等。可以本方法观察到的病理性超微结构变化作为基础研究、临床诊断、判断疗效的客观指标。我们创用表皮角质细胞上微绒毛定量计测，"洞"的半定量计测，角质栓的数量及形态半定量测定以及对微绒毛大小、形态、排列和细胞间隙等观察，均可为亚细胞水平提供一种新手段。还为 SEM 样品制备提供一种新方法。

（3）对剥离至 7～8 层次以上的表皮样品，即相当于棘层及基底细胞层水平，在 SEM 下均可观察到脑回状结构，且单个细胞界限不清，相反的如从纵切面的表皮样品观察，则棘层细胞界限清晰。初步分析可能有以下原因：①棘层细胞呈纺锤形，从纵切面观察其细胞外形，胞核位置以及细胞间桥均清晰可见，而从横切面水平观察则为脑回状结构，可能由于细胞上下横径较宽，而前后横径较狭所致。②表皮各层细胞均由基底层向上生发，分裂增殖后细胞交错重叠，曲折盘绕，所以呈脑回状。③不能除外因人工剥离的物理因素所造成非自然的细胞形态，这些问题均有待今后深入研究。

参考文献

[1] Marks R, et al. Skin surface biopsy：an improved technique for the examination of the horny layer [J] . Br J Dermatol, 1971, 84：117.

[2] 庄国康，等. 克银方治疗银屑病的扫描电镜观察 [J] . 中医杂志, 1983, 1：45－47.

五、蕈样肉芽肿皮肤浸润 T 细胞亚群及 NCI 的研究

蕈样肉芽肿（MF）是一种多形态恶性皮肤淋巴瘤，MF 和 S′ezary 综合征均属于皮肤 T 细胞淋巴瘤的大谱系，而后者临床主要表现为 T 细胞淋巴瘤白血病。

在电镜下 MF 细胞核外形高度迂曲，这种形态有助于对 MF 的诊断，在超薄切片上为了测量这种核的迂曲程度，1972 年 Schrek 氏首先应用核外廓指数（NCI）来测量白血病患者血细胞核，其公式为：

$$NCI = 核周长/\sqrt{核面积}$$

即 NCI 与核周长成正比，与核面积开方成反比。NCI 值的大小表示核外形迂曲程度。目前已广泛应用于蕈样肉芽肿、S′ezary 综合征、斑块型类银屑病等疾病的早期诊断和病情变化的动态观察。

本文报告一例蕈样肉芽肿肿瘤期患者，同时有斑块性及肿瘤损害，分别采用尼莫司汀（ACNU）及干扰素 α 进行治疗，观察治疗前后，不同损害内 T 细胞亚群及 NCI 值变化。

（一）病例报告

田某某，女，42 岁，主妇，1978 年 2 月 6 日初诊。

患者 1955 年胸部皮肤出现湿疹样皮疹，且向四肢播散，经治疗稍见缓解。1975 年又于双膝、肘及腰腹部起泛发性浸润性红斑伴脱屑、瘙痒。初步诊断：MF（浸润期）。经补骨脂素和紫外线 A 照射（PUVA）及外用类固醇激素治疗，显著好转而出院。1984 年皮肤发现肿物而再次入院。家族中母死于"癌瘤"。

入院皮肤检查：左乳房及躯干部可见大小不等限局性浸润性红斑（图 1）；

颈、腋下、腰部均可见 $5cm^2$ 大小肿物，结合组织病理及电镜所见确诊为 MF（肿瘤期）。

治疗经过及组织病理变化如下。

（1）浸润性斑块损害：外用 ACNU 疗法，将 ACNU 粉末，溶于 80% 乙醇内配制成 0.4% 溶液外用。在右侧乳房约 $5cm^2$ 大小浸润性红斑上，用棉棒蘸药液，每日局部涂布一次，持续 4 周。效果：疗前局部红斑、浸润肿胀明显，经治疗后，红斑浸润明显减轻，留有色素沉着。组织病理变化：疗前表皮内可见形态不规则的单一核之 MF 细胞聚集成 Pautrier 小脓疡，真皮内可见致密的多形性细胞浸润，包括组织细胞、淋巴细胞、浆细胞、成纤维细胞等，且可见多数核大、外形迂曲之 MF 细胞（图 2）。治疗后：真皮内皮肤浸润之多形性细胞明显减少，MF 细胞几乎消失，可见散在小淋巴细胞、成纤维母细胞及吞噬巨细胞。

（2）肿瘤损害：于左颈外侧、左腋窝部各约 1.5cm 大小肿物，用干扰素 α300 万 U/d 损害内注射，持续 4 周。效果：疗前局部有 1.5cm×1.5cm 大小红色肿物，疗后肿物消退，留有色素沉着。组织病理变化：疗前棘层肥厚，表皮突延长，真皮内可见多数外形迂曲的 MF 细胞，且可见核分裂相，少量淋巴细胞，组织细胞及浆细胞，治疗后 MF 细胞大部消失，可见散在小淋巴细胞浸润。

（二）材料及方法

用皮肤环钻在患者典型的斑块及肿瘤皮损上各取直径约 0.5cm 大小病变组织，立即冷冻于液氮内，保存于 -87℃ 低温冰箱内。

1. 光学显微镜

使用免疫过氧化酶 ABC 法（Avidin - Biotin Complex Method）。活检组织经冷冻切片成 $4\mu m$ 厚，样品分别用一次抗体（抗 Leu1，Leu2a，Leu3a）培养，换洗后用二次抗体（Biotin 标记山羊抗鼠 IgG）培养，换洗后，再以 ABC 溶液培养，用 PBS 缓冲液换洗后与 DNB、H_2O_2 反应，再用 1% 甲基绿染色，置光学显微镜下观察及拍照。

计测方法：用带有方格标记之目镜，观察细胞膜周边呈棕色、胞浆呈淡绿色之阳性反应细胞，放大 200 倍，计测 3 个视野中，每 100 个浸润之单一核细胞中阳性细胞之百分比。

2. 免疫电镜

患者活检组织，固定于 PLP（过氧化酶 - 赖氨酸 - 多聚甲醛）液，冷冻切片

10μm 厚，用一次抗体培养，PBS 缓冲液换洗，用二次抗体培养，换洗后，用 ABC 液培养，换洗后与 DNB、H_2O_2 反应，再以 1% 戊二醛液固定，1% 锇酸后固定，酒精系列脱水，树脂包埋，切片观察。

计测方法：透射电镜下，放大 3000 倍，拍摄 100 个阳性反应细胞，用电子计算器计算核周长及核面积，计测 100 个阳性细胞 NCI 均值及标准差。

（三）结果

1. 光学显微镜

无论斑块性或肿瘤损害，皮肤浸润之单一核细胞中，治疗后总 T 细胞（Leu1[+]）及辅助性 T 细胞（Leu3a[+]）之百分比均较疗前为低，抑制性 T 细胞（Leu2a[+]）疗后较疗前为高（见表 2）。治疗前总 T 细胞见表 3。

表 2　ACNU 及干扰素治疗前后各种单克隆抗 T 细胞抗体与
皮肤浸润细胞反应的百分率

	ACNU 疗法（浸润斑块损害）		干扰素 α 疗法（肿瘤损害）	
	治疗前（%）	治疗后（%）	治疗前（%）	治疗后（%）
总 T 细胞（Leu1[+]）	84	75	88	80
抑制性 T 细胞（Leu2a[+]）	20	53	8	26
辅助性 T 细胞（Leu3a[+]）	63	23	84	69

2. 免疫电镜

NCI 值：无论斑块性或肿瘤损害，治疗后总 T 细胞细胞核之 NCI 均值 ± 标准差均较疗前降低（见表 3）。

表 3　治疗前后单克隆抗 T 细胞抗体阳性反应细胞之 NCI

	ACNU（浸润斑块损害）		干扰素 α 疗法（肿瘤损害）	
	治疗前	治疗后	治疗前	治疗后
总 T 细胞 NCI（均值 ± 标准差）	7.57 ± 1.71	4.30 ± 0.75	8.62 ± 1.89	4.35 ± 1.17

（四）讨论

（1）尼莫司汀（ACNU）是抗恶性肿瘤药，尤其对恶性淋巴瘤等效果明显。

其不良反应有胃肠症状及骨髓抑制等现象。本例外用0.4%乙醇溶液治疗 MF 斑块损害，取得满意效果，无明显不良反应。干扰素 α 局部皮损内注射能使肿瘤消退，说明这二种药治疗 MF 均有良好作用。

（2）对蕈样肉芽肿患者皮损处浸润之单一核细胞进行 T 细胞亚群定性和半定量研究，其意义在于：①可确定细胞起源：目前认为 MF 为一种皮肤 T 细胞淋巴瘤，至肿瘤期辅助性 T 细胞大量增殖。Willenzel 等应用单克隆抗体对 MF 蕈前期皮肤浸润细胞与良性炎性皮肤病进行对比研究，认为二者在 T 细胞亚群数量分布上并无显著性差异，只有发展至肿瘤期，辅助性 T 细胞才大量增殖，说明 MF 的蕈前期并非恶性肿瘤，而是一种炎性反应，随着病情发展才发生恶性皮肤 T 细胞淋巴瘤。Holdon 氏应用单克隆抗体对 5 例 MF 肿瘤期患者皮肤之阳性细胞进行半定量计数，发现总 T 细胞占皮肤浸润细胞61.7%，辅助性 T 细胞占56.8%，抑制性 T 细胞占24.0%。②可作为病情变化的观察指标：岩原氏发现 MF 前期抑制性 T 细胞在皮肤浸润细胞中所占百分比较高，发展至肿瘤期则渐降低，而辅助性 T 细胞则与之相反，因此它可作为病情变化的动态观察指标。③可作为药物治疗效果的观察指标。

（3）NCI 值测定的意义：①有助于 MF 早期诊断：McNutt 氏用电镜定量法对 16 例 MF 前期患者以及 77 例其他良性皮肤疾病计测皮肤浸润淋巴细胞之 NCI 值，认为早期 MF 要取得确定诊断，需满足两条，第一是 NCI >（6.1±0.1）；第二是至少有6% 淋巴细胞其 NCI≥9。岩原氏应用免疫电镜法测定皮肤浸润之单核细胞对单克隆抗体反应阳性或阴性细胞之 NCI 值，认为阳性之总 T 细胞，其 NCI >6.5 的细胞数超25% 者，可以诊断为 MF。②作为病情变化观察指标：岩原氏研究，MF 患者皮肤浸润之总 T 细胞之 NCI 值，将随着病情恶化，NCI 值亦随之增大，相反，病情好转则趋下降，据其报告斑块期和肿瘤期之 NCI 值分别为（7.31±0.18）～（8.17±0.20），而良性皮肤疾病作为对照，其 NCI 值为 5.35±0.11，本文报告一例 MF 在斑块性和肿瘤损害内，皮肤浸润之总 T 细胞其 NCI 值分别为（7.57±1.71）～（8.62±1.89），说明疗前其 NCI 值符合斑块性和肿瘤期 NCI 值模式，而疗后其 NCI 值分别降低为（4.30±0.75）～（4.35±1.17），说明它已转化为良性疾病 NCI 值模式，因此不仅在临床、组织病理上可观察到药物治疗效果，而且从细胞学上也可观察到其动态变化。

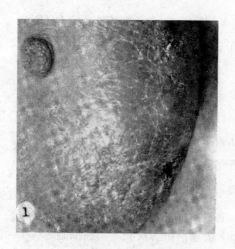

图1　患者左侧乳房及躯干的
浸润性红斑皮损

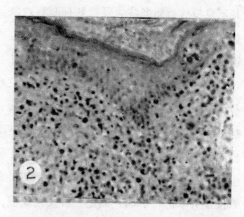

图2　患者斑块状皮损病理切片（治疗前，
HE 染色，×120），可见典型 Pautrier 微脓疡
（表皮内）及 MF 细胞（真皮内）

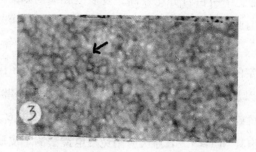

图3　患者斑块状皮损病理切片（治疗后，
HE 染色，×120），真皮中 MF 细胞几乎消失，
可见吞噬巨细胞（箭头所示）

六、青蒿治疗盘形红斑狼疮临床研究

我们曾于 1979 年报道了青蒿治疗盘形红斑狼疮（DLE）的初步结果。现将 50 例临床研究结果作进一步报道。

（一）病例分析

凡具有典型的 DLE 临床症状，经病理诊断及实验室检查确诊的病例，按规定方药服药在 2～3 个月以上者列入观察对象。本组 50 例中，女 29 例，男 21 例。年龄 20～30 岁者 7 例，31～40 岁 20 例，41～50 岁 16 例，51 岁以上 7 例。皮疹按分布范围属限局性32例，播散性18例，按形态性质属角化萎缩型41例，红斑型（多形红斑样、脂溢性皮炎样）6例，肥大型3例。

（二）药物及用法

本组病例分别采用青蒿蜜丸、青蒿浸膏片和青蒿素3种剂型进行治疗。

1. 青蒿蜜丸

将青蒿（即菊科植物黄花蒿，以四川、广西产为佳）500g研为极细末，加蜂蜜1000～1500ml，调匀，制成丸剂，每丸10g，每日服4～6丸，饭后服，共治疗26例，其中服药60～90天5例，91～120天5例，121～150天8例，151～180天2例，181天以上6例。

2. 青蒿浸膏片

每片0.3g，约含青蒿生药1g，每日30～45片，分2～3次口服，共治疗16例。其中服药60～90天1例，90～120天3例，121～150天2例，151～180天2例，180天以上8例。

3. 青蒿素

由中医研究院中药研究所供给，口服用量为0.3g/d，渐增至0.4～0.9g/d，共治疗8例。疗程一般为3个月。平均59.1g。

（三）治疗结果

1. 疗效

疗效标准分3级。临床缓解或基本缓解：经治疗后皮疹完全消退，皮色恢复正常，或留有色素沉着或色素脱失斑，或见萎缩性瘢痕，或皮疹消退达90%以上，自觉症状及实验室检查有明显改善。有效：经治疗后皮疹部分消退，红斑浸润，角化脱屑均见减轻，自觉症状及实验室检查有改善。无效：治疗后无明显变化。

根据以上标准评定，本组病例治疗后获缓解或基本缓解者30例，占60%；有效15例，占30%；无效5例，占10%（表4）。

当代中医皮肤科临床家丛书 庄国康

表 4　50 例患者分组疗效统计

分组		总例数	例数		
			缓解或基本缓解	有效	无效
剂型	青蒿蜜丸	26	17	8	1
	青蒿浸膏片	16	8	6	2
	青蒿素	8	5	1	2
皮疹分布	限局性	32	18	12	2
	播散性	18	12	3	3
皮疹形态	角化萎缩型	41	24	13	4
	红斑型	6	6	0	0
	肥大型	3	0	2	1

2. 治疗前后临床症状及实验室检查的改变（表 5 ~ 7）

（1）治疗有效的病例皮疹多数从周边向中心消退，或见大片皮疹被分隔为数个小片，皮疹消退后遗留深褐色色素沉着，或留有萎缩性瘢痕，部分患者皮疹消退后留有色素脱失斑，经 2 ~ 3 个月后皮色逐渐恢复正常。

（2）自然花结形成试验（ERFT）：治疗前后共测定 9 例，结果说明患者免疫功能有所改善（表 7）。

（3）组织化学观察：共观察 10 例 DLE 皮损。HE 染色：角化亢进 8 例，角栓形成 7 例；表皮萎缩 7 例；基底细胞液化变性（显著成灶性）7 例；真皮浅层水肿 8 例；淋巴细胞浸润 10 例。PAS 染色：基底膜呈现紫红色带，且增厚呈锯齿状改变 6/9 例；基底膜破坏，显示 PAS 染色后紫红色带的断裂 5 例。PTH 染色：显示真皮胶原纤维素样坏死 5 例。PAS 黏液染色：在真皮中显示有轻度黏液变性 7 例；弹力纤维染色显示灶性弹力纤维增生 3 例。同时对 1 例系统性红斑狼疮（SLE），1 例限局性硬皮病皮损和 1 例正常人皮肤进行观察，结果：PAS 染色，SLE 显示基底膜增厚，呈锯齿状改变，部分有破坏现象，限局性硬皮病和正常皮肤基底膜未见紫红色带，PAS 染色阴性。

（4）补体 C_3 蛋白量的测定：共测定 40 例，其中播散性 14 例，其平均值及标准差为 54.6 ± 3.54 mg%；限局性 26 例，其平均值及标准差为 80.37 ± 0.00017 mg%（正常值为 77.01 ± 16.67 mg%），说明慢性播散性 DLE 患者，皮损较为广泛，补体 C_3 均有低下趋势，治疗后，其平均值及标准差升高为 68.76 ± 2.60 mg%。

（5）胸部X线透视结果：共检查36例，仅1例见有胸膜肥厚粘连，1例左下肺野有斑点状致密阴影，2例肺气肿，其余病例均未见异常。

（6）心电图检查结果：共检查40例，有3例左心室肥厚，心肌劳损；有1例ST段（Ⅱ、Ⅲ、avF）下降。

（7）追踪观察结果：30例缓解或基本缓解病例经半年至3年追踪观察，原有皮疹未见复发或留有小片皮疹继续消退或未见加重占27例；复发3例，占10%。

表5　治疗前后临床症状改变

	例数				
	发热	关节酸痛	脱发	光照加重	黏膜
治疗前	9	20	6	24	2
治疗后	4	11	2	12	1

表6　治疗前后实验室检查结果

	受检者（例）	治疗前（例）	治疗后（例）
血白细胞 $<4.0 \times 10^9$/L	48	3	0
血沉 >20mm/第一小时	49	6	5
血小板 $<100 \times 10^9$/L	42	5	3
狼疮细胞（+）	46	4	2
抗核抗体（+）	44	8	6
类风湿因子（+）	44	8	1
尿蛋白（+、±）	49	4	1
血清蛋白电泳 $\gamma > 23\%$	40	6	5
GPT >130U，TTT >7U	50	8	6
补体 $C_3 < 70.01$mg%	40	29	18

表7　ERFT 9例测定结果

序号	T细胞总数（%）		免疫活性T淋巴细胞（%）	
	治疗前	治疗后	治疗前	治疗后
1	36	48	16	41
2	56	42	30	33
3	29	41	9	35
4	23	44	18	34
5	27	38	17	35

序号	T 细胞总数（%）		免疫活性 T 淋巴细胞（%）	
	治疗前	治疗后	治疗前	治疗后
6	28	18	20	15
7	34	41	12	34
8	38	38	9	25
9	25	49	14	35
平均值±标准差	32.89±3.34	40.78±3.19	16.11±2.13	31.56±2.47
	$t=1.72$，$P>0.1$（正常值55±5）		$t=4.77$，$P<0.01$（正常值30±5）	

（四）讨论

本组缓解或基本缓解病例，一般经治疗 2～3 个月后皮疹可望消退，部分病例要坚持治疗半年以上。皮疹消退后留有色素沉着或色素脱失斑。其中以红斑型效果较好，角化萎缩型及肥大型效果较差。

Rowell 认为影响 DLE 病情轻重的因素很多[1]，如夏季加重占 50% 以上，冬季加重占 10%，日光照晒后加重占 68%。本组大部分病例在 4～9 月份进行治疗观察，但部分病例虽处炎暑季节而皮疹亦未见加剧，且继续消退，说明青蒿制剂治疗本病有良好的效果。

根据动物实验观察[2]，给青蒿素 1 小时后在动物胆汁、肾、肝中的含量可达到高峰，24 小时内有 62%～84% 从尿及粪便中排出体外，说明青蒿素在动物体内吸收快，排泄亦快。临床上应用青蒿制剂抗疟和治疗红斑狼疮有所不同，前者要求短期内大剂量投药，而后者则要求少量长期给药。我们曾观察到 3 例长期少量服用青蒿制剂患者，其中 2 例青蒿素给药量均在 100g 以上；1 例服用青蒿生药量达 3500g，给药时间长达 8～12 个月，在治疗当年临床上有些进步但不够显著，停药后一年显示明显效果。说明应用青蒿制剂治疗 DLE 在体内的代谢过程尚有待进一步研究。

我们应用青蒿制剂（3 种剂型）治疗 DLE 均未发现有严重的不良反应，有 2 例治疗前肝功能正常，在服药 2 个月后，发现谷丙转氨酶（GPT）单项升高，分别为 246U 和 300U，而继续治疗 GPT 却下降，目前已恢复正常。

根据 Gillian[3] 对 10 例 DLE 患者用免疫荧光法和 ERFT 法检查，发现 DLE 患者 T 淋巴细胞总数正常而 B 淋巴细胞数显著增加，说明 DLE 患者细胞免疫功能未见缺陷。本组应用 ERFT（微量全血法）测定 9 例 DLE，结果全部患者 T 淋巴细胞总数及有免疫活性的 T 淋巴细胞数均低于正常值。治疗前后数值对比，有免疫活性的 T 淋巴细胞数，有非常显著的差异（$P < 0.001$），说明经治疗后细胞免疫功能有所改善。

安江隆[4]认为对 SLE 患者血清中 C_3、C_4蛋白量的测定对病情有无活动性及判断病情的严重程度有一定意义，一般均显示 C_3、C_4低下。我们测定 40 例 DLE 患者血清中 C_3蛋白量值，发现 14 例慢性播散性 DLE 患者补体 C_3值低于正常值，经治疗后补体 C_3值有所升高。

本组发现有 3 例患者，对一般外用药敏感性增高，表现在 DLE 的皮疹上出现风团样损害或湿疹样改变。当上述皮疹消退后红斑狼疮原有损害亦见改善，但于周边又起新的红斑角化性损害。

参考文献

［1］ Rook A，et al. Textbook of Dermatology ［M］，ed 2，London：Blackwell，1972，pp1：0641.

［2］ 中医研究院中药研究所药理研究室，等．青蒿的药理研究 ［J］．新医药学杂志，1979，1：23.

［3］ Gillian JN, et at. 盘状与系统性红斑狼疮中循环 T 和 B 淋巴细胞的比较 ［J］．国外医学参考资料皮肤病学分册，1978，4：229.

［4］ 安江隆．SLE 患者血清中 C_3变化及蛋白量测定的临床意义 ［J］．日本皮肤科学会杂志，1975，85：75.

七、青蒿治疗盘形红斑狼疮

我国古代以及苏北一带民间对应用中药青蒿防治疟疾积累有丰富的经验。我院中药研究所从青蒿（菊科植物黄花蒿）中成功地提取了有效成分青蒿素，经临床及实验研究证实，青蒿素具有速效、低毒的优点，是一个很有前途的抗疟药物。鉴于国内外有用抗疟药治疗盘形红斑狼疮的报道，我们试用抗疟中药青蒿制剂对 21 例确诊为盘形红斑狼疮的患者进行了治疗观察。现将治疗结果初步报告如下。

（一）临床资料

1. 病例分析

凡具有典型的临床症状，经病理诊断及实验室检查确诊的病例，按规定方法服药在 2 个月以上者列入观察对象。本组 21 例中，男 8 例，女 13 例，年龄 20 ~ 30 岁 3 例，31~40 岁 8 例，41 ~ 50 岁 5 例，51 岁以上 5 例。皮疹按分布范围分，属限局性 15 例，播散性 6 例；按形态性质分，属角化萎缩型 14 例，红斑型（多形红斑样、脂溢性皮炎样）7 例。

2. 药物及用法

本组病例分别采用青蒿蜜丸和青蒿素两种剂型进行治疗。

（1）青蒿蜜丸：将青蒿（菊科植物黄花蒿）500g，研为极细末，加蜂蜜 1000 ~ 1500ml，调匀，制成丸剂，每丸 9g。每日服 4 ~ 6 丸，饭后温水送服。共治疗 13 例，其中服药 60 ~ 90 天 6 例，91 ~ 120 天 4 例，150 天以上 3 例；服药最少 1000g，最多 3500g。

（2）青蒿素：由中医研究院中药研究所供给，口服用量为 0.3g/d，渐增至 0.4 ~ 0.6g/d。共治疗 8 例，疗程一般为 3 个月。服药总量 18 ~ 141g，平均 53g。

3. 治疗结果

疗效标准分临床缓解或基本缓解、有效及无效 3 级。

（1）临床缓解或基本缓解：治疗后皮疹完全消退，皮色恢复正常，或留有色素沉着或色素脱失斑，或见萎缩性瘢痕，或皮疹消退 90% 以上，自觉症状及实验室检查有明显改善。

（2）有效：治疗后皮疹部分消退，红斑浸润、角化脱屑均见减轻，自觉症状及实验室检查有改善。

（3）无效：治疗后无明显变化。

根据以上标准评定，本组病例治疗后获缓解或基本缓解者 12 例，占 57.1%；有效 6 例，占 28.6%；无效 3 例，占 14.3%。有效率为 85.7%。其分组疗效统计见表 8。

表8　盘形红斑狼疮 21 例的分组疗效统计

疗效	总例数	剂型		分布		形态	
		青蒿蜜丸	青蒿素	限局性	播散性	角化萎缩型	红斑型
缓解或基本缓解	12	8	4	8	4	7	5
有效	6	3	3	5	1	4	2
无效	3	2	1	2	1	3	
合计	21	13	8	15	6	14	7

当代中医皮肤科临床家丛书

庄国康

表 8 表明，青蒿两种剂型的疗效无明显差别；红斑型的疗效似较角化萎缩型者为好。

4. 治疗前后临床症状及实验室检查的改变

21 例中，发热者治前 4 例，治后 1 例；关节酸痛者治前 7 例，治后 3 例；脱发者治前 4 例，治后 1 例；日光照晒后加重者治前 11 例，治后 2 例，治疗后皮疹完全消退者 10 例。有效病例皮疹多数从周边向中心消退，或见大片皮疹被分隔为数个小片，皮疹消退后残留有深褐色色素沉着，或留有萎缩性瘢痕；也有个别患者局部残留有色素脱失斑。经 2~3 个月后皮色逐渐恢复正常。治疗前后的实验室检查结果见表 9。

表 9　治疗前后实验室检查结果比较表

实验室检查	受检例数	治疗前例数	治疗后例数
血沉 >20mm/第一小时	20	4	2
血白细胞 <4.0×10^9/L	21	1	0
血小板 <100×10^9/L	10	1	0
红斑狼疮细胞（+）	18	1	0
抗核抗体荧光试验（+）	10	3	1
类风湿因子（+）	16	0	0
尿蛋白阳性	20	2	1
肝功能异常	19	7	4
血清蛋白电泳 γ 球蛋白 >23%	10	4	1

5. 复发情况

对本组 12 例缓解或基本缓解患者于治疗 1 年后进行随访。随访结果复发 2 例，复发率为 16.7%。其中 1 例长时间在室外工作，且断续服药，但复发时的病情较前显著减轻。

（二）病案举例

1. 任某某，女，31 岁，保育员，1977 年 4 月 22 日初诊

【主诉】脸颊、鼻翼、前额起皮疹 8 个月。

【现病史】1976 年 8 月初，于鼻翼两侧、前额起 5 片红斑，角化脱屑，入冬后未见消退，无明显关节酸痛、发热等症状。曾在某某医院检查：血白细胞 3.5

×10^9/L，血沉2mm/第一小时，血清蛋白电泳γ球蛋白24.7%，麝香草酚浊度试验（TTT）7U，麝香草酚絮状试验（TFT）(+++)，GPT 350U，抗核抗体荧光试验两次均为阴性。

【住院检查】血压130/90mmHg，体温36.9℃，脉搏80次/分，呼吸20次/分，心肺未见异常，肝脾未触及。血红蛋白136g/L，白细胞6.1×10^9/L，血小板136×10^9/L，出血时间2分，凝血时间1分30秒，抗核抗体荧光试验（－），类风湿因子（－），红斑狼疮细胞未找到，TTT 7U，GPT 174U，尿蛋白（＋），心电图正常，胸透心肺无异常。

【皮肤检查】于颊部、前额、鼻部可见有分布呈蝶状之浸润性红斑5片，约0.8~1.2cm，境界清晰，表面轻度角化，未见萎缩性瘢痕。

【临床诊断】盘形红斑狼疮（红斑型）。

【病理检查】（病理号1281）：皮肤表皮轻度角化，毛囊口角栓形成，棘细胞层变薄，基底细胞灶性液化，真皮附件周围有较致密炎性细胞浸润，以淋巴细胞为主。

【病理诊断】符合盘形红斑狼疮诊断。

【治疗经过】入院后服用青蒿素0.2~0.3g/d，服药4个月零7天，总量24g。服药2个月后，皮疹全部消退，留有暗褐色色素沉着，未见萎缩性瘢痕。服药至4个月，皮色完全恢复正常。复查肝功能TTT 5U，GPT正常范围，血胆红素0.4mg/dl。停药观察1年零4个月，未见复发。

2. 李某某，男，34岁，干部，1976年7月20日初诊

【主诉】脸颊部起蝶状红斑5年。

【现病史】1971年双侧脸颊部起对称性红斑，角化脱屑，约2个月后消退。3年后于脸颧部、左耳郭前又起3~4片角化脱屑性红斑，经2~3个月后消退，留有一片色素脱失斑。3个月后脸部、胸部又起皮疹。胸部一片皮损消退后留有萎缩性瘢痕，脸部皮疹至今年余未见消退，自觉日晒后加重。过去有"肝炎"史。

【住院检查】血红蛋白133g/L，白细胞6.7×10^9/L，中性粒细胞70%，淋巴细胞27%，嗜酸粒细胞3%。红斑狼疮细胞未找到。类风湿因子（－），血沉5mm/第一小时，肝在肋缘下1横指，TTT 5U，GPT正常。心肺未见异常，尿蛋白（－）。

【皮肤检查】脸颊、鼻、胸、背部有较多大小不等、境界清晰之散在角化脱屑性红斑，剥下角化皮屑可见角栓倒刺，胸骨部皮肤有点片状萎缩性瘢痕，约 0.2～0.3cm² 大小，左耳郭前有指甲大小之色素脱失斑。

【临床诊断】慢性播散性盘形红斑狼疮。

【病理检查】皮肤表皮角化亢进，角栓形成，部分棘细胞层变薄，基底细胞层灶性液化。真皮浅层慢性炎性肉芽组织形成，浸润细胞中以淋巴细胞为主。

【病理诊断】符合盘形红斑狼疮诊断。

【治疗经过】服用青蒿蜜丸 2 个月（共服青蒿生药 1000g）后，皮疹消退，留有色素脱失斑。又断续服药 2000g，色素完全恢复正常。翌年炎夏未见发疹，但于 9 月初因工作外出，日晒过多，又见轻度复发。

（三）讨论

本组缓解或基本缓解病例，其皮疹一般在治疗 1 个月后开始消退，约 2～3 个月可望完全消退，留有色素沉着或色素脱失斑，其中以红斑型效果较好，角化萎缩型效果较差。

目前国内外已广泛应用抗疟药氯喹治疗盘形红斑狼疮。这一疗法的缺点是疗程长、不良反应（胃肠反应、白细胞减少、视网膜不可逆性病变等）较多。我们应用青蒿制剂治疗盘形红斑狼疮，尚未发现严重的不良反应。本组病例治疗前肝功能异常者 7 例，服用青蒿制剂后，5 例恢复正常；2 例治疗前肝功能正常，在服药 2 个月后，发现 GPT 单项升高，而在继续服药过程中 GPT 却趋下降。说明青蒿制剂对肝脏功能的影响尚未定论。

（四）小结

我国古代广泛应用中药青蒿治疗疟疾。近年我院科研人员从青蒿中提取抗疟有效成分青蒿素，已在临床及实验室证实其为速效、低毒的有效抗疟药。我们试用青蒿治疗 21 例经确诊为盘形红斑狼疮患者，常用二种剂型：一为青蒿粗末制成蜜丸，每丸 9g，每日服 36～54g；一为青蒿素（无色针状结晶），每日服 0.3～0.6g。一般要求连续服药 2～3 个月。治疗前后检查血常规、尿常规、肝功能、血沉、红斑狼疮细胞、抗核抗体荧光试验、类风湿因子、血清蛋白电泳以及皮肤组织病理检查，进行对比观察。治疗结果缓解或基本缓解 12 例，有效 6 例，无效 3 例。治疗过程中未发现严重不良反应，有 2 例 GPT 单项升高。经 1 年追踪观察有 2 例复发。

八、红斑狼疮的研究进展

红斑狼疮是一种危害人体健康比较严重的全身性疾病。临床上分为系统性红斑狼疮和盘形红斑狼疮，前者除皮肤损害外，可累及多个脏器，多系统病变；而后者只局限于皮肤，约有5%左右患者可转化为系统性红斑狼疮。系统性红斑狼疮的主要表现为发热、关节痛楚、面部蝶状斑疹。目前普遍认为治疗本病必须辨病与辨证相结合，先运用西医学检验手段对本病进行确诊，然后再运用中医四诊八纲进行辨证分型施治。运用中医中药或中西医结合治疗本病，有下述优点：第一，应用中医中药或中西医结合治疗本病较单纯应用西药疗效为好，主张在疾病初期，病情活动，有壮热，关节痛楚、斑疹，宜以西药类固醇激素治疗为主，中药为辅，先控制病情，再辅以中药辨证施治，可以使临床症状迅速得以改善，待病情稳定，出现阴虚内热证，即渐以中药为主，西药激素为辅，且渐予递减药量；第二，中医中药或中西医结合治疗可减少激素或其他免疫抑制剂用量，使病情稳定，减少反跳几率；第三，中医中药或中西医结合治疗可减少西药的不良反应；第四，可以延长缓解期。

本文就新中国成立后三十多年来，有关这方面的文献加以综述，供临床参考。

（一）关于病名、病因和病机

本病在中国古代医籍中，并无确切的病名。系统性红斑狼疮在临床上多以温病的卫、气、营、血来辨证施治，故有"温毒发斑"、"热毒发斑"等名称；由于本病斑疹红赤如丹涂之状，形如蝴蝶，故有"蝴蝶丹"、"马缨丹"之称；本病经烈日曝晒后加重，当属于"日晒疮"范畴（清《外科秘录》）；盘形红斑狼疮有称为"鬼脸疮"、"流皮漏"。系统性红斑狼疮症情多变，虚实夹杂。如以腿趾浮肿，鼓胀为主，称为"水肿"或"水鼓"；以胁肋胀满，胸痛气憋为主，称为"悬饮"，此外尚有"痹证"、"心悸"、"虚劳"等病名，总之由于病情发展的阶段不同，累及的脏腑各异，可有各种不同的名称。

系统性红斑狼疮多属"虚劳"之证，可有外因与内因之分。内因以先天肾阴亏损，阴虚火旺为本病之本，外因可因烈日曝晒为本病之标。烈日曝晒使人体感受火毒之邪，与体内阴虚火旺之内热相搏，毒火相煽，即可出现热毒炽盛症状，热毒燔灼，伤津劫液，重则逼血妄行，衄血、尿血、紫斑，症情好转则无阴虚内热之虚象。邪热伤阴，可见心阴内耗，心阴不足症候。邪热伤肝，可见肝血不足

当代中医皮肤科临床家丛书

庄国康

或肝肾阴虚症候。阴病及阳，肾阴不足可引起肾阳不足、后天失调，脾胃虚弱，可见脾阳不足症候。如脾肾阳虚，则土不制水，肾水泛滥。有些患者可见气阴两虚，阴阳俱虚或虚实夹杂的症候。

（二）红斑狼疮的辨证施治

1. 系统性红斑狼疮辨证分型施治

全国各地总结出各种临床辨证施治类型，如张氏分为七型施治，即：毒热炽盛型，风湿热痹型，邪毒攻心型，邪蒙清窍、肝风内动型，脾肾亏损型，病热伤肝型和气阴两虚型。天津市公安医院和北京市中医医院把本证分为五型辨证施治，即：毒热炽盛型，阴血虚亏型，毒邪攻心型，肾阴亏损型和邪热伤肝型。综合各家见解，本病可分为下述几种类型。

（1）毒热炽盛型：据张氏在120例分析中，本型占12.3%。症见骤然发病，壮热，面颊部蝶状赤红斑疹，关节肌肉疼痛，皮肤紫斑，甚则烦躁口渴，神昏谵语，或手足抽搐，大便秘结，小便短赤。舌质红绛，苔黄腻，脉洪数或弦数。治宜清营解毒，凉血护阴法。

常用方剂：犀角地黄汤、化斑汤、清瘟败毒饮、黄连解毒汤、五味消毒饮、消斑汤、安宫牛黄丸、局方至宝丹等。

常用处方：水牛角粉6g（冲服），丹皮10g，生地30g，赤芍10g，玄参10g，淡竹叶10g，金银花10g，连翘10g，马尾连10g，麦冬10g，生石膏30g，知母10g，茅根15g。

（2）阴虚内热型：症见壮热已退，转为持续低热，手足心烦热，斑疹暗红，自汗，盗汗，心烦，无力懒言，关节痛楚，足跟痛，腰痛，脱发。舌质红、镜面舌，脉细数而软或芤脉。治宜养阴清热、凉血解毒法。

常用方剂：方用青蒿鳖甲汤、平斑方、滋阴清营汤、免疫Ⅵ方等。

常用处方：青蒿10g，银柴胡10g，地骨皮10g，胡黄连10g，生地30g，玄参10g，麦冬10g，石斛10g，南北沙参各10g，白薇10g，女贞子10g，枸杞子10g。

（3）肝肾阴虚或肾阴亏损型：病情多已趋于稳定，不发热或偶有低热，脸部斑疹暗褐，腰痛腿痛，关节轻度痛楚，毛发秃落，月经不调或闭经，或伴有头晕目眩，耳鸣，口燥咽干，大便不润，小便黄。舌质红少津，苔薄黄，脉细数。治宜滋补肝肾，养血清热。

常用方剂：六味地黄丸、二至丸、五子衍宗丸、大补阴丸、知柏地黄丸、首乌地黄汤，免疫Ⅵ方、左归饮等。

常用处方：女贞子10g，枸杞子10g，菟丝子10g，覆盆子10g，五味子10g，生熟地各12g，山药10g，山萸肉10g，泽泻10g，茯苓10g，丹皮10g，旱莲草10g，续断10g。

（4）邪热（或瘀热）伤肝型：邪热伤肝，邪热盛可逼血妄行，热邪阻络则肝气郁滞，热邪伤阴可见肝阴不足症状。据张氏120例分析，本型占9.6%。症见黄疸，胸胁胀痛，腹胀纳呆，头晕失眠，月经不调，肝脾肿大，皮肤紫斑，吐血。舌质红，少苔，或舌质紫暗、瘀斑，脉细弦。治宜疏肝理气，活血化瘀法或滋阴疏肝法。

常用方剂：疏肝活血汤、膈下逐瘀汤、一贯煎等。

常用处方：柴胡10g，当归10g，赤芍10g，白芍10g，虎杖10g，川楝子10g，延胡索6g，鬼箭羽10g，漏芦10g，香附10g，郁金10g。

（5）肝肾阴虚型：据张氏在120例分析中，本型占19.5%。本型多见于病变晚期，阴病及阳，脾阳不足，脾土不能制水，肾阳不足，肾水泛滥，可见面色少华，面目四肢浮肿，腹鼓胀满，腰膝酸软，乏力，足跟痛，肢冷面热，口干咽燥，尿少或尿闭；或见悬饮，胸胁胀满，胸憋气促，喘咳，痰鸣，精神萎靡。舌质淡，苔少，舌体胖嫩，脉沉细弱。治宜温补脾肾，通阳利水法。

常用方剂：真武汤、金匮肾气丸、右归饮、五苓散。

常用处方：胡芦巴10g，小茴香10g，巴戟天10g，阳起石10g，仙茅10g，仙灵脾10g，黄芪12g，茯苓10g，茅根60g，冬瓜皮30g，女贞子10g，枸杞子10g，菟丝子10g。

（6）风湿热痹型：以关节症状为主要表现，据张氏120例分析，本型占21.3%。症见大小关节肿胀酸痛，肌肉酸痛不适或伴有低热。舌质红，苔黄糙，脉滑数或细数。治宜祛风通络，清热和营法。

常用方剂：独活寄生汤、三蛇合剂、衡痹汤、石膏知母桂枝汤等。

常用处方：独活10g，桑寄生10g，左秦艽10g，防风10g，生地15g，杭芍15g，川芎6g，杜仲10g，牛膝10g，当归10g，虎杖10g，忍冬藤10g，鬼箭羽10g，川草薢10g，丹参12g。

（7）此外还有"邪蒙清窍、肝风内动"型，方用涤痰汤加减，约占患者总数7.1%；"毒邪攻心"型，约占16.5%。本病如引起心阳不足者，宜益气温阳，镇心利水；如引起心阴内耗者，宜养阴安神，方用天王补心丹，三甲复脉汤等；如出现气阴两虚或阴阳俱虚者宜养阴益气、温阳通络法，方用补中益气汤、归脾汤、益胃汤、狼疮方等。

2. 几种独特的见解

有些医者对系统性红斑狼疮的病因病机及施治方法有下述独特的见解。

（1）痹论：丁氏从痹证来论治红斑狼疮，以为红斑狼疮一症损及肌肤脉络及五脏六腑，均由风寒湿痹引起，丁氏把系统性红斑狼疮所出现的各脏腑症候，分为风痹损及肌肤脉络型、风痹损肾型、风痹损心型、风痹损肝型、风痹损脾型和风痹损肺型，以祛风除湿、温经散寒、调补阴阳为治则，拟定基本方如后：川桂枝3g，制川草乌、伸筋草、仙灵脾各9g，玄参9～12g，甘草4.5g。

（2）瘀血论：秦氏认为本病多见舌质紫红、疼痛部位固定、病理性肿块、泛红性毛细血管扩张、紫绀、出血、甲皱红斑、盘状红斑等瘀血证候，实验室检查有微血管及血液流变学改变，主张本证施治分为活血化瘀、清热解毒法，活血化瘀、养心安神法，活血化瘀、消炎消肿法，活血化瘀、健脾消肿法，活血化瘀、调补阴阳法，活血化瘀、芳香化浊法和活血化瘀、养阴清热法。按上述辨证施治，其有效率为64.2%～84.4%。

3. 各种临床兼证的用药经验

系统性红斑狼疮是一种全身性累及多脏腑的疾病，临床症候复杂多变，某些症状缠绵难消，全国各地均有较好的施治经验，现分述如下。

（1）邪蒙心窍：①癫痫：天麻、钩藤、全蝎、蜈蚣、僵蚕、地龙、灵磁石。②抽搐：石菖蒲、钩藤、羚羊角，郁金。③精神症状：马宝（0.6～1.5g）。④烦躁：地龙、夏枯草、川连、莲子心。⑤头晕：茺蔚子，菊花、川芎。

（2）心肌损害：①胸痹：瓜蒌、薤白、厚朴、苏梗、紫石英。②心悸：紫石英、莲子心、远志、柏子仁、枣仁。③其他心肌损害症状：紫石英，石莲子、莲子心、钩藤、首乌藤、珍珠母、龙骨、牡蛎。

（3）全身浮肿：海金沙、抽葫芦、仙人头。若浮肿明显，病在上焦用麻黄，病在下焦用茅根、赤小豆、车前子。若尿闭，用肾精子2～3粒，仙茅、肉桂末。

（4）实验室检查异常及其他症状：①尿蛋白（＋）：生黄芪、防己、生白术、玉米须、薏苡仁根、芡实、莲子、川草薢、楮实子、覆盆子、大蓟根、金樱子。②尿管型（＋）：白薇、白蔹。③尿红细胞（＋）：鱼腥草、马鞭草、忍冬藤、败酱草。④尿素氮高：木瓜、牛膝、六月雪、土茯苓。⑤血白细胞减少：熟地、鹿角胶、山萸肉、高丽参。⑥胸腔积液：葶苈子、白芥子、苏子，或控涎丹1~3g（分吞）。⑦腹水：大腹皮、汉防己。⑧雷诺征：丹参、赤芍、鸡血藤。⑨自汗盗汗，浮小麦、鸡冠花、玫瑰花、凌霄花。⑩面部蝶状红斑：凌霄花、鸡冠花、野菊花、土茯苓、紫草、蝉衣。⑪口舌咽喉糜烂：煅人中白、青黛、冰片、硼砂（外用）。

（三）盘形红斑狼疮的辨证施治

1. 气滞血瘀型

治宜活血化瘀、清热解毒法，方用秦艽丸（《证治准绳》方）。

常用处方：秦艽、漏芦、乌梢蛇、黄芪、炒黄连、赤芍、玫瑰花、红花、狗脊。

2. 肝郁气滞型

治宜疏肝清热、活血化瘀法，方用疏肝活血汤。

常用处方：柴胡、薄荷、黄芩、栀子、当归尾、赤芍、红花、莪术、陈皮、甘草。

3. 上焦实热型

治宜清上焦之实热，方用清上防风汤。

常用处方：荆芥、防风、桔梗、白芷、薄荷、黄芩、川连、山栀子、连翘、川芎、枳实、甘草。

4. 阴虚内热型

治宜养阴清热、活血化瘀。

常用处方：生地、知母、当归、丹参、紫草、天花粉、石斛、黄芩、黄连、山甲、全蝎、金银花、甘草、蜈蚣、羚羊角粉。

（四）单验方治疗

1. 昆明山海棠

用治系统性红斑狼疮及盘形红斑狼疮。片剂：每片50mg，每次2~4片；每日3次。或取根块切薄片，1公斤酒泡200g药材，浸1周，每次冲服5~20ml，每日3次。

2. 雷公藤

治疗红斑狼疮。糖浆：每毫升含生药1g，每次服10~15ml，每日3次。片剂：每片含生药3g，每次服3~5片，每日3次，1个月为一疗程。雷公藤提取物（T甲）片：每片20mg，每次2~3片，每日3次，1个月为一疗程。

3. 青蒿制剂

治疗盘形红斑狼疮。青蒿蜜丸：每丸10g，每日3次，每次1~2丸。浸膏片：每片0.3g，约含青蒿生药1g，每日30~45片，分2~3次口服。青蒿素：每天0.3~0.6g。

4. 复方金荞片

有清热解毒功效，用治系统性红斑狼疮及盘形红斑狼疮。每片0.6g，每日服16~24片，分3次服，4周为一疗程。

5. 四衣汤

治疗系统性红斑狼疮。处方：露蜂房、凤凰衣、蝉蜕、蛇蜕。

6. 外用药

有报告用"五倍子散"、"蜜陀僧散"片治疗盘形红斑狼疮。下口唇黏膜有糜烂溃疡可直接撒布，干燥者可用盐水调敷。

（五）针刺及其他疗法

1. 针刺疗法治疗系统性红斑狼疮

取穴分为两组：甲组取风池、间使、华佗夹脊之胸3、胸7、胸11、足三里。乙组取大椎、合谷、华佗夹脊之胸5、胸9、腰1、复溜。每周针刺3次。上述两组穴位交替使用，10次为一疗程，一般连续治疗3个疗程。

2. 穴位封闭疗法治疗盘形红斑狼疮

在三叉神经分布部位取穴，每支取一穴位。第一支取阳白；第二支取四白、巨髎、下关；第三支取颊车、大迎、承浆。每次取上述3个穴位加合谷穴，交替使用。均为双侧，隔日一次。用0.25%普鲁卡因溶液做皮丘注射，然后垂直注入，边推边注射，直至患者觉注射部位有麻胀感，每穴注射普鲁卡因溶液1~3ml，后局部按摩。

3. 挑治疗法治疗盘形红斑狼疮

取大杼（双）、风门（双）、肺俞（双）穴，用2%普鲁卡因溶液取穴分别为二皮丘局麻，用三棱针刺破皮肤约 0.2cm，继用直圆针挑起筋膜，左右摆动为加强刺激。每次挑一对穴位，间隔 30～40 天再挑，1～4 次为一疗程。

4. 皮内针疗法治疗红斑狼疮

皮肤常规消毒后，用 26 号毫针顺边缘向中央点刺至微出血，以棉球擦去，再在中央进针使酸感向四周扩散，隔日一次。

5. 耳针疗法治疗红斑狼疮

针刺心、肺、神门、肾上腺、脑穴，留针 1～3 小时，每隔 8 天一次，10～15 次为一疗程。

（六）治疗效果评价

由于应用中医中药或中西医结合治疗本病，临床疗效有显著提高，张氏报告 118 例系统性红斑狼疮经中医中药或中西医结合治疗后，经 6 年追踪观察结果，治疗前全部患者均全休，治疗后，恢复全日工作者 30 人，半日工作者 10 人，能从事家务劳动者 15 人，以上占 48%，其余 46 人生活能自理，死亡仅 17 例，占 14.4%。治疗后停用激素 18 例，激素减量 66 例，加量 4 例。症状消失或好转占 60% 以上，化验结果有 60% 以上患者有不同程度好转或转为正常，但血小板恢复较慢。说明中医中药或中西医结合治疗对改善症状、恢复劳动力等方面均有良好疗效。

阜外医院皮科治疗系统性红斑狼疮 52 例，中西医结合组有效率为 91.7%，单纯激素组有效率为 54.5%。张氏治疗系统性红斑狼疮 120 例，临床统计共计 155 例次，其中中西医结合治疗组 103 例，其有效率为 84%，单纯西药激素组治疗 52 例，有效率为 67%，说明中西医结合组疗效优于西药激素组。

湖南医学院一附院内科治疗 100 例系统性红斑狼疮，其中中药加激素组治疗 32 例，好转率为 71.2%，而激素组治疗 38 例，好转率为 52.6%。王氏应用中西医结合疗法治疗 119 例系统性红斑狼疮，痊愈 13 例，显效 18 例，有效 67 例，无效 21 例，有效率 82.3%。

参考文献

［1］湖南医学院第一附属医院内科．系统性红斑狼疮 100 例临床分析［J］．中华内科杂志，1978，(5)：365.

［2］医科院阜外医院皮科．中西医结合治疗系统性红斑狼疮的探讨［J］．中华医学杂志，

1978，（58）：481.

[3] 张志礼，等. 中西医结合治疗系统性红斑狼疮 118 例临床追踪观察报告 [J]. 北京医学，1979，1：44-47.

[4] 刘福信. 耳针治愈一例典型局限性盘状红斑性狼疮 [J]. 陕西新医药，1979，（3）：30.

九、中医治疗红斑狼疮的优势与不足

红斑狼疮是一种危害人体健康比较严重的自身免疫性疾病，一般分为系统性与盘形两大类，前者可累及皮肤及多系统、多脏器损害，使患者丧失劳动能力，造成家庭及社会的负担。目前西医治疗本病主要采用类固醇激素和免疫抑制剂治疗，由于类固醇激素和免疫抑制剂长期较大剂量的应用，可产生较为严重的不良反应如并发感染、出血，还可能诱发肿瘤等，往往因药物的不良反应而导致患者死亡，虽然近年国内外对类固醇激素及免疫抑制剂创用超大剂量的冲击疗法，如应用甲基泼尼松龙或环磷酰胺作冲击疗法，但在治疗本质上未见突破性进展，其他如血浆交换疗法、肾移植等也只能起一种治标作用。

近几十年来，尤其 1956 年以来，我国广大医务界科技人员应用中医药或中西医结合治疗各型红斑狼疮的临床研究，取得了可喜的成果。

目前在我国学术界一般公认，在本病发展的各个不同阶段，以及所累及器官的不同，临床上所表现的症候各异，且有轻重缓急之分，中药与西药各可发挥其长处而避其不足，因此多主张二者必须有机地结合，如在急性活动期，病情较急，以壮热、关节酸楚、肌肤斑疹为主要矛盾，取西药作用迅速，有较强抗炎、免疫抑制作用，可以在较短时间内控制病情，故以其为主，中药凉血清营为辅。患者热退，或持续低热，出现手足心烦热、斑疹暗红、口渴咽干等阴虚内热症状，这时中药治疗为主，逐步减少西药用量为辅。病情缓解或严重损及肾脏多见肝肾阴虚或脾肾阳虚症状，则以中药滋肾抑火或温补脾肾为主，以西药较低维持量为辅。如此有机结合可以提高临床疗效，减少西药的不良反应，延长缓解期，提高患者 10 年以上存活率。

（一）中医药、中西医结合治疗本病的优势

（1）中西医结合治疗可提高临床疗效。根据国内一些单位分组对照研究，发现中西医结合组较单纯中药组疗效高且有统计学意义。上海张镜人等临床分为两

组进行对比研究，中西医结合组共治 103 例，显效 19 例（占 18%），有效 68 例（占 66%），无效 2 例（占 2%），死亡 14 例（占 14%），总有效率为 84%；单纯西药组观察 52 例，显效 5 例（占 10%），有效 30 例（占 57%），无效 2 例（占 4%），死亡 15 例（占 24%），总有效率为 67%，组间统计学处理有显著性差异（$P < 0.05$）。北京阜外医院皮肤科治疗 52 例 SLE，分为两组，中西医结合组有效率为 91.7%，单纯激素组有效率为 54.5%。湖南医学院第二附属医院观察治疗 70 例 SLE，中西医结合组 32 例，治疗有效率为 71.2%；西药组 38 例，有效率为 52.6%。这些研究说明中西医结合治疗疗效优于西药治疗，中西医结合治疗疗效较单纯中药组治疗，亦有提高。北京西苑医院皮肤科中西医结合治疗 18 例 SLE，好转 15 例，有效率为 83.3%；单纯中药治疗 9 例，好转 6 例，有效率为 66.6%。

（2）中医药治疗可较好消除患者临床症状，减轻患者痛苦，改善实验室各项指标。根据 54 篇论文中 1828 例系统性红斑狼疮的统计分析，认为本病可分为毒热炽盛型、阴虚内热型、肝肾阴虚型、脾肾阳虚型、邪热伤肝型等。如阴虚内热型出现手足心烦热、低热、自汗盗汗、口干舌燥；肝肾阴虚型出现腰腿酸痛、足跟痛、胸胁胀满、闭经等症状。中医临症辨证论治，用药后一般症状可以消除或减轻，而西医治疗就忽视这些症候，所用药物单一。张志礼报道治疗 118 例 SLE，症状消失或好转占 60% 以上，其中胸胁胀痛消失占 71.43%，关节酸痛消失占 72.35%，心悸消失占 86.67%。各项指标改善均在 60% 以上。朱毅等报道 52 例 SLE，经中药及中西医结合治疗后，关节酸痛消失占 86.3%，皮疹消退或减轻占 80.9%。

（3）中医药、中西医结合治疗可改善预后，有利于劳动力的恢复，降低死亡率，延长患者寿命。此外，中西医有机结合可减少类固醇激素的用量，用较低的维持量即可取得较为满意的治疗效果。张镜人观察中西医结合治疗 SLE103 例，其死亡率为 14%，而西医组治疗 52 例，死亡率为 29%，经统计学处理两组有显著的差异（$P < 0.05$）。张志礼等对 118 例 SLE 经中医药或中西医结合治疗后的患者，经 6 年追踪观察，发现治疗前全部患者全休，治疗后恢复工作 30 人，半日工作 10 人，能从事家务劳动 15 人，生活能自理 46 例。其中，停用激素 18 例，减量 66 例（两者共 84 例，占 91.3%），类固醇激素增加者 4 例（占 4.35%）。

（二）中医药、中西医结合治疗本病的不足

近几十年来我们在中医治疗本病的临床研究方面，已经做了大量工作，某些

方面已经超过或接近国际水平，但是在研究中尚有许多不足之处。

（1）可比性问题。红斑狼疮尤其是系统性红斑狼疮是一种病程长、活动期与缓解期交替出现的自身免疫疾病，往往追踪观察一个患者需要 10 年甚至 20 年时间，这就要求研究人员的相对稳定和实验条件的一致。以往不少研究，对同一患者的检验结果进行前后对比时，采用前后不同实验室检验结果进行对比，这就失去其科学性，降低了可信度。

（2）在全国各大医院和科研报告中虽然也进行一些分组对比研究，但是如何应用严格的随机分组，应用单盲或双盲的试验方法、甚至应用安慰剂进行双盲对比研究，目前尚缺少这方面资料。例如在分组中把病情较轻的分入中医药组，病情较重的分入中西医结合组，当然就使两组效果对比不够客观，科学性不强。但如果不进行单盲或双盲试验研究，又容易受到科研人员主观因素影响，疗效判定就不够客观。

（3）目前虽然我们已初步证明中医药或中西医结合治疗本病具有较大的优势，但是目前单纯应用中医药治疗本病，多限于一些病情较轻或长期稳定的患者，而对急性期高热患者，在退热方面，目前仍多借助于类固醇激素，应用凉血清营的玳瑁、犀角、水牛角以及神犀丹、犀角地黄汤、局方至宝丹等多有失败教训。但亦有成功报道，如王春荣等报道单纯用中药治疗 15 例 SLE，其中有 2 例壮热，属毒热炽盛病例，经用犀角地黄汤加减方约十余剂，体温下降，其犀角用量为 6g（或水牛角 30g）。所以这方面仍值得深入研究。

（4）对单验方的研究不容忽视。应用中医药对本病的研究，是我国独具国际水平的研究课题，今后在中医理论指导下，除继续探索其辨证施治规律外，对中医药单方、验方的挖掘不容忽视。如从 1976 年开始发现中药雷公藤对胶原疾病有明显的免疫抑制作用，对治疗红斑狼疮等胶原疾病均有显著的疗效，受到国内外学者普遍重视，近年来对其毒理、药理、有效成分的提取等方面都做了大量的工作，这是在中医治疗学上的较大突破。此外如青蒿制剂、昆明山海棠等单味药的应用都值得深入研究。

参考文献

[1] 张镜人等．中西医结合治疗系统性红斑狼疮 120 例［J］．上海中医药杂志，1979.

（5）：22－25.

[2] 朱毅，庄国康，等．中医药为主治疗系统性红斑狼疮探讨［J］．中医杂志，1987，8：44

[3] 秦万章，等．雷公藤治疗103例系统性红斑狼疮［J］．中华皮肤科杂志，1982，3：141-144.

[4] 庄国康，等．青蒿治疗盘状红斑狼疮的临床研究［J］．中华医学杂志，1982，6：365.

十、关于下腿溃疡（臁疮腿）的一些资料

下腿溃疡中医通称为"臁疮腿"。"臁"字之意为胫之两旁；臁胫骨即指胫骨。所以臁疮腿是指发生在胫骨两旁的疮疡。

下腿溃疡在中医外科的分类上虽然比较简单，但是有它一定的临床实用价值。疮疡位于胫骨前嵴内缘者称"内臁疮"；位于外侧缘者称"外臁疮"。一般称为"烂腿"；在女性又特称之为"裙边疮"（又名裙风，裤口疮；有时"裙边疮"亦指女性内外踝部之溃疡）。此外还有新久臁之分。内臁疮、裙边疮由于解剖部位的关系，局部皮下组织菲薄，血循环不佳，对溃疡愈合起不利的影响，因此有"内臁难痊"之说。

下腿溃疡形成的原因：申拱宸（《外科启玄》，1604年）云："内臁疮在里臁骨上……皆因湿毒或因打仆抓磕，虫犬破伤，日久不愈，……致令黑肉瘀血，腐坏流水不止。"王肯堂（《外科准绳》，1608年）云："……此由湿热下注，瘀血凝滞于经络，以致肌肉紫黑，痒痛不时。"又云："外臁疮足三阳湿热，可治；内臁疮足三阴虚热，难治。"陈实功（《外科正宗》，1617年）云："风热湿毒相聚而成。"许克昌（《外科证治全书》，1831年）云："生于小骱，血凝气滞，男人谓之烂骱，女人谓之裙风。"

可见中国古代医家早已知道下肢血循环障碍，局部营养不良是导致溃疡形成的原因之一。至于物理性原因如打仆损伤等所引起的溃疡亦有很详细的记载。此外各医家均强调溃疡系由"风湿热毒"相聚、相结或下注而成。

《外科理例》（薛己，1531年）云："大凡下部生疮，虽属湿热，未有不因脾肾虚而得之。"这些原则性的指引在临床上具有指导实践的意义。

中医学对下腿溃疡临床症状的描述也是极其详尽的。如《外科枢要》（约1531～1569年间）云："臁疮生于二臁，初起赤肿，久而腐溃，或浸淫瘙痒，破而脓水淋漓。"《寿世保元》（1615年）云："……生疮肿烂、疼痛、臭秽，步履艰难，……至有多见无已，疮口开阔，皮烂肉现，臭秽可畏。"《医宗金鉴》

（1740年）云"初发先痒后痛，红肿成片，破津紫水，……又年久顽臁，疮皮乌黑下陷，臭秽不堪。"《外科证治全书》（1831年）云"……疮内出血不止。"

总之，通常认为溃疡初起当局部先痒，以后红肿疼痛，渐渐趋于破溃；有时溃疡面有大量分泌物渗出，溃疡周围皮肤往往因湿疹样改变而感到瘙痒。日久不愈者，疮面逐渐扩大，肉芽污秽，腐肉形成，臭气难嗅，周围皮肤因湿疹样改变而更加变黑。有时波及较大血管，致疮内出血不止。

关于影响溃疡愈合的因素，各医家均认为除了与溃疡发生的部位有直接关系外，房事也是重要因素之一。房事往往会导致疮面肉芽变"黑"，延缓溃疡愈合的时间。关于这一点，有经验的老中医及顽固性病例患者本人均有体会。我们在临床实践过程中，对此也进行了不很全面的观察，但是由于例数太少，还不能得出最后的结论。在本病治疗过程中同时也强调减轻患者体力劳动，减少走动，以及"翘足端坐"等辅助疗法。笔者认为这和今日的卧床休息并抬高患肢的理论根据是一致的。

药物治疗在文献中占重要的组成部分，内容极为丰富，多以外用药为主，内服药为辅。现按其药用剂型和性质分述如下。

1. 内服药

对临床上一些顽固性病例，不投以内服药是不能收到预期效果的。内服药的给予，同样需要遵守辨证施治的原则。一般来说，中医认为"溃疡多虚"，且久久不愈的顽臁，多属阴虚之症。因此治疗上禁忌攻伐之剂，否则损伤胃气，绝其化源，治疗就很困难。正如汪机所云："下部生疮，虽属湿热，未有不因脾肾虚而得之。"薛己在《外科枢要》一书中亦认为"若漫肿作痛，或不肿不痛者，属阴虚，用补阴八珍汤。若脓水淋漓，体倦食少，内热口干者，属脾虚，用补中益气汤加茯苓（酒炒）白芍药。"因此多主张投以滋养之剂。

（1）补中益气汤（李东垣方）：黄芪（蜜炙）三钱，人参钱半（有嗽去之，气虚加一钱），甘草（炙）一钱，当归身三钱，橘皮钱半，升麻三分，柴胡三分，白术钱半，生姜二片，枣二枚，水煎温服。

（2）八珍汤（《太平惠民和剂局方》，为四君汤、四物汤合剂）：人参，白术，茯苓，炙甘草，熟地，当归身，白芍，川芎。

其他如归脾汤、人参败毒散亦有引用。我们临床应用时，每以潞党参、茯苓、白术、炙甘草、鹿角胶、生黄芪等适当加减，收到了一定的效果。

2. 外用药

随着机体情况的改变，而投以不同的方剂，这是中医用药的特点。这样的治疗法则也同样地体现于外用药方面。文献上对溃疡新起或年久的，疮面臭秽或红润的，分泌量多或少的，以及肉芽颜色的改变，用药都有所不同。例如：《外科正宗》（1617 年）臁疮论云：".....新者只用三香膏乳香纸法贴之自愈。"（乳香纸法详见原文）歌诀云："纸法方奇用乳香，纸卷浸入甘草汤，摊干再掺真轻粉，止痛生肌贴烂疮。"治臁疮久不愈方（《赤水玄珠》1599 年）：龙骨二钱半，轻粉少许，槟榔五钱，乳香、没药各一钱，干猪屎半两。上为细末，先以烧温水洗疮，以软绢帛拭干，清油调敷，疮湿则干掺之。

如以剂型来分，则可有下列几种。

（1）煎洗剂：即煎剂，为了和内服的煎剂区别，故加洗字。

一味或多味中药，加适量水煎沸去渣，待温备用。每次换药前，用以冲洗疮口，以达到对疮面清毒、收敛、杀菌及清洁的作用。药用包括有花椒、葱（如葱椒汤）、韭、白鲜皮、苦茶、温开水等。由此可见古人很重视敷药前疮面的消毒和清洁。

（2）散剂：一味或多味中药共研为细末，即成为散剂。它适用于较为潮湿的疮面，用时作局部撒布。例如：乳香散（《外科准绳》方），主治诸疳浸蚀。

化腐生肌药多为散剂，适用于肉芽暗紫、污秽的创面，一般以连续应用 2 ~ 3 次为度。撒布后肉芽即转为红润，同时有去腐生肌作用。例如：《秘传外科》方（赵宜真，1395 年）外臁疮条云："如要烂腿去腐肉，取生蜈蚣一条，用竹筒盛油，放蜈蚣在内浸死，用火煅为末。加些少在前敷药（旨另一方）内敷之，日久不愈下注臁疮、内外踝生疮、顽疮等证。

（3）膏剂：其制法大致可以分为如下二大类。

第一类：取一定量散剂和适量基础剂搅拌调匀，即成为膏。这种膏剂相当于糊剂或泥罨剂。

第二类：置基础剂于锅中熬开熔化，再次第加入其他药物（多为粉末），搅匀候冷，成膏备用。视拌入药物量的多少，可为软膏或糊剂。

一般古方中均采用芝麻油、猪板油、桐油、蜂蜜等为基础剂。为了便于保存和防止酸败，在药物中多加入少量辛香药物如冰片、乳香、樟脑、薄荷之类。膏剂在治疗下腿溃疡中，应用颇为广泛。

膏剂又有夹纸膏、隔纸膏、七层膏等之分，但其治疗目的完全相同。摊药于双层或多层的油纸（或棉纸）上然后互相重叠，用时勿使膏药与疮面直接接触，药性通过板上所戳密集的小孔，起治疗作用。对分泌物较多的疮面，这些小孔又是很好的引流通路。

但是，原有的方法并不是没有缺点的，尤其对比较干燥的疮面，用药后患者往往感到不适，甚至局部发痛。经我们临床研究后改良如下：先清洁疮面，然后摊一层较厚的膏剂于消毒好的纱布垫上，于表面再复以单层纱布，使药物不致直接和皮肤接触，敷好，固定。

我们临床上采用经验方剂"七层膏"其处方如下。

樟丹四钱，银砂二钱，铜绿一钱，松香八钱。

将以上四味药置乳钵内，各研为细末混匀，加香油，搅成糊状备用（冬季香油可适量增加）。

方剂内容虽极为繁杂，但下列数味药物被广泛地应用和配入在各个古方中，值得我们进一步加以研讨（自然不应忽视方剂配伍中所起的特殊的药理作用）。

（1）含铅药物：如黄丹（又名铅丹、樟丹、广丹）、密陀僧，及铅粉。

（2）含汞药物：如轻粉、银砂。

（3）铜绿（又名铜青）。

（4）赤石脂、血竭、龙骨、乌贼骨、乳香、没药、松香。

一夜尽，其痛不止，即洗去此药，……便不痛矣，即生肌。"又如《医宗金鉴》的"红昇丹"以及药铺经售的成药"京红粉"等，均有化腐生肌作用。

其他尚有类似碏疗（见王玺，《医林类证集要》）：以生黄碏摊油纸上，随疮大小，贴十层，以帛固定。

十一、扭曲发（报告一例及其家谱调查）

1981 年 3 月，笔者在临床上见到扭曲发一例并对其家谱进行调查，共发现扭曲发患者 6 人，其中女性 5 人，男性 1 人，现报告如下。

1. 病例报告

杨某某，女，21 岁，未婚农民。1981 年 3 月 3 日初诊。

【主诉】头发稀疏，卷曲 21 年。

【现病史】患者出生后，胎毛生长良好，剃头后头发即生长不良，脆断卷曲，头皮粗糙，毛发稀疏，以额顶及后枕部为著，同时亦间有白发。眉毛、睫毛生长良好，但牙齿自幼即发黄，排列不整齐，且生长不良，经治疗未见效果。

【既往史及月经史】无高热病史。月经：15 岁，7 ~ 8 天/40 天，量多，经血紫暗，伴有痛经。

【家族史】调查其家谱如图所示：外祖母（I_2）发病较重，头发卷曲、稀疏，显微镜检查示头发扭曲呈螺旋状。姨母（II_1）：发病轻，外观尚正常。母亲（II_2）：发病轻，无秃发及白发。二哥（III_1）28 岁，头发生长如小羊羔毛，卷曲，未见秃发及断发，牙齿生长良好。毛发镜检呈扭曲状。妹妹（III_7）18 岁，发病较轻。

【体格检查】血压 102/90mmHg，心肺检查未见异常，肝脾未触及，听力正常。牙齿发育不良，排列不整齐。乳房偏小。子宫发育大小正常，附件未触及包块，无触痛及压痛。

【皮肤检查】后枕及前额、顶部毛发稀疏且卷曲，可见较多细软毛发，间有白发。头皮和四肢皮肤未见毛囊角化，眉毛及睫毛分布尚正常，未见卷曲。腋毛、阴毛稀疏。

【毛发显微镜观察】取病区头发数根，置于玻片上，镜下可见毛发沿毛干长轴旋转 180°，部分毛干膨大呈念珠状，未见毛发折断现象。受检头发部分正常。眉毛、腋毛、阴毛检查均正常。

【实验室及辅助检查】血红蛋白 138g/L，白细胞 3.0×10^9/L，中性粒细胞 76%，淋巴细胞 24%。尿蛋白（－），未见管型及细胞。血沉 75mm/h。GPT 正常，TTT 2U，TFT（－），HBsAg（－）。血清蛋白电泳：γ－球蛋白 16.5%，免疫球蛋白：IgG 243U/ml，IgA 140U/ml，IgM 226U/ml，抗核抗体（ANA）（－）。C_3 72mg/dl。胸部 X 线透视：心肺未见异常。心电图：窦性心律，正常心电图。

2. 讨论

扭曲发是一种先天性毛发异常的疾病。其特点为毛发干燥，沿着毛干长轴旋转 90°、180°、360°，且经常脆裂、秃落。

本病首先由 Schuty 于 1900 年报道，此后 Riscke（1922 年）、Mitchell（1924 年）等相继报道。国内尚未见报告。本病主要累及头发，亦可累及眉毛、睫毛、胡须、阴毛，甚至躯干部毳毛。

扭曲发为一种先天性遗传性疾病，但亦见于神经性耳聋者合并扭曲发（称 Bjornstud 综合征），亦有在伤寒病后于复生的头发中见有扭曲发或扭曲发合并念珠状发。

多数学者认为出生后患儿胎毛可正常，至幼儿和儿童期毛发生长即见异常，到青春期大部分病例异常毛发均可基本恢复正常，部分患者延至成人期时头发仍见扭曲。

本病为常染色体显性遗传，有报告一家族三代人中有五人发病，且多见于女性，女男比例为 2:1。

本病除毛发异常外可合并神经系统疾病，如智力迟钝等，脑组织可发现异常的类脂质成分，也可合并神经性耳聋、牙齿生长异常，部分病例有卵巢功能紊乱、汗腺分泌和角膜发育异常等。

1952 年 Beare 报告扭曲发的毛干均向右旋转，毛发的横切面呈扁平，每一旋转之间的间距不规则。Clark 对毛发的毛囊进行组织病理学检查，发现其毛发内部结构未见病理性改变。

本病因毛发捻转，故毛干各段对光折射不同，应与念珠状发和结节性脆发症鉴别。如枕部秃发明显应除外发癣。念珠状发在显微镜下可见念珠状损害，且毛干无旋转。结节性脆发症的结节是发干不完全的横断，折处裂成细丝，有的已断，有的未断，如同两把扫帚头部相顶的形状，可资鉴别。发癣镜检有真菌菌丝及孢子。

本例扭曲发有家族遗传史，在同一家谱中发现有 6 人发病，其中 5 例为女性，除患者本人及外祖母至青春期后病发仍见卷曲外，其余 4 例至成人后头发已基本恢复正常，说明本病预后良好。

十二、中西医结合治疗银屑病的思路和方法

银屑病是一种发病率很高的红斑鳞屑类皮肤病，在我国发病的特点是男性患病率高于女性，城市高于农村，北方多于南方。

我国有着运用中医中药治疗疾病的优越条件，四十多年来在中西医结合思路指导下，对银屑病的治疗用药方面，做了较为广泛、深入的探讨，积累了相当可贵的临床经验。现仅就中西医结合治疗银屑病的思路和方法提几点看法。

1. 中药免疫抑制或免疫调节疗法

近代发现中药雷公藤是很强的免疫抑制剂和抗炎剂，它对以炎性表现为主的银屑病红皮病、脓疱型以及关节型银屑病均有很好的疗效。是近代在治疗自身免疫疾病方面的重大发现。有学者认为雷公藤治疗银屑病的作用，可能是抑制了细胞 DNA 合成，延缓了细胞丝状分裂速度，抑制了增生活跃的表皮细胞而产生疗效。

2. 抗肿瘤中药的应用

由于银屑病病损表皮细胞增殖过速，因而可运用某些阻止 DNA 合成的抗肿瘤药物来抑制细胞核的有丝分裂，从而获得疗效。目前所谓抗肿瘤中药均处在实验室及临床验证初步阶段，最常用抗肿瘤中药有：白英、龙葵、蛇莓、白花蛇舌草、北豆根、半枝莲、半边莲、三棱、莪术、青黛（靛玉红）、金荞麦、乌梢蛇、菝葜、土茯苓等等。

3. 抗感染中药的应用

银屑病患者中约有6%患者在急性发作前有上呼吸道、咽喉或扁桃体感染史，20 世纪 80 年代末提出超抗原理论，认为本病是由于微生物感染后新产生的内毒素和外毒素所致变态反应。

中药中有很多凉血、清热、解毒药，具有消炎，抗感染，抑菌以及中和内、外毒素作用。根据临床观察，凉血清热，凉血清营或清热解毒中药对初发、急性泛发性点滴状银屑病或某些银屑病红皮病均有较好疗效，一般初发患者 6~8 周可完全消退。

常用抗感染中药有金银花、蒲公英、黄柏、黄芩、黄连、白花蛇舌草、鬼箭羽、生地、牡丹皮、槐花、白茅根、虎杖等。大多属于苦寒清热或甘寒清热药物。

4. 中药光化疗法

应用补骨脂素和紫外线 A 照射（PUVA）治疗银屑病其疗效已为临床所肯定，但其复发率高，不良反应多，如可诱发皮肤肿瘤，导致皮肤老化，诱发白内障等问题，长波紫外线（UVA）加 8 - 氧补骨脂素（8 - MOP）照射可产生光毒反应，抑制表皮 DNA 合成，减低表皮细胞过速增生，可治疗银屑病。中国学者经实验发现某些中药如白芷、补骨脂、独活、虎杖、苍术、茜草根、生首乌、大黄等均具有增加机体的光敏作用，经药理证实这些药物多含有呋喃香豆素及蒽醌类光敏活性物质，其中以川白芷加 UVA 照射其光毒反应最强，用其治疗银屑病总有效率为94%，同时发现头晕、恶心，皮肤红斑，指甲色素斑发生率均明显低于 8 - MOP组，对眼晶体的影响也较轻。

5. 中药药物麻醉治疗银屑病

中国学者在临床研究中药药物麻醉过程中，发现有些银屑病患者经药麻后皮损消退，因此探讨应用某些药麻中药来治疗银屑病。例如应用中药洋金花进行麻醉治疗银屑病，其治愈和基本治愈率达 67.4%，有精神病病史及孕妇禁用。洋金花主要成分为东莨菪碱，其次为莨菪碱。但由于本品治疗后复发率高，可诱发精神病发作，且麻醉不完全，故限制其临床应用。有些学者认为银屑病发病原因可能为中枢神经系统对皮肤代谢功能调节障碍。本品对中枢神经系统有保护抑制作用，阻断向皮层、皮层下的恶性刺激，改善皮肤末梢微循环，从而促进皮损的恢复。

6. 中医辨证与西医辨病相结合

先以西医学手段，确诊为银屑病患者，运用中医辨证论治方法，对银屑病分为3型论治，即血热风燥型，治宜凉血活血法治疗；血虚风燥型，治宜滋阴活血法治疗；血瘀风燥型治宜活血化瘀法治疗。

7. 几种独特中医学理论指导下用药思路

（1）瘀血论：银屑病又有下列异常：①皮损处鳞屑刮除后，可见点状出血。②甲皱微循环可见甲皱处毛细血管扭曲畸形，血流缓慢。③血液流变学检查常见全血黏度增高。④病理组织见真皮乳头层毛细血管扩张、僵直，小脓肿形成。⑤泛发病例多血管通透性增加。⑥舌质常见紫暗及瘀斑。以上所见均符合中医瘀血证，故主张以活血化瘀为主治疗银屑病。

（2）应用虫类中药，开拓治疗银屑病新领域。银屑病皮损以大量银白色皮屑为特点，这在中医病机辨证多属风证。中药虫类药以搜风清热、活血化瘀，攻坚破积见长。故有些学者应用虫类药来治疗银屑病。有些虫类中药具有一定不良反应，因此毒性较大虫类药，使用时要谨慎。常用虫类药有：全蝎、蜈蚣、僵蚕、蝉衣、土鳖虫、水蛭、蜂房、地龙、白花蛇、乌梢蛇、守宫、斑蝥、蟾酥、鼠妇、五倍子等。

（3）以毒攻毒法：银屑病是一种顽固难愈的皮肤病，中医学认为这是"毒气结聚，邪气留恋"之顽疾，主张以毒攻毒治之。应用具有毒性中药应掌握药物炮制，在安全剂量范围内进行用药，常用药有：狼毒、商陆、喜树碱等。

（4）此外在我国亦有应用大量单方、验方治疗银屑病的，如牛膝、徐长卿、秦皮等，亦取得很好效果。

十三、中药引起的药物反应

中药取材于自然界的动物、植物、矿物，用其生药或经炮制后以内服、吸入、滴入、外用等途径应用于临床。近年来由于中草药应用日益广泛，品种也大量增多。据不完全统计，传统中草药和地方草药应用于临床者已达5500多种；药物剂型除具有中医特色的丸、散、膏、丹外，各种溶液、酒浸剂、醋浸剂、喷雾剂、针剂等亦大量应用。然而问题亦随之而来，据报道由中药引起的药疹约占各种药疹发生率的1%～3%，有些地区竟高达12%。我国古代对服用中药过剂或因服药中毒所引起的临床症状以及解救方法早有详尽的记载，如晋代葛洪著《肘后备急方》一书中就有《治卒服药过剂烦闷方》、《治卒中诸药毒解救方》。隋代巢元方著《诸病源候论》中载有《解诸药毒候》，对药物中毒的病因病机和症状记载尤详。这里所指中药毒可能包括对服药物过量或服用毒药中毒以及对药物过敏引起的药物性皮炎等。该书在《漆疮候》一节中对因接触生漆引起的接触性皮炎更有精辟的见解，指出对漆过敏的人与其先天禀赋有关，亦即与其先天过敏体质有关。此后唐代孙思邈著《备急千金要方》、王焘著《外台秘要》等对药物中毒均有详细论述，可见我国历代医家早已重视因药物引起的过敏和中毒问题。

目前已见有报道的致敏单味中药有葛根、天花粉、紫草、大青叶、板蓝根、鱼腥草、毛冬青、穿心莲、千里光、白蒺藜、贝母、槐花、丹参、红花、人参、乌贼骨、地龙、蓖麻子、大黄、大蒜、马鞭草、代赭石、五味子、金银花、艾叶、四季青、当归、冰片、苦参、青蒿、茶叶、鸦胆子、黄柏、黄连、黄芩、鹿茸、蒲公英、胖大海、蟾蜍、灵芝等四十余味。引起致敏的成药有藿香正气丸、银翘解毒片、云南白药、益母草膏、天王补心丹、参茸木瓜酒等。各种注射液，如穿心莲注射液、地龙注射液、丹参注射液等以及外用的万应膏、生肌散、活血散等亦能致敏。

中药引起药物性皮炎的皮疹类型包括荨麻疹、湿疹样皮炎、猩红热麻疹样皮疹、固定性药疹、剥脱性皮炎、多形性红斑样皮疹。有些药物，如穿心莲注射液、复方地龙注射液等可引起过敏性休克也应引起警惕。临床上由于药物引起的反应比较复杂，本文仅就中药引起的接触性皮炎7例和药物性皮炎10例，综合报告如下，以供临床医务人员借鉴。

（一）临床资料分析

【性别】男性7例，女性10例。

【年龄】21～30岁4例，31～40岁3例，41岁以上10例。

【职业】工人13例，医务工作者1例，教师1例，家庭妇女2例。

【用药致敏情况】17例中因外用中药引起的接触性皮炎7例，由内服中药引起之药物性皮炎10例。引起致敏的内服药有养血荣筋丸（2例）、犀黄丸（1

例)、牛黄解毒丸（1例）、补损续筋丸（1例）、肉果四神丸（1例）、银翘解毒丸（1例）、中药复方煎剂（3例）；外用药有吴茱萸（1例）、润肌皮肤膏（1例）、狗皮膏（1例）、活血散（1例）、生肌散（1例，经斑贴试验已证实由冰片致敏）、外洗复方煎剂（2例）。

【皮疹形态】猩红热麻疹样型4例（养血荣筋丸2例，肉果四神丸、薏苡附子败酱散各1例）、荨麻疹型2例（补损续筋丸、犀黄丸各1例）、血管神经性水肿型2例（银翘解毒丸、中药复方煎剂各1例）、固定性药疹型1例（患者既往因内服复方阿司匹林等药引起固定性药疹，消退后皮肤留有色素斑，内服中药牛黄解毒丸，2小时后引起原部位发疹）、湿疹样皮炎1例（中药复方煎剂引起），因外洗、外涂或贴用膏药引起接触性皮炎7例，其中3例伴有全身性发疹，但全身发疹均较局部为轻，多为散在或集簇之丘疱疹或见斑片状红斑。

【潜伏期】本组病例中，因外用中药引起局部发疹者，大部分在用药后2天发疹（5/7），亦有当天发疹（2/7）；因外用药引致全身发疹者，多在局部用药后5~6天发疹。内服中药引起药物过敏反应者，可在用药后2小时（1例）发疹，其中4例在服药后1~2天发疹，其余5天发疹者2例，6天发疹者1例，8天发疹者2例。

【实验室检查】17例中有8例做白细胞计数，其中6例在正常范围，2例分别为11.5×10^9/L和12.7×10^9/L，未见嗜酸性粒细胞明显增高现象。

（二）病例报告

患者，女性，55岁，退休工人，病历号总170，初诊日期为1976年11月22日。患者于12天前因全身关节酸痛，诊断为"风湿性关节炎"，经用中药吴茱萸捣碎，以纱布包敷于双足心涌泉穴位，经2天无明显自觉症状，第3天后足心部有灼热瘙痒感随即除去中药，6天后双足心敷药部位起群集大小不等之水疱，再经5天后先于双下肢、腘窝部皮肤起大片红斑，散在丘疱疹呈湿疹样皮疹，瘙痒颇剧，患者于3个月前曾因内服吴茱萸引起全身泛发性湿疹样皮炎，但较这次为轻。本人既往对多种药物如青霉素、清凉油等均有过敏史。体温37.4℃。皮肤检查发现于双足踝部有集簇大小不等之水疱，双下肢屈侧及少腹部有斑片状、境界不清之湿疹样皮疹。白细胞计数11.5×10^9/L，中性粒细胞82%，淋巴细胞18%。诊断为接触性皮炎。经停药后外用0.025%肤轻松（醋酸曲安奈德尿素软膏）一周，皮疹消退而愈。

（三）诊断问题

由中药引起的药物性皮炎或接触性皮炎与其他药物所引起的皮炎，在诊断上均有相同之处，但亦有其特殊性，其要点如下。

详细询问病史，然后加以综合分析，这是目前诊断药物致敏的主要方法。首先要详细询问患者在发病前有无局部外用中药或全身用药史。例如在数小时或数天前曾外用某种中药，先于接触局部皮肤起红斑、丘疹、丘疱疹或大小水疱，境界清晰、瘙痒剧烈，再经一定时间，引起全身发疹，除去外用药后，皮疹即见好转或消退，诊断即可成立。但应与原发性刺激性接触性皮炎相鉴别，后者正常人接触药物后亦可引起发疹，且伴有全身发疹者较少。如系全身给药，包括口服、注射、吸入、滴入或栓入等途径引起全身发疹，可在给药后几分钟、几小时或几天后发疹，目前对何种中药容易引起何种类型的皮疹，这方面经验尚不足，需要在临床上积累更多的资料，从中找出一定的规律。

要详细询问患者既往对中药或其他西药有无过敏史，有过敏体质患者往往对中药或西药均容易致敏。在本组 17 例中有 6 例对土霉素、金霉素、磺胺、雷佛奴尔（依沙吖啶）、"农药"、清凉油、伤湿止痛膏等有过敏史。掌握这些资料，就可以避免应用可能致敏药物或在应用中药进行治疗过程中，密切观察是否可能引起皮炎。

同时要询问患者有无其他过敏性疾病，如哮喘、花粉症、荨麻疹等疾病，以供用药时参考。至于中药中有无因药物成分结构上相似，引起交叉过敏问题，需要经临床及实验室进一步证实和研究。

（四）关于中药引起过敏的皮肤试验问题

目前常用的皮肤试验有斑贴、划痕和皮内试验。斑贴试验对中药引起的接触性皮炎诊断有很大意义，一般主张用原药物 1：100 稀释液进行皮肤斑贴试验，本组中有一例外用生肌散，以其所组成药物分别进行斑贴试验，结果证实系对冰片引起过敏。但是中药品种较多，斑贴时所应用的溶媒、各种药物斑贴时适合浓度等均需要进行大量的研究。中药引起的药物性皮炎可用原药物 1：100 或 1：1000 稀释液进行皮肤划痕或皮内试验，但是这些试验对患者均有一定危害性，一般不主张进行，尤其当患者机体处于高度敏感情况下，更应当避免试验，如有必要，宜在过敏反应消退后半个月进行，以免诱发严重反应。

用其他体外试验来证实致敏药物的方法很多，如组胺游离试验、嗜碱性粒细胞脱颗粒试验、淋巴母细胞转化试验等，目前均处于试验阶段，且结果均不一致，但可作为探索中药致敏原的一种手段。

中药是自然界中矿物、植物、动物药，涉及五千多种药物，临床使用单方、验方所占比重较低，多数为复方，例如本组所报告17例中，其复方和成药是由100多种中药组成，而且从采集来的生药到临床应用的饮片，要经过晒洗、醋浸、姜制、米泔水或石灰水泡、烧灰存性等炮制过程。制成各种成药还要加入许多赋形剂，如蜂蜜、米糊、醋等，同时还要经过煎、煮、油炸等过程。就单味中药而言，其化学成分就已经很复杂了，各种复方、成药又经过各种炮制过程，发生各种理化变化，其化学成分就更加复杂了，因此要证实患者是对中药中何种化学成分（抗原）致敏，是不切实际的。因此作者建议，先从成方、成药入手，收集和积累中医临床上广泛应用的经方、时方、单方、验方、秘方引起过敏的资料，对过敏发生率较高的成方，作进一步单味药致敏原的探索，这样一方面可以缩小研究范围，另一方面记录已经了解容易致敏的成方、成药，提请临床医师在处方时加以注意。对已经证实可引起致敏的单味药，积累资料，总结何种药物容易引起何种类型的皮疹，为临床上可疑中药引起过敏的病例提供分析的依据。如本组病例中可了解到养血荣筋丸、银翘解毒丸等成药中，吴茱萸、冰片等成分可引起过敏。

（五）防治问题

一般治疗原则，应停用各种可疑的致敏药物。接触性皮炎局部可用中药煎水湿敷，方用黄柏30g、生地榆30g煎水外用或外用无刺激性的粉剂或振荡洗剂。复杂症情亦应进行中医辨证施治。

1. 辨证施治

关于药疹，通过中医辨证可分为三型。

（1）血热型：见于猩红热麻疹样皮疹，方用皮炎汤（生地、丹皮，赤芍、知母、生石膏、竹叶、金银花、连翘、生甘草）。

（2）毒热型：见于剥脱性皮炎、大疱性表皮坏死松懈型药疹，方用清瘟败毒饮（水牛角、鲜生地、丹皮、赤芍、川连、黄芩、知母，生石膏、淡竹叶、金银花、连翘、生甘草）。

（3）阴伤型：药疹见有口干、舌绛光剥、脉细数，方用增液解毒汤（生地、沙参、石斛、天花粉、金银花、连翘、生甘草）。

2. 预防

（1）详细询问病史，避免再使用可能致敏的药物。

（2）加强药检工作，对目前一些提取不纯即制成针剂或其他剂型的药物，粗制滥造、不合规格的药物，应停止生产及出售，减少致敏因素。

（3）已有报告，容易引起严重全身反应的药物，如穿心莲注射液易引起过敏性休克，必需使用时应在用药前进行皮试。

（六）致敏方剂药物组成

【养血荣筋丸】当归、何首乌、威灵仙、川断、补骨脂、鸡血藤。

【牛黄解毒丸】黄连、桔梗、生石膏、黄柏、金银花、蔓荆子、白芷、生甘草、川芎、蚕沙、薄荷、连翘、大黄、防风、旋覆花、朱砂粉、雄黄。

【补损续筋丸】参阅《医宗金鉴》七十四卷正骨心法。

【犀黄丸】牛黄、麝香、乳香、没药。

【肉果四神丸】肉果、五味子、补骨脂、吴茱萸、生姜、大枣。

【银翘解毒丸】金银花、连翘、桔梗、薄荷、竹叶、甘草、荆芥、淡豆豉、牛蒡子。

【润肌皮肤膏】大风子、樟脑、红粉、蓖麻仁、胡桃仁、松香、芝麻油、黄蜡。

【狗皮膏】青皮、小茴香、官桂、蜈蚣等。

【生肌散】象皮、血竭、海螵蛸、轻粉、冰片、红升丹、赤石脂、儿茶、紫河车、乳香、没药。

【活血散】乳香、没药、川乌、草乌、肉桂、小茴香、血竭、虎骨、麝香、紫荆皮、煅自然铜。

【内服中药复方】

（1）薏苡仁、附子、败酱草。

（2）土茯苓、白鲜皮、威灵仙、金银花、草薢、胆南星、地龙、蜈蚣、全蝎。

（3）党参、白术、茯苓、甘草、白及。

【外洗中药复方】

（1）海桐皮、红花、防风、秦皮、透骨草、伸筋草、川断、没药。

（2）蛇床子、川椒、明矾、苦参、土大黄。

十四、对中药引起的 12 例接触性皮炎的讨论

本文报告 12 例接触性皮炎，男女各半，均系成年人。这些患者分别因慢性下肢溃疡、疖病、神经性皮炎、酒齄鼻等病而外用中药。12 例中由金不换膏引起者 4 例，由万应膏、拔毒膏、千槌膏、七层膏、五玉膏、五味去湿散、青蛤散、珍珠散等引起者各一例。

12 例中除 1 例金不换膏引起的接触性皮炎患者，当皮炎痊愈后又贴用该药而引起皮炎外，有 4 例于皮损痊愈后进行皮肤斑贴试验。结果如下：①用原膏药作斑贴试验结果均呈阳性。②用原膏药的基质（樟丹、铜绿、松香、香油、银朱等）做实验时结果均呈阴性。③用膏药组成的单味药物分别进行斑贴试验时，结果也呈阴性。本文一例七层膏接触性皮炎患者用七层膏试验呈阳性，单味药为阴性。

对此结果进行讨论如下。

（1）收集外用中药引起皮炎资料的重要性：外用中药和其他外用药一样，由于长时间临床应用，也可由于刺激或致敏而诱发皮炎。究竟哪些中药容易引起过敏，目前尚缺乏这方面的资料，因而收集常用中药单方、验方、偏方引起皮炎的资料，对于进一步改进处方配伍、炮制以及临床应用有一定参考价值。

（2）用中药复方和组成该方的单味药进行皮肤试验所出现的结果不一致问题：外用中药多系复方，如本文报告的 9 种成药中，药味最少的是 5 味（七层膏）；最多的竟达 50 多味（金不换膏）。这些成药在加工制造过程中经过煎、炒、烧、炮等工序，可能引起理化变化[1]，因而在进行皮肤试验时，复方结果为阳性，单味药试验结果呈阴性。

（3）中药配方的不统一性，对进一步寻找致敏或刺激源，带来一定的困难。目前中药成方中同方异名、同名异方的现象很为普遍，例如本文报道的万应膏，就有《证治准绳》、《医宗金鉴》、《疡医大全》以及各地各家的不同配方。因此，要证明万应膏所引起的皮炎时，必须先明确临床应用的是哪一家的配方，并用该配方所制的药及单味药进行皮肤敏感试验才有价值。

参考文献

[1] 金忠三．对中药"黑膏药"治法的学习体会［J］．药学通报，1960，4：207 – 209.

十五、中医中药、中西医结合防治化脓性皮肤病研究进展

化脓性皮肤病又称为脓皮病,一般是由球菌感染所引起的皮肤和黏膜的化脓性炎性疾病,属中医痈、疽、疔、疖、丹范畴。最常见有脓疱疮、毛囊炎、疖及疖病、痈、丹毒、坏疽性脓皮病等。其病原菌以金黄色葡萄球菌,β溶血性链球菌或两者混合感染为常见。约占皮肤科初诊人数3.57%~14.9%。30年来应用中医中药、中西医结合的方法在临床防治和实验研究方面均取得了显著成就。

(一) 临床治疗

1. 脓疱疮

(1) 辨证论治:本证与湿热、虫、毒有关。初起宜养血疏风、清热祛湿法,方以消风散加减;也有主张以培元清热、祛湿解毒和清热祛风、祛湿解毒治疗者,病情较重者可投以消风散,共治疗106例,7~20天治愈104例,1个月内治愈者2例,有效率为100%。

(2) 外治法:北京地区经验以龟板散(败龟板、川连、京红粉)用花椒油调涂,一般2~3次可愈。任银项报道以头发烧灰,枯矾、冰片研为细末,香油调涂,治疗30例,均取得良效。耿秀奎以冰硼散治疗,先用枯矾水洗去脓痂,再将药末撒于患处,治疗12例,1~3次可愈。染惠光以石青散(煅陈石灰、青黛)外用,治疗25例,痊愈21例。李乃庚以蒲丁洗剂(蒲公英、紫花地丁、黄芩、黄柏)煎水外洗,共治疗43例,痊愈35例。此外亦有用10%吴茱萸软膏外用和单方鲜丝瓜叶拧汁外涂等。

2. 毛囊炎

(1) 辨证论治:秦万章以清心、解毒、利湿等法,治疗132例,有效率为86%。严卫森主张初起以疏风清热解毒法,方以普济消毒饮加减。

(2) 针刺疗法:有单用针刺疗法或针刺加熏灸或加拔火罐疗法等。熊新安用针刺治疗,取主穴:大椎、陶道、风池、天柱、完骨、新建;配穴:束骨、侠溪、至阴、京骨、丘墟、窍阴、临泣、通谷。每日或隔日针刺一次,治疗20例,痊愈19例,显效1例。周德宜、黄济民以针刺加熏灸治疗,取穴:风池、曲池、委中,在患处加艾灸熏15~30分钟,每日一次。周氏治疗45例,治愈41例,显效2例,无效2例。刘琪在委中穴点刺出血后,再于局部拔火罐,留罐10分钟,或

在患处周围用毫针点刺后，再拔火罐，隔 2～3 天一次，3 次可愈。

（3）隔蒜灸疗法：王润西用隔蒜灸治疗项部瘢痕性毛囊炎或单纯性毛囊炎，一般每日灸一次，10 天为 1 疗程。治疗 54 例，疗效均佳。

（4）中西医结合疗法：刘金耀以中药清热解毒、活血化瘀方煎服，配合抗生素等治疗 10 例头部穿凿性脓肿性毛囊周围炎，获得近期治愈效果。此外亦有用单验方治疗取得良效者。

3. 疖及疖病

（1）辨证论治：阎效然认为疖初起以清热解毒、软坚散结法，方用仙方活命饮等，疖病用醒消丸、犀黄丸，共治疗 255 例，治愈 121 例。姚庆云主张以活血清热、软坚消肿法，方用海藻玉壶汤加减，治疗 26 例，观察 3 个月，有 6 例轻度复发，1 例无效。

各地医家对疔疮辨证论治也有较广泛深入的研究，林孝德根据疔疮的发病过程，以卫气营血进行辨证论治。重庆市第二医院认为疔疮应按消炎内消→内托攻穿→托里排脓→养血益气几个步骤，共治疗 20 例，平均治愈天数为 6.5 天。周立扬对疔疮分初起期、亢盛期和溃破期三期辨证论治，获效。

（2）外治法：重庆市第二医院把局部处理分为消炎、围箍、追蚀、提脓、生肌几个步骤。各地常用有效外用药有：以梅花点舌丹外用治疗 104 例，痊愈 93 例，紫金锭外涂治疗各种化脓性皮肤病 186 例，总治愈率为 87.1%；拔毒膏敷贴疔肿 18 例，其中 77% 贴药后 1～2 天内疼痛消失，82% 患者 3 天内排脓；立马回疔丹外用，治疗 50 例，全部 6～14 天内治愈。此外还有马齿苋、玉露膏、天仙子、苍耳子等外用治疔肿者。

（3）针刺疗法：①针刺放血疗法：针刺放血法，以三棱针挑刺大椎、身柱、肺俞、心俞、委中后放血；针刺局部放血法：如疔肿未破溃者，局部消毒后，用毫针从疔肿顶部直刺，如病变范围超过 1cm，绕顶部加刺 3～5 针，以捻转提插法，每日或隔日一次，共治疗 23 例，痊愈 21 例；针刺臂部放血法，先对臂部内侧摩擦充血，出现瘀点，再用三棱针于瘀点上浅刺，再擦以食醋。李西坤用上述三法治疗 43 例，治愈 42 例，只有 1 例复发；亦有用针刺耳后放血法。②针刺拔火罐疗法：取天宗、灵台、身柱等穴，用三棱针急刺后，立即用火罐拔上。③电针疗法：疔肿周围斜刺四针，待有感觉后再通电治疗 24 例，痊愈 19 例，进步 5 例。④耳针疗法：取双耳肺穴，一侧肾上腺穴，另一例根据发病部位取穴。

（4）灸法：吴传禄报道疔肿初起可用温和灸，即将点燃之艾条对准初起之疔肿，固定在一点上灸之，适于炎症范围较小者，或用回旋灸，将点燃之艾条在疖肿上盘旋施灸，适于炎症范围较大者，治疗 109 例，于施灸 2~4 次后均愈。此外尚有穴位温熏疗法及隔蟾蜍皮灸法。

（5）游子透入法：用三黄液行游子透入，治疗 9 例。2 次疼痛减轻，7 次症状消失。

4. 痈

（1）辨证论治：初期宜清热解毒，促其内消；肿疡期促其速溃；溃疡期，疮面红润者宜托里排脓，气血不足者宜补托排脓，生肌长肉期宜培补气血。吴震西治疗 22 例痈，除 5 例切开排脓外，其余 17 例平均 40~50 天均获痊愈。吴介诚治疗 51 例，49 例均在 6~25 天内治愈。天津市中医医院采用中西医结合方法治疗 9 例项痈，中医辨证属实证者以清热解毒法；虚证者以补托法。毒血症明显者配合抗生素治疗，结果治愈 8 例，平均 73 天治愈。

（2）外治法：可外敷如意金黄膏、太乙膏、生肌玉红膏、九一丹等。

（3）单验方：①大蒜液治疗化脓性皮肤疾病，取大蒜汁加生理盐水及 0.5% 普鲁卡因制成 10% 大蒜盐水纱条，治疗各种软组织感染疮面 50 例，4~9 天可痊愈。②桐油生石膏治疗化脓性软组织感染，用生石膏研成细末，慢慢拌入生桐油，使成为糊状外用，共治疗 65 例，痊愈 46 例，好转 19 例。此外也有用腹蛇地丁酒和仙人掌石膏治疗脓肢病者。

5. 丹毒

（1）辨证论治：朱仁康等把本病分为火毒挟风型和火毒挟湿型。曾治疗颜面丹毒 3 例，均于 4~5 天治愈；下肢丹毒 7 例，6 例在 2~9 天内红肿消退。郝子彬以阳和汤加味治疗慢性丹毒 17 例，服药 6~30 剂均治愈。

（2）外治法：据报道用鸭跖草置入食醋内浸泡一小时，用其叶片外敷，共治疗 86 例，均在 1~5 天内治愈。此外亦有用马兰捣烂外用。

（3）贬镰法（即点状放血法）：以七星针或三棱针轻刺皮肤，使点状出血，适于下肢丹毒。

（4）预防治疗朱氏主张以苍术膏（苍术、当归、白鲜皮）煎汁浓缩成膏，日服三匙，长期服用，可预防复发。梁氏以生薏苡仁煎服，对防止复发有较好疗效。

6. 坏疽性脓皮病

王品三曾治愈 1 例，先服牛黄解毒散，再服麝香解毒丸，以黄柏、煅石膏细末香油调敷。张超认为此证多邪盛正虚，宜托里解毒，先服四妙汤，继服小柴胡汤，桂枝汤加减而治愈。

（二）实验研究

20 世纪 50 至 60 年代初期，我国药物学者着重于对中草药单味药或复方体外抑菌试验及其他药理的研究，同时对一些中药有效成分人工合成方面的研究取得可喜的成果。70 年代以来，我国学者在挖掘地方中草药中，寻找防治化脓性皮肤病及其他感染性疾病具有高效、速效、低毒的药物方面亦取得不少进展。据临床及实验研究抗菌中草药中，抗广谱菌〔包括金黄色葡萄球菌（简称金葡），α、β型溶血性链球菌，（简称溶链）肺炎双球菌等〕的有：金银花、连翘、大青叶、板蓝根、青黛、黄连、黄芩、黄柏、马尾连、紫花地丁、蒲公英、败酱草、穿心莲、蚤休、龙胆草、山豆根、知母、栀子、厚朴、夏枯草、牛黄、大蒜、大叶桉、千里光、肿节风、一点红、肺形草等 39 种；抗金黄色葡萄球菌的，除上述药物外还有：野菊花、鱼腥草、桔梗、白头翁、马齿苋、木芙蓉、虎杖、大黄、仙鹤草、瞿麦、扁蓄、鸭跖草、金钱草、苍耳子、大蓟、小蓟、四季青、葎草等 106 种；抗 α、β 型溶血性链球菌的，除上述药物外还有：虎杖、三棵针、芙蓉花、苍耳子、野菊花、艾叶、九里香、雪胆等 30 种。对某些地方草药也进行了广泛的药理研究，如穿心莲、金莲花、千里光、垂盆草、肿节风等，这些药物现已在临床上广泛的应用且取得很好的疗效。此外在中药有效成分人工合成方面，如合成黄连素、大蒜新素等均取得成功，且已应用于临床。目前药理研究仍着重于单味药，现摘其主要药物分述如下。

1. 黄芩

黄芩的主要成分是黄芩苷，在试管中证明它对金葡有较强的抑菌作用，此外从黄芩中提取的两种结晶成分即黄芩素和汉黄芩素，前者抗菌作用较显著。黄芩还具有抗变态反应、解热和解毒作用。

2. 金银花

金银花的水浸剂和煎剂对金葡、白葡菌、非溶血性链球菌的抑菌作用较连翘为强，水浸剂抑菌作用较煎剂显著，对溶链则无作用。绿原酸系金银花的主要抗菌成分，其抑菌强度对金葡最强，铜绿假单胞菌次之。据研究绿原酸与黄芩苷对抗金葡菌有协同作用，有些学者曾研究以金银花叶代替金银花作抑菌试验研究，发现金银花叶 100% 浓度煎剂对金葡有抑菌作用。

3. 黄连

黄连对金葡及 β 型溶链菌有较强的抑菌作用，其抗菌作用与其所含小檗碱有关。黄连对革兰阳性菌的抗菌作用约强于其对阴性杆菌 60 倍，据研究盐酸小檗碱静脉滴入 20mg/kg，对感染金葡引起败血症的狗能增强白细胞的吞噬作用、抗菌作用，并产生良好的治疗效果。1973 年，我国成功地人工合成黄连素（即小檗碱）。

4. 黄柏

黄柏丁醇浸液对金葡、白葡菌皆有抑菌作用，从黄柏中提取的盐酸小檗碱在试管内对溶血性链球菌有较强的杀菌作用，对金葡作用较弱，认为本品在机体内杀菌作用较试管中为强。

5. 厚朴

厚朴对金葡及 α、β 型溶血性链球菌有较强抗菌作用，不因加热而被破坏，对铜绿假单胞菌则无作用。赵氏曾以厚朴、黄连、黄芩、大黄四种中药进行试管内抑菌比较，认为厚朴对金葡的抑菌作用较强，且厚朴煎剂（1:1）在稀释到 1/640 时，其抑菌作用强于金霉素 6 倍。

6. 大蒜

大蒜内所含蒜碱被大蒜中所存有的蒜酶分解后可产生大蒜辣素，对金葡等菌有很强的抑杀作用，对抗青霉素的金葡菌株更为适用，近年从大蒜中提取出另一种杀菌成分大蒜新素（二烯丙基硫代黄酸酯），其化学性质稳定，不易为热或碱所破坏，且已人工合成，对革兰阳性和阴性菌均有较好的抑制作用。

7. 大黄

大黄的主要抗菌成分是蒽醌衍生物，其中以大黄酸、大黄素、芦荟素作用最好，其对金葡、溶链最为敏感，实验结果表明大黄蒽醌衍生物的抗菌作用与其化学结构有密切关系。

8. 穿心莲

穿心莲又名一见喜，已离析出两种结晶，即穿心莲内酯、新穿心莲内酯和脱羧基穿心莲内酯。动物实验证明穿心莲内酯和新穿心莲内酯均有抑制和延缓 β 型溶血性链球菌和肺炎双球菌所引起体温升高作用。

9. 金莲花

金莲花为一种抑菌谱较广的草药，对革兰阳性菌和阴性菌均有较强的抑菌作用。

10. 丹参

丹参脂溶性总丹参酮部分对金葡所引起的各种化脓性疾病，有较好的效果，从总丹参酮的中性部分，分离出七种已知成分，其中隐丹参酮、二氢丹参酮Ⅰ、羟基丹参酮Ⅱ–A等对金葡及其耐药菌株都具有较强的抑菌作用，总丹参酮的抗菌作用较小檗碱为强，且有解热及抗炎作用。

总之化脓性皮肤病是一种常见病、多发病，我国民间流传防治本病的单方、验方内容极为丰富，研究人员近30年来在防治化脓性皮肤病方面已做了大量工作，且取得很大的成绩，但还存在不少问题。目前有很多单验方、复方在临床已被公认为用之有效的抗菌药，但却得不到实验研究的证实，有些作者认为这些现象可能是由于中草药能提高机体的免疫功能，从而间接地达到杀菌作用，或由于中药改变了细菌的繁殖过程和机体的抗病能力而起到抗炎作用，或中草药对细菌毒素有解毒作用，这些都是造成临床和实验结果不一致的因素，是今后在中草药筛选中应注意的问题。

参考文献

[1] 叶子青. 脓疱疮治验 ［J］. 安医学报，1977，（4）.

[2] 叶华林. 脓疱疮 ［J］. 新中医，1981，3：25.

[3] 马云楼. 中药治疗黄水疮106例 ［J］. 上海中医药杂志，1964，6：28.

[4] 任银项. 黄水疮验方. 赤脚医生杂志，1975，5：33.

十六、补骨脂临床运用辨析

补骨脂系豆科类植物补骨脂的果实，其种子含有呋喃香豆精类补骨脂素和异补骨脂等化学成分。

补骨脂在中医内科临床应用，主要用以温肾助阳，治肾虚冷泻、滑精、遗尿、小便频数、阳痿等症。以水煎服为主。多认为其性温无毒，用量 6 ~ 10g（2 ~ 3 钱）均未见明显不良反应，这可能与水溶媒有关。

补骨脂在皮肤科之运用，主要是以酒精作溶媒制成酊剂外用治疗白癜风。国内亦有配制成注射液或提取制成制斑素等药片治疗白癜风、银屑病等。

近50年来在西方国家应用含补骨脂素类药物治疗白癜风及银屑病已相当广泛，一种盛产于埃及尼罗河畔及地中海一带的光敏性植物叫大阿美其分离出有效成分均为含补骨脂素衍生物。目前在欧洲许多国家均有各种不同的商品名，有外用及内服制品。1959年国内亦开始运用补骨脂酒精浸剂外用治疗白癜风。

此外近几十年来，西方国家广泛应用PUVA治疗银屑病。PUVA即应用8－MOPC（8－氧补骨脂素）口服＋UVA（长波紫外线）照射治疗银屑病，亦有用含补骨脂素水溶液加照射长波紫外线，临床上取得较好疗效，但近年来发现长时间照射可导致皮肤老化，易出现白内障，且皮肤致癌的发生率高，故目前渐为皮肤科所少用。

PUVA的临床应用时，可先测定个人皮肤照射紫外线的红斑量或亚红斑量确定照射时间长短、照射距离等，掌握好照射量，尽量避免出现皮肤不良反应。

外用补骨脂酊治疗皮肤病，一般浓度掌握在1%～5%之间，如浓度过大容易引起皮肤红肿热痛甚至出现大疱，当然出现不良反应与否因人而异，如年龄大小、皮肤细嫩程度、皮肤温度、皮肤湿度等因素均有影响，同样浓度反应也因个体差异而不同，欧洲人因皮肤色素较少对补骨脂引起的光敏或光毒反应可能更为敏感。

近代研究表明补骨脂是一种光敏性植物，即经内服、外用或注射后再经紫外线照射，补骨脂可增加光敏作用，因为补骨脂素可增加长波紫外线的吸收，其波长在320～400nm之间。在治疗银屑病方面，认为其可与表皮细胞DNA的胸腺嘧啶基发生光化学反应形成新的光化合物，使表皮细胞DNA的合成受到抑制，核分裂减少，从而使银屑病表皮细胞的更迭周期减慢，皮疹消失。

在治疗白癜风方面，认为紫外线能抑制表皮中羟基，增加酪氨酸酶活性，加速黑色素体的生成与转移，从而使脱色素性皮肤病变恢复正常。

具有光敏性的中药除补骨脂外，尚有白芷、独活、牛膝、生首乌、大黄、虎杖、茜草、麦冬、北沙参、苍术等。研究表明这些中药均含有多种呋喃香豆素类及蒽醌类光毒性物质。正是应用这些药效学特性创用中药光化疗法用于治疗银屑病、白癜风、扁平苔藓等皮肤疾病，取得较好临床疗效。

补骨脂酊剂外用，在皮肤科临床主要用于治疗白癜风，是否可应用补骨脂酊外用治疗银屑病乃值得商榷。特别是应用较高浓度补骨脂酊外用治疗银屑病时，在皮损处引起大疱，本身即是对皮肤组织的一种创伤。银屑病患者的皮肤具有一种特点，即皮肤受创伤破溃后在创伤部位引起同型反应，即所谓Kobner现象，引起新的银屑病损害，所以我认为诸如使皮肤引起大疱或针刺银屑病患者，应在禁忌范围。

中国古代有些所谓"以毒攻毒"法，即利用如斑蝥等发疱剂在皮损处引起大疱或以高浓度补骨脂酊引起大疱，均应慎重应用，以免造成皮肤继发感染等不良反应。

综观所述，补骨脂类中药，在中西医学界均已被广泛的应用。因补骨脂是一种光敏性中药，临床上取其药效等特点来取得抑制表皮细胞的增殖分裂，及增加生成皮肤色素的活性来达到治疗目的，但应掌握在紫外线照射后引起的红斑和亚红斑范围，才不致引起大疱等不良反应。外用补骨脂酊如发现患者皮肤有红肿疼痛，应立即停用或减低浓度后再用。

十七、"活血化瘀"治则在皮肤科的应用

"活血化瘀"是中医临床辨证施治中应用的一种治疗法则，也是通常所说"理、法、方、药"中的一种"法"。临床辨证中凡具有"瘀血证"的某些疾病均可运用"活血化瘀"这一治疗法则。因此我们首先需要了解什么是"瘀血证"，它在皮肤科领域以及临床其他各科的表现是什么，这些有助于我们对这一治疗法则的了解。近年来对"活血化瘀"治则的研究做了大量的工作，临床上应用的范围也越来越广泛，越来越引起大家的重视，同时在皮肤科领域里适应证范围也渐渐在扩大，我们这里做一简略介绍，供大家参考。

瘀血证，主要指气血停滞壅塞，瘀结不散而形成的疾病。

瘀血学说首先见于《内经》。《内经》虽无瘀血一词，但有恶血、留血等名称，主要运用疏决通导的方法来治疗。

汉代张仲景在《金匮要略》一书中有《惊悸吐衄下血胸满瘀血病证治》一篇，首先使用"瘀血"一词。

此后隋、唐、宋、元、明朝对"活血化瘀"的药物、方剂以及理论方面均有了一定的发展，如朱丹溪重视解郁散结，创立了六郁学说，其中气血之郁尤为重要，他所谓血郁，可以视为血瘀之早期症状。

清代瘀血学说有较大的发展，叶天士倡导"通络"学说，在《临证指南医案》一书中广泛应用活血化瘀通络之药物，对癥积严重及有干血内结者还用蛴螬虫、土鳖虫、水蛭等虫类逐瘀药。

清代王清任对瘀血学说贡献尤大，他在《医林改错》一书中创立了8个逐瘀和活血的有名方剂，其中以通窍活血汤、血府逐瘀汤、膈下逐瘀汤尤为有名，其

疗效为近代临床所证实。

清代唐容川著的《血证论》阐明了出血和瘀血的关系，对瘀血证提出祛瘀生新的新论点。

总之瘀血学说经过历代医家的总结提高已成为一门独立的学说，近年来通过对活血化瘀治则的研究，对瘀血证的实质以及病理生理基础已有了初步的了解。今后通过各个学科的大力协作，对瘀血学说以及活血化瘀治则的深入研究，将成为我国新医学新药学的重要内容之一。

（一）瘀血证形成原因

瘀血可以由下述一些原因形成。

外伤可以造成气壅凝聚，不论有无出血现象，凡有肿痛之证，均应考虑内有瘀血。

各种原因引起之出血，凡未排出体外，均可成为瘀血，或因过用寒凉之药物，亦可导致气血凝滞。

七情变化亦是造成瘀血的原因，如怒气冲天，则引起气逆，影响气血的周流畅行而形成瘀血；又如忧患可令气滞，初病在气分，久则延及血分，形成气滞血瘀，如黄褐斑可因肝气凝滞血弱失华引起。

感受外寒亦可导致气血凝滞，如冻疮、酒齄鼻可因热血受寒而凝滞，又如温热病温邪入里，伤津灼液，津亏不足则不能带血运行，血受熏灼则易于淤塞，均可导致血瘀。

（二）"瘀血证"在皮肤科临床的表现

瘀血证在皮肤科临床表现有下述几方面。

1. 皮损形态

（1）瘀点或瘀血斑：例如各种类型的紫癜、皮下出血，或外伤后之瘀斑等。

（2）紫红色或暗红色的斑、斑丘疹、丘疹、结节或斑块等。如多形性红斑、结节性红斑、硬皮性红斑、冻疮、酒齄鼻、扁平苔藓等病之皮损。

（3）各种青丝缕纹（毛细血管扩张）、青筋暴露（静脉曲张）、蟹爪纹络（蜘蛛痣）。

（4）肌肤甲错及赘生物等，如毛囊角化症、毛发红糠疹、鱼鳞病以及各种疣赘、瘢痕疙瘩等。

当代中医皮肤科临床家丛书 庄国康

（5）唇色青紫，眼眶青褐，鼻头色青等。

（6）肌肤顽痹，如硬皮病等。

2. 脉象舌苔

瘀血证脉象多沉涩无力，或细滑或弦。舌质暗红，紫红或见瘀斑。轻则正常。

3. 其他表现

如妇女月经不调，痛经，闭经，少腹刺痛，经血色黑有血块或见经期错后，血量涩少等。如伴有疼痛，痛有定处，且按之疼痛不减，或可触及其他硬块可作为辨证时参考。

（三）目前"活血化瘀"治则研究的几种动向

1. 探讨"瘀血证"的西医学实质

根据各种临床及试验研究，瘀血证可以包括下述病理概念。

（1）局部缺血：认为中医辨证属于"瘀血证"的某些疾病是由于局部组织缺血缺氧的结果。如血栓闭塞性脉管炎、冠心病心绞痛、脑血栓形成等疾病。

（2）循环障碍的瘀血：如冻疮、静脉曲张、静脉炎、充血性心力衰竭等。

（3）出血后瘀血：各种类型的紫癜、外伤后出血以及各脏器内出血后引起的淤血。

（4）增生或变性之结缔组织：如全身或限局性硬皮病、瘢痕疙瘩、疣赘、银屑病等。

（5）全身及局部水肿：如硬皮病水肿期、象皮病、输卵管积水等。

（6）各种炎症反应：如结节性脉管炎、结节性红斑、硬结性红斑等。

2. 阐明"活血化瘀"的药理作用

目前的试验研究及临床观察活血化瘀的药理作用有下述几个方面。

（1）对心血管的作用和影响：根据中国医学科学院药物研究所试验观察，应用活血化瘀复方"冠心2号"对实验性心肌缺血的大白鼠腹腔内注射给药与对照组比较，冠心2号方对心肌供血有显著性保护作用同时证明某些活血化瘀药物（如鸡血藤、丹参等）有不同程度的增加冠状动脉血流量的作用。他们用川芎、红花的提取物和赤芍苷对乙酰胆碱引起的离体肠平滑肌痉挛有对抗作用，因此分析活血化瘀药可能由于对抗平滑肌的痉挛作用从而改善局部组织缺血缺氧状态使血液循环得以改善。

有些人认为有些局部组织缺血缺氧可能由于血液处于高凝状态。血小板易于粘附血管壁聚集成团，形成血栓，阻塞血管所造成。应用活血药赤芍苷等试验证明它在试管内对 A、D、P 诱导血小板聚集有抑制作用，且随着剂量的增加而增强。

有些试验认为丹参对末梢的动脉有明显的扩张作用，5 分钟内可扩张 4 倍之多。有些证明川芎和红花的提取物有减少血管阻力的作用。

（2）对微循环的作用和影响：有人认为微循环障碍和中医学中"瘀血证"的含义是相同的。例如硬皮病患者应用活血化瘀药治疗，通过对甲皱微循环的观察，他们认为硬皮病患者在发病初期大多数有血管功能紊乱的表现，表现在甲皱毛细血管功能和形态的明显异常；手中指血流图测定血流量之波幅明显减低，重转波不明显或消失，显示血管弹性的异常。治疗后甲皱毛细血管血流量加速，血细胞聚集减轻，针刺反应改善，出血点减少，中指血流图波幅明显增高，重转波重新出现。

上海及南京地区一些医院广泛采用活血化瘀药物（如桃仁、三棱、莪术等）有效的治疗银屑病，同时他们发现本病的病理组织学的改变有血管扩张刚直和延曲。组织化学发现碱性磷酸酶在皮损毛细血管壁处有增强的现象。经病理生理学检查甲皱及皮肤毛细血管明显弯曲成圆球状。有些单位还用局部注射[131]I 的清除率观察银屑病皮疹血流量增加的程度，结果表明活血化瘀药治疗前半衰期缩短，治疗后则恢复正常值。由此推测活血化瘀药的作用是通过改善微循环，扫清病损处代谢障碍而取得的。

有些临床及试验观察认为活血化瘀药对毛细血管通透性产生影响。如山西医学院附属医院应用活血化瘀方（赤芍、桃仁、丹参、三棱、莪术）治疗宫外孕，证明其有增加血管通透性、增强细胞吞噬功能。天津南开医院应用活血化瘀方（桃仁、赤芍、红花、丹皮、延胡索、当归），能减少血管通透性，促进炎性渗出物的吸收。一些试验研究亦证明有些药物如当归、红花可减少血管的通透性。而乳香、五灵脂和血竭则增加血管通透性，说明不同活血化瘀药对血管通透性的作用可以不同甚至相反。

（3）促进增生性病变的转化及吸收作用：活血化瘀药治疗瘢痕疙瘩，可使瘢痕疙瘩变平变软，关节功能恢复；治疗硬皮病可使硬化皮肤变软，硬化面积缩小，改善症状；治疗疣赘可使疣赘脱落。

中国科学医院及成都市第二人民医院根据临床及电子显微镜观察，初步肯定了活血化瘀药有抑制成纤维细胞合成胶原的作用。又据观察认为活血化瘀药治疗硬皮病所取得的疗效主要是由于改善微循环及结缔组织代谢两方面作用。这两方面变化又可能与神经、体液的调节有关，基于以上观察结果，他们又应用活血化瘀药治疗血栓闭塞性脉管炎、冠心病、脑血栓形成、眼底血管内血栓形成及其他出血性疾病，也收到一定疗效。

（4）有抗炎、消肿、抗过敏作用：有些疾病它的病理基础是基于血管炎的改变。如紫癜类疾病、变应性血管炎、结节性动脉周围炎以及其他皮下结节一类疾病，应用活血化瘀药治疗可改变局部血管通透性，有抗炎、消肿等作用。

据许多试验研究活血化瘀药有抑菌作用。如川芎、丹参、赤芍、苦参、大蓟等药对痢疾杆菌、大肠杆菌、伤寒杆菌以及金黄色葡萄球菌等均有不同程度的抑菌作用，近年来还发现抗病毒的中草药如黄药子、丹皮、地榆、紫荆皮、赤芍、川芎、羌活、紫草等也属于活血化瘀药物。

此外临床观察活血化瘀药与清热解毒药配伍应用，发现具有加强抗菌和灭菌两方面作用。

（5）对肿瘤生长有抑制作用：上海天南星研究协作组吸取了民间单方天南星治疗子宫颈癌的经验，在临床上治疗190例子宫颈癌有效的基础上，同时开展了小白鼠的抑癌试验，从子宫颈鳞癌、肉瘤及肝癌实体型三种试验结果来看，天南星确实有抑癌作用，并得到了病理的证实。

根据各地资料报道活血化瘀药中丹参、莪术、全蝎、土鳖虫、水蛭、赤芍、川芎、红花、当归尾等经初步动物试验也都有抗癌作用。

（四）活血化瘀治则在皮肤科的应用

活血化瘀治则在皮肤科的适应证，随着全国各地科研工作的开展，范围渐见扩大。

1. 下肢结节性疾病的治疗

较为常见的包括结节性红斑、硬皮性红斑、结节性脉管炎、脂肪炎等疾病。下肢结节性疾病在中医学文献中记载不多，清代《医宗金鉴·外科心法》"瓜藤缠"一症与本组病种有相似之处。中医临证时因其结节如梅核状，一般称它为"梅核丹"，也有称为"梅核火丹"。硬结性红斑常因硬结溃破，脂水淋漓，日久不敛，可转属"湿毒流注"。

本组疾病系湿热下注于血脉经络之中，引起气血运行不畅，气滞则血瘀，瘀血经络，不通则痛，瘀乃有形之物，因此结节如梅核。结节新起则焮红，热甚则灼热而胀，湿甚则腿跗浮肿，瘀久则结节趋于暗紫。

结节性红斑、硬结性红斑以女性患者为多，妇女以血为本，不论月经、胎孕、产褥都是以血为用，动而耗血而成血虚；或因情志失畅，劳累过度，房事不节，导致脏腑失常，冲任受损而影响气血，血病则气不能独化，气病则血不能畅行，气滞则血瘀，营卫失和，而受外邪，都是本病原因。

因此治疗本病多从血分来用药。唐容川在《血证论》一书中曾提到"既已成瘀，不论初起已久，总宜散血，血散瘀去寒热风湿则无遗留之迹矣。"因此治疗这类疾病，我们体会宜祛瘀通络，行气活血为主。

方用：通络方。

处方：当归尾、赤芍、桃仁、红花、泽兰、茜草、青皮、香附、丹参、鸡血藤、海风藤、牛膝。

本方以青皮、香附行气，气行则血亦行。当归尾、红花破血祛瘀，丹参、赤芍凉血活血，泽兰、茜草活血通络，牛膝引血下行。临床可随症加减。

我们根据上述理论共治疗观察下肢结节性疾病58例，结果39例结节消散，占总数67.3%，其中结节性红斑消散率最高，为80.9%，硬结性红斑为70.0%，结节性脉管炎为50.0%。对31例消散病例经2～15个月追踪观察复发11例。

又据某医院报道，其亦认为结节性红斑和硬结性红斑是气血凝滞所致，以活血化瘀药治疗，药用桃仁、丹参、红花、赤芍为主治疗结节性红斑15例，结果10例痊愈。硬结性红斑治疗4例，结果痊愈3例。

亦有人认为结节性红斑临床辨证分型可分为瘀血阻络型，气营两燔型，湿热下注型和肝肾阴虚型。其中瘀血阻络型用活血清热、软坚散结法，方用：紫草、丹参、赤芍、茜草、穿山甲、猪牙皂角、汉防己、海藻、金银花、蒲公英、木通。

2. 慢性荨麻疹

对一些原因不明的荨麻疹，临床上具有瘀血体征者，如风团呈暗红色，舌有瘀斑，脉象细数或沉细涩；妇女月经不调，经血见紫或见血量涩少者，均可投以活血消风药物。我们体会临床上有些患者没有瘀血证的体征，但施以活血化瘀药亦有取得良效者。

中医认为荨麻疹主要是由于风邪外袭，客于肌腠，阻于脉络而引起的气血瘀滞，营卫失和，根据"治风先治血，血行风自灭"的理论，可投以行气活血药物，我们常用通窍活血汤、桃仁四物汤、通络逐瘀汤以及风五号方（当归尾、赤芍、桃仁、红花、荆芥、防风、白蒺藜、苍耳子、白芷）加减，治疗急慢性荨麻疹。

据报道用通络逐瘀汤治疗 17 例慢性荨麻疹结果 13 例痊愈，4 例好转。我们临床上亦投用活血化瘀方药治疗慢性荨麻疹，我们体会到有些病例经治疗后风团可停止发作或症状明显减轻，少数病例服活血化瘀药后风团即停止发作，停药则又见复发。因此提示我们活血化瘀药物可能有抗过敏作用。

3. 硬皮病的治疗

中国医学科学院活血化瘀治则协作组认为硬皮病的皮肤硬化是一种瘀血证的表现。因应用活血化瘀中药"通脉灵"治疗 104 例，绝大多数病例都有不同程度的好转。其中 30 例恢复工作，多数病例疗程在一年之内。治疗后临床症状明显改善，如皮肤硬化程度减轻，硬化面积缩小，局部皮肤温度升高，出汗障碍、毛细血管瘀张、皮肤色素沉着、毛发脱落，知觉迟钝等症状均有不同程度的好转。治疗后患者末梢血流量增多，微循环改善。有 25 例进行治疗前后甲皱微循环动态观察，治疗后出现微血管压力升高，血流速度加快，针刺反应好转，而后形态等异常也有一定好转。主要表现是出血减少，管襻畸形好转，管襻新生。11 例患者在治疗前后一年左右进行皮肤活体病理检查，两次取材部位相距不到 1cm，治疗后在病理形态学上均显示有不同程度的好转，主要是胶原纤维变细、疏松化，此外对部分病例还进行了尿中酮类固醇和尿中游离皮质素的测定，治疗后均有不同程度的升高。

因此作者认为活血化瘀药物治疗硬皮病的疗效是肯定的，但疗效有待进一步提高，疗程有待进一步缩短。

4. 瘢痕疙瘩的治疗

一般中医认为瘢痕疙瘩不红、色暗褐，属于中医阴证或疽证。疽证者阻也，是由于经脉阻隔，气血凝滞所致，并认为体湿之人多生此病，因湿多为浑浊黏滞之邪，故多不通之故也，因此治疗上主张拟破瘀软坚散结法。

成都市第二人民医院外科，应用活血化瘀药"通脉灵"治疗 17 例烧伤后瘢痕疙瘩，每日给药 3 次，每次 5 片，每 3 个月为一疗程。结果 13 例明显进步，2 例进步，2 例无效。他们对 3 例患者进行治疗前后皮肤活检的超微结构观察，治疗前整个瘢痕组织中充满了高度功能亢进的纤维母细胞和胶原纤维。胶原母细胞分散在排列紊乱的胶原纤维之间，呈梭形，核大，一般可见核仁，胞浆丰富，纤维母细胞的突起在胶原纤维之间伸得很长，肥大细胞和毛细血管较为少见；治疗后纤维母细胞显著减少，形态趋于成熟化，胞核染色质较治疗前凝聚，核仁少见，胞浆很少，胶原纤维束呈规则性排列，束间有较大空隙，肥大细胞明显增多，同时发现有颗粒释放现象，毛细血管明显增生。

5. 紫癜类疾病的治疗

紫癜在中医有紫斑青腿、葡萄疫等名称，它可以由于血热妄行，逼血外溢孙脉络道，或因脾虚不能统血，血不归经，而引起气血瘀滞现象，所以紫癜所表现的瘀点、瘀斑就是"瘀血证"的一种表现。临床上治疗血热妄行，拟凉血活血止血法，方用生地、生槐花、丹皮、大青叶、茅根、荷叶、赤芍、丹参、桃仁、红花、鸡血藤、荆芥炭、茜草炭、金银花炭、藕节。

如因脾不统血引起之紫癜，拟健脾活血法，方用党参、炒白术、茯苓、炙甘草、当归尾、赤芍、桃仁、红花、石菖蒲、生姜、生甘草、大枣、葱白。

有些病例系由于气不摄血所致，运用益气活血法亦可取效。

6. 疣赘的治疗

一般疣赘中医认为是肝阴虚、肝失所养，肝气外发所致。亦认为凡是皮肤角化过度，结缔组织增生一类的疾病均是中医"瘀血证"的一种表现。

有人报道运用养血活血方剂"治疣汤"治疗寻常疣129例，一般服药6~8剂就可脱落。129例中治愈105例，占81.3%。

治疣汤处方：桃仁、红花、熟地、当归尾、赤白芍各两钱，白术、山甲、甘草、首乌各二钱，板蓝根、夏枯草各五钱，水煎服。我们临床也试用上述方剂治疗疣赘，证实有较好的疗效。

7. 银屑病的治疗

有些人认为银屑病皮肤粗糙、肥厚、起鳞屑，鳞屑刮除后，皮损处露出小出血点，部分病例舌边有瘀斑，病损及甲皱有毛细血管扩张及扭曲等表现，因此应用活血化瘀方剂治疗银屑病。他们试用平肝活血方（乌梅、菝葜、三棱、莪术、生牡蛎、磁石、珍珠母、生甘草），乌梅活血汤方（乌梅、生牡蛎、红花、莪术、白石英、丹参），祛风活血汤（麻黄、桂枝、荆芥、当归、红花、川芎、六月雪、生石膏），养阴活血方（白芍、熟地、杞子、女贞子、旱莲草、平地木、红花、钩藤、生牡蛎）四种方剂治疗观察387例，其中以平肝活血方和乌梅活血方效果较好，显效率分别为48.2%及35%。

根据有些临床观察认为单用活血化瘀药治疗银屑病疗效不够理想，必须与其他治则配伍才可提高疗效。如年老体虚，中气不足者宜活血化瘀中佐以益气之剂，气行则血行。如妇女面色苍白，月经不调者根据妇女以血为用给予养血活血药便可提高疗效。又如儿童银屑病每当发作时与外感风寒有关，则宜活血之中加温散风寒药物。

8. 其他适应证

活血化瘀方剂还适用于治疗多型性红斑（凉血活血法）、扁平苔藓（搜风活血法）、冻疮（温通活血法）等皮肤病。

（五）皮肤科常有的几种活血化瘀法则的配伍

要提高活血化瘀药物的疗效，除了重视药物的配伍外，活血化瘀治则的配伍是很重要的，下述提出几种粗浅看法分述如下。

1. 行气活血法

行气活血法即活血化瘀药与行气药配伍应用，如通窍活血汤中赤芍、桃仁、红花、大枣活血化瘀，川芎、麝香、葱白、生姜偏于行气。常用于治疗慢性荨麻疹、下肢结节性疾病、扁平苔藓等。

2. 活血清热法

活血清热法即活血化瘀药与苦寒清热药或甘寒清热药配伍应用，如活血清热饮（自拟方）方中当归尾、赤芍、红花、桃仁等活血化瘀，大青叶、茅根、金银花、马尾连清热解毒。适用于治疗结节性红斑初起以及化脓性疾病引起之血瘀证等。

3. 凉血活血止血法

活血凉血止血法即活血药与凉血止血药配伍应用，如紫癜方中生地、生槐花、大青叶、茅根凉血清热，丹参、赤芍、桃仁、红花、鸡血藤为活血药，其他炭类药物如荆芥炭，藕节炭为止血药物。适用于治疗各种类型紫癜、血肿等疾病。

4. 活血消风法

活血化瘀药即具有消风止痒作用，如再配以祛风药物即可加强消风止痒作用，如升麻消毒饮（当归尾、赤芍、红花、升麻、羌活、荆芥、白芷、炒牛蒡、防风、金银花、栀子、连翘）中当归尾、赤芍、红花活血化瘀，升麻、羌活、荆芥、白芷、炒牛蒡、防风疏风清热。适用于多型性红斑、慢性荨麻疹等。

5. 养血活血法

养血活血法即养血润燥药与活血化瘀药配伍应用，对一些肌肤甲错、角化增生一类的皮肤病可用之，方如治疣汤中桃仁、红花、当归尾、赤芍、川芎、山甲为行气活血药，熟地、白芍、何首乌等为养血润燥药。适用于治疗疣赘。

6. 温经活血法

本法适用于由于寒凝气滞而引起之瘀血症。"寒则涩不流，温则消而去之"（见《血证论》），因此宜用温经散寒药物以达到活血作用，如阳和丸（熟地、白芥子、肉桂、姜炭、麻黄、生甘草、鹿角胶）中之白芥子、肉桂、姜炭、麻黄等药具有温经通络作用。适用于治疗冻疮、血栓闭塞性脉管炎、冷激性荨麻疹等。又如少腹逐瘀汤（小茴香、炮姜、延胡索、五灵脂、没药、川芎、当归、蒲黄、官桂、赤芍），方中小茴香、炮姜温经散寒，当归、延胡索、川芎、赤芍活血行气而止痛。适用于少腹冷痛之类疾病，如痛经、崩漏等。

7. 活血止痛法

活血止痛法即活血化瘀药与化瘀止痛药配伍应用，如七厘膏中血竭、红花祛瘀生新，乳香、没药行气祛瘀消肿止痛，儿茶清热止血，朱砂镇心安神，麝香、冰片芳香走窜散肿止痛，用于外伤出血的瘀血证。

8. 其他

如活血平肝法等治疗银屑病。

（六）关于活血化瘀药物种类及其分级问题

1. 常用的活血化瘀药物

常用的活血化瘀药物约四十多种，如：丹参、当归、川芎、鸡血藤、桃仁、红花、姜黄、郁金、延胡索、三棱、莪术、乳香、没药、牛膝、五灵脂、蒲黄、三七、花蕊石、茜草、血竭、藕节、丹皮、大黄、苏木、泽兰、地龙、穿山甲、麝香、降香、桂枝、虎杖、益母草、刘寄奴、月季花、凌霄花、瓦楞子、牛膝、水蛭、土鳖虫等。

2. 活血化瘀药物的分级

活血化瘀药品种很多，有人把137种中药列入活血化瘀药中，初步分为四级。

（1）第一级补血养血活血化瘀，计15种，如何首乌、当归、赤芍、丹参、鸡血藤等。

（2）第二级祛瘀生新活血化瘀，计68种，如红花、川芎、益母草、蒲黄、五灵脂、仙鹤草、茜草、月季花、凌霄花、生地榆等。

（3）第三级攻瘀散血，计34种，如苏木、大黄、延胡索、水蛭、地龙、蜂房、全蝎、蜈蚣、泽兰、芫花、王不留行等。

（4）第四级破癥祛瘀，计20种，如乳香、没药、全蝎、穿山甲、桃仁、山楂等。

3. 活血化瘀药物的分类

我们认为把活血化瘀药分为下述四类较为实用。

（1）养血活血药：当归、鸡血藤、赤芍、丹参。

（2）活血化瘀药：川芎、红花、益母草、苏木、山楂。

（3）化瘀止痛药：乳香、没药、延胡索、血竭、郁金、五灵脂。

（4）破血散结药：三棱、莪术、刘寄奴、桃仁、水蛭、穿山甲。

（七）临床上应用活血药时的注意点

（1）活血化瘀药有行气活血作用，故行经时或月经血量过多或血虚无瘀滞者忌用。

（2）某些活血药如红花、益母草、茺蔚子、姜黄、当归等可兴奋子宫，使子宫产生阵发性收缩，具有催产及堕胎作用。

（3）血虚而有瘀滞者在活血化瘀同时应加养血药如当归、熟地、白芍、龙眼肉、阿胶等。

（4）体虚者活血化瘀药用量不宜过大，最好同时加党参、白术等健脾益气药。

（5）活血化瘀药有使血压下降趋势，血压过低者宜慎用。

（6）活血化瘀药不宜久用，若用之不当，可致气阴两伤。

第七章 年 谱

当代中医皮肤科临床家丛书 庄国康

1932 年 11 月，生于福建省福清。

1934 年，随祖父母、父亲前往印度尼西亚。

1939 年，随祖父母取道上海，返回福州。

1939～1951 年，在福州完成小学、中学课程学习。

1951 年，考入北京大学医学院（现北京大学医学部）。

1956 年，以优秀成绩毕业于北京大学医学院，分配至广安门医院外科参与临床工作，并在外科研究所从事中医外科学整理研究工作，跟随段馥亭等老中医学习中医知识。

1959 年，正式拜段馥亭老中医为师，学习中医外科知识。

1959～1961 年，参加卫生部主办的西医学习中医班，毕业时获当时的卫生部部长李德全颁发成绩一等奖。

1960 年，整理段馥亭老中医经验，编写出版《中医外科证治经验》一书。

1963 年，跟随朱仁康老先生学习中医皮肤病学。

1970 年，任中国中医研究院学术委员、学位委员会委员、广安门医院学术委员。

1971～1975 年，担任广安门医院新成立的皮肤科科室副主任。

1975～1984 年，主持广安门皮肤科各项工作。

1979 年，参与整理出版《朱仁康临床经验集》。

1980～1988 年，担任中国中医研究院硕士研究生导师，培养硕士研究生赵威甫、刘瓦利、漆军等。

1982 年，主编并出版《疮疡外用本草》。

1982 年，主持研究"青蒿治疗红斑狼疮研究"，发表论文《青蒿制剂治疗盘状红斑狼疮临床及超微结构的研究》获中医研究院科研二等奖及北京市优秀论文奖。

1982 年，参与研究"改良醋泡方治疗手足癣"，获中医研究院科研三等奖。

1982 年，晋升副主任医师。

1984 年，参与研究"克银方治疗银屑病临床与实验研究"，发表论文《"克银方"治疗银屑病临床及扫描的研究》，获卫生部甲级成果奖（一等奖）。

1984 年，与张志礼、边天羽、秦万章等学者成立中国中西医结合研究会皮肤科学组（现中国中西医结合学会皮肤性病专业委员会），任副组长。

1984～1985 年，应邀前往日本顺天堂大学皮肤病教研室，任客座教授。

1984 年，参与编写并出版《中医外科学》（朱仁康主编）。

1985 年，晋升主任医师。

1985～1994 年，担任广安门医院皮肤科主任职务。

1987 年，任中国中医科学院博士研究生导师。

1986 年，参与《改良醋泡方治疗手足癣》研究，获中医研究院三等奖。

1987 至今，任中国中西医结合学会皮肤性病学专业委员会第一至四届副主任委员、常务委员，第五、六届顾问委员会副主任。

1989～2006 年，先后 10 年应邀赴英国伦敦及格拉斯哥市进行皮肤病临床及科研工作。

1989 年，编写出版《中药中毒与解救》。

1989 至今，任《中国中西医结合》杂志编委、《中西医结合皮肤学》杂志特约编委。

1992 年，享受国务院特殊津贴。

1997 年，任卫生部药品评审委员会第二、三、四届委员。

2008～2011 年，担任北京市科委科技计划重点项目《名老中医临床诊疗信息采集及经验挖掘研究》子课题《庄国康教授临床诊疗信息采集及经验挖掘研究》顾问。

2012 年，全国第五批中医传承指导老师。

附录 传 承

一、传承脉络

庄国康教授于 1951 年以优异的成绩考入北京大学医学院（现北京大学医学部）学习。庄国康教授在这里打下了扎实的西医学基础知识，在大四的实习阶段，他跟随我国著名的西医学皮科学者陈继忠教授临床实习，见识到多种皮肤病患者，为今后的发展打下了坚实的临床基础。1956 年毕业后，庄国康教授来到中医研究院新成立广安门医院工作。当时，中医皮肤科尚未从外科中独立出来，仍属于疡科，他连同几位同仁一起在疮疡外科工作、学习。后中医名家段馥亭、阎效然等外科大家应国家号召，调往广安门医院工作。在医院里，几位老先生对这个勤学好问的年轻人印象良好，不同于当时有些中医师仇视西医、抵触西医的态度，给予庄国康教授悉心的指导，使得庄国康教授对中医学有了初步的了解。在这最初的几年里，庄国康教授及其同仁整理了段馥亭先生临床中讲解教授的资料，出版了《中医外科证治经验》一书，令段老、阎老等对他的工作能力大为赞赏。

1959～1961 年，应毛主席"发掘中医药宝库"的号召，举办了第二届西医学习中医班，庄国康教授兴奋地报名参加，如饥似渴的系统的学习了中医学理论，毕业时获得了卫生部长亲自颁发的成绩优异一等奖。毕业回到医院后，庄国康教授更加勤奋认真的学习、钻研中医，其诚意打动了阎效然老中医，阎老决定收他为徒，将一身本领倾囊相授。1963 年，研究院经过调整，将外科研究所全部迁往广安门医院，时任西苑医院外科主任的朱仁康先生也调往广安门医院工作，庄国康教授又跟随在朱老身边学习、工作，自此与中医皮科结下了不解之缘。

70 年代初期，中医外科趋于成熟，正式从外科中独立出来，广安门医院也成立了皮肤科，作为皮科的创始人之一，朱老责无旁贷地担任了科主任，而庄国康教授因为理论扎实，临床、科研及工作能力出众，担任了科室副主任职务。随着十年"文革"的愈演愈烈，全国各科学术界都受到了不同的影响。"文革"结束恢复高考后，国家开始越发重视医学人才，尤其是中医学人才的培养，庄国康教授作为首批受聘任的硕士研究生导师，培养出了赵威甫（后任黑龙江大庆市人民医院皮肤科主任），刘瓦利（后任广安门医院皮肤科主任、博士研究生导师、重点学科带头人、学术带头人）以及漆军（后任解放军301医院皮肤科主任）等多名研究生，并带领皮肤科年轻医师如朱毅、周淑维等进行了大量的研究工作，参与编写《朱仁康临床经验集》、《中医外科学》（朱仁康先生主编）等多部学术著作，这些著作是现代中医皮科三大学术流派之一，朱仁康学派的大成之作。

1989年起至2006年，庄国康教授应国外邀请，先后前往英国从事中医临床研究工作十余年，在国外诊治了数千例各国病患，形成了巨大地反响，还为沙特王室的一位王子以及多位王室成员治疗过皮肤病，扩大了中医药在世界上的影响力。英国至今仍有许多人记得这位和蔼可亲的中国老大夫，许多中西医学者私淑于庄国康教授。

2006年回国后，国内医院也渐渐在门诊普及了电脑等高科技设备，为了方便年事已高的庄国康教授正常出诊，广安门医院皮肤科主任刘瓦利教授安排了学生跟随庄国康教授门诊抄方，使得这些年轻的"再传弟子们"有了亲自跟随"太师傅"临床，接受其教诲的宝贵机会。7年来约有10位研究生跟随庄国康教授门诊，总结继承了庄国康教授的临床经验。2008年，北京市科委根据市领导安排，将应用计算机高级统计软件技术的课题《名老中医临床诊疗信息采集及经验发掘分析》确立为重大科技项目，庄国康教授作为北京市的著名中西医结合专家，参与到这项研究中来，确立了子课题项目《庄国康临床诊疗信息采集及经验发掘分析》，庄国康教授亲自担任了课题顾问，课题负责人为刘瓦利教授，研究生王俊慧、蒋晓蕾、王宁等也有幸参加课题，跟随庄国康教授门诊，在2009～2011年3年的时间里收集了230余例600多诊次的临床病例资料，并将资料录入电脑，建立了数据库，完成了对庄国康教授治疗银屑病、湿疹等常见疾病的经验总结，初步总结了庄国康教授临床的一般资料。

2012年，庄国康教授被确立为全国第五批名老中医师承指导老师，对广安门医院皮肤科张晓红医师、颜志芳医师进行了传承培养。

自广安门医院皮肤科成立、接受外院皮肤科医师来此进修以来，已有数百名医师跟随过庄国康教授门诊学习，全国私淑庄国康教授经验者亦多达数百人。

传承脉络图如下。

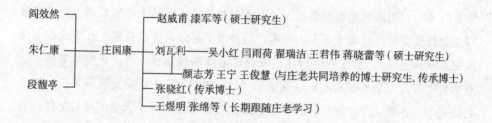

阎效然 ┐
朱仁康 ── 庄国康 ┬── 赵威甫 漆军等（硕士研究生）
段馥亭 ┘   ├── 刘瓦利 ── 吴小红 闫雨荷 翟瑞洁 王君伟 蒋晓蕾等（硕士研究生）
                    ├── 颜志芳 王宁 王俊慧（与庄老共同培养的博士研究生、传承博士）
                    ├── 张晓红（传承博士）
                    └── 王煜明 张绵等（长期跟随庄老学习）

二、学术思想及临床经验的继承和发扬

1. 重镇活血汤

早在 20 世纪 90 年代，中国中医科学院广安门医院皮肤科根据庄国康教授临床经验，将庄国康教授经验方"重镇活血汤"定为科内协定处方，用治神经性皮炎。沈冬医师对这一经验处方进行了深入的研究，完成了研究院所级课题 2 项。在随后十余年的临床应用、研究中，重镇活血汤的应用范围逐步扩大，首先是应用于精神神经性皮肤病，如瘙痒症、痒疹、结节性痒疹等疾病；随后逐步应用于肥厚型银屑病、慢性湿疹、淤积性皮炎等皮科常见病症。初步统计近 20 年来已治疗患者 5 万余人，在学术界及广大患者中具有一定的知名度。发表论文 3 篇。

2. 滋阴除湿法

庄国康教授继承朱老的经验，用滋阴除湿法治疗慢性湿疹，取得良好效果，经过数十年临床应用与经验总结，庄国康教授培养的多名研究生及跟随庄国康教授学习的医师均在临床中应用此法，治疗慢性湿疹、特应性皮炎等疾病，发表临床论文 4 篇。

3. 银屑病和湿疹的辨证治疗

庄国康教授治疗银屑病及湿疹具有独到的经验，良好的疗效，在患者中有较大的影响，每年银屑病患者门诊量可达 1500 余人次，湿疹患者 1000 余人次，庄国康教授的多名学生及私淑庄国康教授者对这些经验进行了归纳、总结，2011 年底还完成了北京市科委重大科技计划项目《庄国康教授临床诊疗信息采集及经验挖掘研究》，运用现代电子计算机和数据统计学软件对这两种疾病的辨证治疗经验进行了科学系统的归纳整理，完成相关论文 5 篇。

4. 活血化瘀法

庄国康教授于 1977 年于国内率先总结报告了活血化瘀疗法在皮肤科的应用，

三十余年来，随着研究的不断深入，活血化瘀疗法的应用在广安门医院皮肤科及至全国各地都逐渐成熟起来，广泛应用于各种血瘀证导致的皮肤科疾病当中，尤其是治疗血管炎类、紫癜类皮肤病已是最主要的治法。

❀ 中医非物质文化遗产临床经典读本（100册）
❀ 中医非物质文化遗产临床经典名著（46册）

- 建国以来最好的一套中医古籍
- 越千年，集大成，扬华夏璀璨文明
- 承正统，聚经典，展中医智慧之光

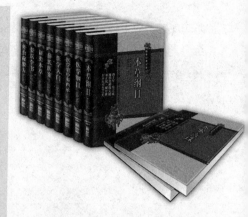

❀ 国医大师临床经验实录丛书（17本）

- 顶级国医的临床传世绝学
- 国宝级大师临证思辨真传

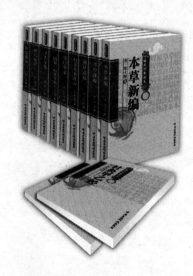

❀ 李克绍医学全集（7本）

曾经重印多次、一再脱销的伤寒大家李克绍的经典名著再度震撼上市！

- 虽博参诸家而不肯轻信
- 观点鲜明　超强思辨
- 伤寒解惑　名不虚传

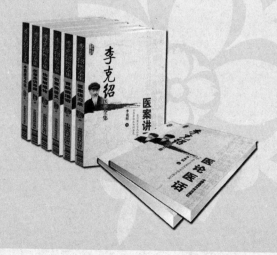

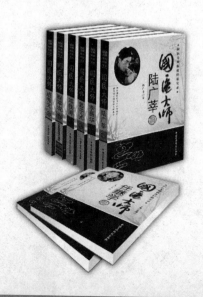